内にある声と遠い声

鶴見俊輔ハンセン病論集

鶴見俊輔 著
木村哲也 編

青土社

内にある声と遠い声　目次

V 評論選評 209

VI 講演 257

内にある声と遠い声——鶴見俊輔ハンセン病論集

凡例

一、本書は、鶴見俊輔の著作や講演などのなかからハンセン病に関わるものを選び出し、独自に編集したものである。

一、原則として初出媒体を底本としたが、別の媒体に再録されたものについては、異同を確認したうえで底本を決定した。

一、原則として、それぞれのテキストの末尾に、初出媒体・発表年月を記載した。発表の経緯についても適宜補足を行っている。

一、読みやすさに配慮して、形式の統一やルビの追加を行い、明らかな誤字脱字については特に断らずに訂正した。ただし、必ずしも誤りとは言えないもの、訂正の困難なもの、ならびに引用元の誤りには「ママ」とルビを振った。

一、旧字旧かな遣いによる文章は、引用箇所、固有名詞を除き、新字新かな遣いに直した。

一、読解の一助として編者による注記・補足を〔　〕の形で挿入したほか、適宜編者注を加えた。

一、今日の人権擁護の見地に照らして不適切と思われる語句や表現は、それぞれのテキストが成立した時代的・社会的背景に鑑み、そのままとした。

I

「むすびの家」物語

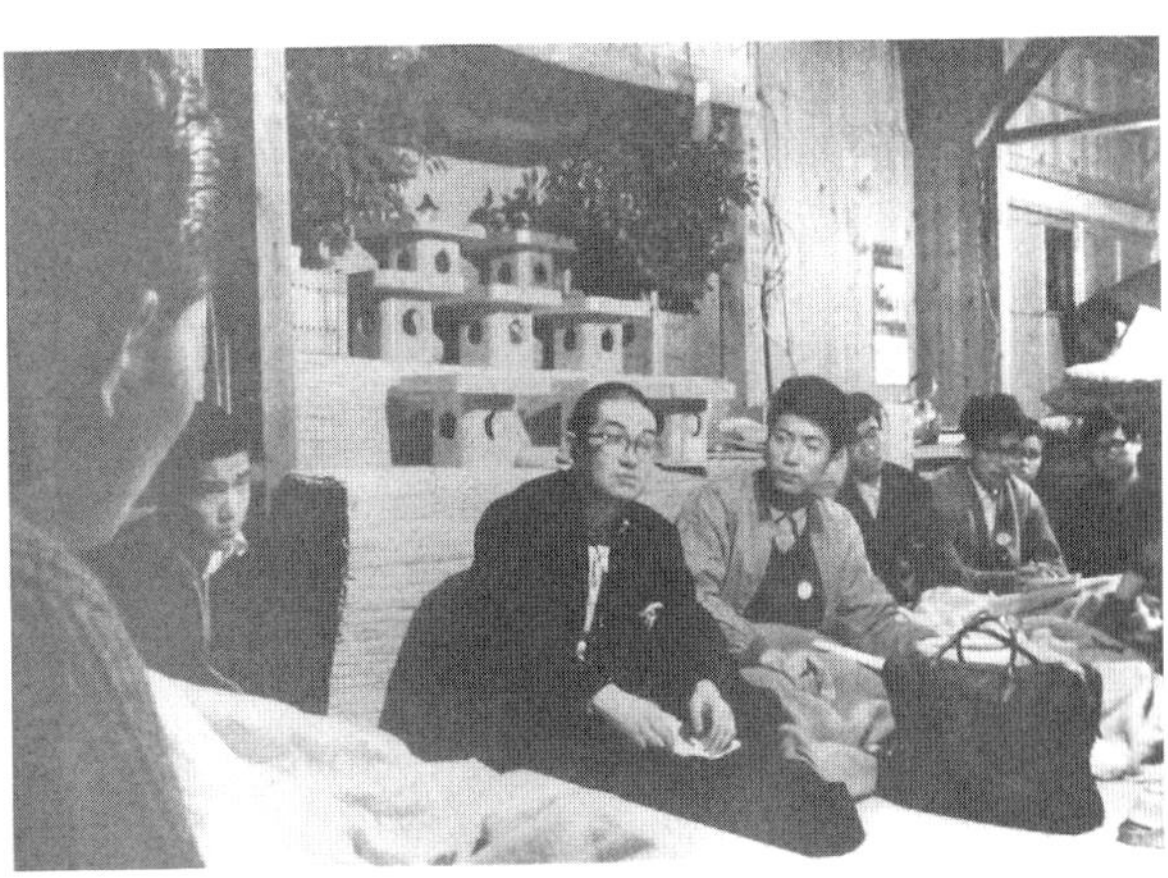

1964年春のロングキャンプにて、大倭拝殿でキャンパーたちと。交流の家運動50年史編集委員会編『交流の家運動50年史』特定非営利活動法人むすびの家・フレンズ国際労働キャンプ関西委員会、2014年。

はじめに

出会った学生のことを書いてみたいと思ってきた。学生の何人かが亡くなったので、その思いが強くなった。

この本〔『「むすびの家」物語』〕は、むすびの家をつくることに合流したさまざまの人について、その河の流れを私の窓から見た記録である。私の書いた部分はそういうものだが、もうひとりの筆者木村聖哉は、私の出会った学生のひとりで、同年輩の眼で、この河の流れを、流れの中から見ている。

一九六〇年から今日、一九九七年までは、私にとっては描きにくい時代である。同時代をその時代の人として生きる気分をもって書いた木村聖哉の記録〔第一部「「らい」はアジアを結ぶ」、本書には未収録〕をはじめにおき、同じ時代をその前の時代との結びつきにおいてとらえる私の文章をあとにおいた。

日本の歴史は、幕末このかた、外から入ってきたさまざまの刺激にこたえて、そのときそのときの気分に染まり、つながりを求めにくい。しかしハンセン病という病苦ととりくむというひとつの伝統が、おなじ時代のおなじ社会にあった。

何年も前に志樹逸馬がつたえたように、こどもだった彼は闘病の先輩たちから文学好きであることをなかだちとして、次々に亡くなってゆくこの人たちから、文学の見方を教わった。その事実の中に、同時代の文壇史、論壇史に背をむけた伝承の歴史が生じた。その伝承の歴史を、この病気の外にあるものとして、私がきちんととらえ得るとは思わない。しかし、外の日本社会の文書にはない精神史がここにあるということの気配を感じとる若い人びとがいた。一九六〇年に日本経済の高度成長期に青年であった人びとは、明治初期とはくらべられないほどにすばやくかわる現代の生活様式と言論にさらされつつ、おなじ問題ととりくむことをやめずに、一世代を生きた。この人たちの列のそばにいた年長のひとりとして、私はこの見聞記を書いた。

日本の国の中で病いにくるしみ、今も親族と友人からはなれてくらす人、後遺症のため異国にくらすような思いでこの国を見ている人、日本の国のさかいの外にあってこの病苦とともに生きている人から私が今もへだたっていることを、自覚する。しかし、むすばれていないことの自覚が、むすびの家をめざす心を、今なお固定から保つことを信じる。

鶴見俊輔

一九九七年八月

（木村聖哉・鶴見俊輔『「むすびの家」物語――ワークキャンプに賭けた青春群像』岩波書店、一九九七年）

五十年・九十年・五千年

1 発端

どうして戦争を生きのびたかわからない。自分がこうしたから生きのびられたという、自分の決断のときを思いうかべることができない。

偶然というものがある。しかし偶然の前に、戦争はいやだという自分なりの方向感覚があって、それが偶然とむきあう自分の態度をそのつどきめた。

その戦争が、日本にとって、私にとって、すくなくとも一時的には終ったころ、私は、ひとりで軽井沢に住んでいた。東京からの疎開者がひきあげてゆき、その冬は、土地の人をのぞいて、人の住んでいる家は、ひろい地域にもはやばらばらにしかなく、私にとっては一日に一度も他人と言葉をかわさない時間がつづいた。

そうしたある日、電話がなって、よびだされた。リトワニア人の医者からだった。「らいだと思うのだが、白系ロシア人の少年がいる。県の医務官に来てもらって、説明したい。ついては、自分は日本語が不自由なので、英語ではなすから、日本語に通訳してほしい」

医者の家につくと、すでに、県の医務官と少年とが来ていた。眼のさめるほど美しい少年だった。

少年はひざがかたくなっていた。麻痺がきている。医者の説明を医務官はきいて、自分でも診察して、

「らいです」

と言った。

みじかいやりとりのあと、少年は、草津の診療所に移されることにきまった。

十年が過ぎた。詩人大江満雄につれられて、草津の栗生楽泉園に、おなじく詩人・批評家の山室静と行ったとき、ふと思いだして、

「ここに、ロシア人の少年が住んでいませんか」

とたずねてみた。ロシアの少年の消息はその後たえていたので、彼はアメリカかどこか別の国に移ったかもしれないと思い、まだここにいるかどうかうたがわしかった。すると、いるというこたえがかえってきた。

ひろびろとした土地の林の中に、彼の住む小屋があった。大江さんと一緒にそこをおとずれると、彼は、義足をつけた足をひきずってあらわれ、なかにいれてくれた。

一度室内に入ると、そこは、帝政ロシアだった。イコンがあり、ろうそくがあり、宮廷風俗を再現した写真（占領軍兵士が読みすてて神田の古書街にながれたライフ誌からきりぬいたアメリカ映画「戦争と平和」の場面だった）が壁にはりめぐらされ、書棚には、古いロシア語の書物がおかれていた。あとでわかったところでは、それらは、ポタペンコの著作集やプーシュキンの全集だった。

窓ぎわに老女がすわっており、にこやかに私たちをむかえた。少年の祖母であった。

医師をのぞいて、まわりの人びととのつきあいはないようで、この一戸建ての家に、二人きりでくらして、祖母は孫に、自分の教養を惜しみなくつたえた。それは中世日本のお寺につたわる師ひとりから弟子ひとりへの瀉瓶相承《しゃびょうそうしょう》を思わせた。

ロシア語、フランス語、英語。プーシュキン全集。ポタペンコ全集。近所のひとびととのつきあいがすくないので、二人の日本語はたどたどしかった。

「トルストイはきらいです」

と祖母は言った。

「あの人は、教会を大切にしなかった。あの人から革命がおこったのです」

ヤスナヤ・パリアナで、トルストイ一家の近くに住んでいたそうで、トルストイの作品もきらいだという。

ドストエフスキーもみとめなかった。ゴンチャロフなら、まあいいそうだ。トゥルゲネフもまあいい。

「誰が好きですか？」

「プーシュキン」

大江さんのたのみに応じて、プーシュキンをロシア語で読んでくれた。ゆとりのありそうなくらしではないのに、とっておきの酒をふるまって、大江さんはそのヴォトカに酔ったのか、プーシュキンの朗読に酔ったのか、老女を抱擁して感謝してわかれた。私は飲まない。酔いとはかかわりなく、歴史の外に自分がたっているのを感じた。

が、そのときに聞いたはなしが、あまり奇抜だったので、私は、田中純一郎の『日本映画発達史』をひらいて、老女から聞いたはなしをさがすと、老女の言った事実がそこに書いてあった。

團十郎と菊五郎の歌舞伎劇を撮影するところからはじまった日本映画は、やがて現代劇をとることにきめ、しかし洋服を着てどう歩いたらさまになるか、テーブルについて洋食を食べるのにどうしたらおかしくないかの基本を、まだ和服を着ることが日常生活の習慣だった時代の俳優志望の若い人たちに教えることからはじめる。俳優学校をつくり、校長には小山内薫がなった。学校の演技部長に、ロシアからのがれてきたこの女性（少年の祖母）がなり、洋装の下着のきかた、スープののみかた、椅子のすわりかたを教えた。のみこみが悪い生徒をけっとばしたこともあり、それは後年人気第一の美男俳優、鈴木傳明だった。

栗生楽泉園は、温泉のある療養所である。療養所の宿舎にとめてもらって、矢嶋良一園長と夕食をともにし、ロシア人の二人のことを聞くと、「少年が入所することになったとき、日本語が不自由なのにひとりで日本人だけのらい療養所に入るのはたいへんだと、おばあさんが一緒に入ることを申し出たんです。おばあさんは、らいにかかっていなかったんだが、私は、こちらもかかっているということにして、二人で一つの家に住んでもらうことにきめました」

杓子定規でものごとをきめない、園長の人がらに、感心した。大江さん、山室さんをまじえて、園長とのびのびした一夜をすごした。その前に、三人が、療養所からまねかれていたこともあり、それぞれ何かはなしをして、ここの文芸欄の常連の何人かと会っておたがいを見知るあいだがらになっていたが、園長と私たちのあいだも、患者と私たちとかわらないあたたかみをもつようになった。

このとき園長が、法律できめられたらい隔離説に対して批判をもち、法律を今の状況に応じてゆるやかに適用するように工夫していたことが、はっきりと、私たちにつたわった。

訪問をかさねるうちに、祖母はとびとびに一代記をはなしてくれた。ロシアの公爵の家にうまれた。芝居がおもしろくて、劇に出てみた。ポーランドの伯爵にとついだが、夫は第一次世界大戦に出征して戦死した。広大な領地と娘二人がのこった。旅に出て、中国の満州についたとき、ロシア革命がおこり、もっているロシアの金はねうちがさがり、領地をうしない、故郷にかえれなくなった。

そのとき魔術師の松旭斎天勝の一座がおなじ土地に興行に来ていた。思いきって、たのみこんで、この一座に出演し、一行とともに日本に来た。

日本に来てからは芝居とのむすびつきが、一家のくらしを支えた。こども二人は、のこっている写真から見て、光りかがやく美しい娘たちであり、長女は、松竹によびだされて長篇映画の主人公になった。日本映画史初期の大作である。その次にも長篇映画をとっているが、二つとも関東大震災でフィルムは焼けた。

そのころ、ロシアから、重囲をやぶり、赤軍側の軍艦をうばって日本に逃げてきた若い公爵がおり、この人と長女とが結婚して、男の子がうまれた。その子が、栗生楽泉園にいる彼である。結婚してからも貧しいくらしはつづいたらしく、そのなかで、おさない子はらいに感染した。若い公爵と別れた母親はやがてアメリカ人と再婚して米国にわたり、早くなくなった。日本にのこされた祖母、次女、孫は、細々とくらしをつづけ、戦争下に、軽井沢に移って、無国籍の白系露人として生きた。

革命をのがれて日本に移り住んだ白系露人のおおかたは、日本の敗戦後に、次々に、アメリカに移ったが、らいの孫をかかえた祖母は八十歳をこえて、ひとり日本にとどまることをえらび、ここでなくなった。

二人の信仰は、ギリシア正教であり、政治上の信念は、ロマノフ王朝復活の希望であった。いつだったか、少年（彼はもはや青年だったが）は私に、白軍の指揮官デニキン将軍の伝記（英文）を読めと言って貸してくれた。デニキン、コルチャック、ウランゲリなどヨーロッパ戦争で赤軍とたたかった将軍たちに少年と祖母とは共感をもちつづけた。しかし極東の白軍の司令官セミョーノフ将軍に対しては、祖母は、

「ウーフ」

と言って、顔をしかめ、人格的にもくさっている人として軽蔑していた。

祖母は家系について誇りたかく、その誇りは、自分の内面の支えとして保たれていた。私にはなしたことも、実名で書くことを禁じた。

「今日もコロッケ、明日もコロッケ、これじゃ年がら年中コロッケ」の作者益田太郎冠者（三井の大番頭・益田鈍翁の長男で帝劇オペレッタの作者）ともしたしくしていたという。

私は、益田太郎冠者について獅子文六が伝記小説を書くといううわさを聞いて、たのしみにしていたが、著者の死によって、その期待は実現しなかった。

青年は、トロチェフと名のる。彼はあるとき、草津から東京までバイクで出るから、その夜とまる予定の神田美土代町のYMCAのロビーで会おうと言ってきた。私は、京都に住んでおり、その日の夜行でもどるつもりだったので、夕刻、わずかの時間会う約束にした。

YMCAにつくと、トロチェフはすでに来ていて、受付とかけあっていたが、らちがあかない。

「他のお客さんを不快にするから」

というのが、彼の宿泊をことわる理由だった。

新薬プロミンの出現以来、らいが感染しないことは医者の証明する事実であり、栗生楽泉園からトロチェフは、感染しないという証明をもらってきている。にもかかわらず、宿泊をことわられるのは、彼が義足であり、顔にゆがみがのこっているからだ。

「しかし、すでに宿泊の約束を電話でとりつけて、ホテル側は、それを承認しているではないか」

私は、受付にそのことを言ったが、ゆずる気配はなかった。そのうちに、トロチェフはほうぼうに電話をかけて、アメリカ人の経営する横浜の海員宿舎に宿泊の手つづきをすませた。夜行列車の時間のせまっている私は、心のこりのまま東京駅にむかった。

2　もうひとつの発端

そのころ私は、京都の同志社大学の文学部社会学科新聞学専攻で教えていた。胸のつかえがのこっていて、そこで会ったゼミナールの学生に、前夜のことをはなした。学生はだまってきいていたが、何日かたって、ひとりが私の部屋にきて、

「その人たちのとまれる家をつくりましょう」

と言った。

「土地を貸してくれる人がいます。目的についても、承知しています」

二十歳をこえたばかりの大学生が、それほど信用されているとは、信じがたいことだった。しかし、その学生は、気負ったふうもなく、普通の顔つきだった。

奈良の近くに、古神道の教団があって、そこの精神障害者の施設の工事を、学生仲間でてつだっているそうだ。

法主は、そのあたりに広い土地をもっていて、らい回復者が園外に出て、そこから出発して奈良や京都を見てまわれるような家をそこにつくってもよいと言ったという。

その法主は、かつては剣道の達人で、敗戦後はそこに住みつく人びととの共同生活の場を用意し、

一緒にくらしている。古神道の流れをくみ、法主の住んでいるところが、一説には、光明皇后がかつてそこでらい者の背を洗ったところでもあるという。

学生たちは、キリスト教の流れをくむフレンズ・インタナショナル・ワーク・キャンプ（フレンズはクエイカー宗）という組織に属し、その仲間として、大倭《おおやまと》教団の障害者施設の仕事をてつだっていた。その仕事ぶりから、学生たちの人がらを法主は信じるようになったのだろう。

ここは神道の教団なのだから、名目だけでもこの会員になって、フレンズというキリスト教の名を捨ててください、などと言わないところに、法主のひらかれた心を感じた。

こういう人に出会うのは、これがはじめてではない。おなじく古神道の流れをくむ神社建築請負人・葦津耕次郎が、大正のはじめに、朝鮮神宮の造営計画があるのを知って、その御神体を天照大神ときめるのに反対する建白書を出したことを私は読んでいた。葦津耕次郎によると、古代から神道は、その土地の神を重んじることを方針としてきた。今その道からはなれるのは、よくないという。彼の建白書から三十数年たって、敗戦後に朝鮮神宮が解放された朝鮮人の手でうちこわしの目にあったことを考えあわせると、神道をこのようにせばめて時の政府に奉仕するものにしたことが、神道にもとからあったおおらかな心からはずれるものであったことがわかる。

クエイカーのほうにも、おなじようにひらかれた心をもつ人びとがいた。これはもっとあとで出会ったのだが、私の父が十四年間寝たきりになり、葬式のことを考えなくてはならず、遺言状をあけてみるとそれは一九三六年二・二六事件のころに書いたもので、当時彼は死を覚悟していたらしく、葬式は家の宗教によらず（家の寺は善光寺）、禅宗で出してほしいとあった。寝たきりの彼に相談せず、友人市川白弦師の助言を得て、川越〔正しくは新座〕の野火止にある平林寺の白水《しろうず》敬山師にたのんだ。ところが、ある日、訪問客が父の宗教を話題にしたところ、父は、失語症のため身ぶりで、仏教ではない、と意志表示し、ほとんど二時間の対話、一方の言葉に対する彼からの身ぶりの応答の末、葬式はキリスト教クエイカー宗によるものというふうに確定した。

私は、もう一度、平林寺にゆき、おわびをしたところ、白水敬山師はいとも簡単に、父上の心のとおりにしてくださいと答えた。やがて、葬式になったとき、そのことを話題にすると、クエイカーの老人が、クエイカーも禅宗も

「おなじですよ」

と述べた。このときにも、心のひらかれる印象をもった。やがて会うことになる大倭教の矢追日《やおいにっ》聖《しょう》法主も、おなじようにひろびろとした風格だった。

3 さらにもうひとつの発端

大江満雄は、ハンセン病についての運動に私をひきこんだ人で、この人は、この病気がアジアを結ぶという直観をいだいていた。

病気を世界からなくそうという志は、勇気のある大切な運動のはじまりである。同時に、病気をともに病むという志があり得る。

人間には永遠の生命を自分のものとしたいという願いがあり、その願いをいだく人は、個人を

こえて、生命の大きな流れに入ってゆく。それとは別に、死にむかって歩むこの世界をうけいれ、世界の死を感じながらこの生を歩くという道がある。それは生命というよりも存在の大きな流れに入ってゆく道である。

私は、大江満雄が『辻詩集』においた次の詩を美しいと思う。

四方海

洋上に物を運ぶ　かの大小の船
きのう海戦に勝てど
きょう我が方も撃沈さるとおもえ
かのびょうびょうたる海
おもい見よ
機械と機械との戦い

「敗れたら生きていないさ!」(堀口大學)などという往年のモダニストの作品のそばにおかれて、この詩はしずかな光をはなっている。

おなじ『辻詩集』に自作の詩を発表している永瀬清子は、(1)みずからの作品とひきくらべ、このような詩を今書くことができるのかと、心をうたれたという。この詩は同時代の何人かの人の心をとらえることがその当時あったのだ。

大江満雄は、いつもこれほどの詩を書いていたのではない。もっと調子の低い戦争讃美の詩も書き、そのことを戦後に彼は恥じている。

はじめて大江満雄と会ったのは、石川三四郎が戦後にはじめたアナキズムのあつまりで、私はこの人に親しみを感じた。彼にさそわれて何度か会い、ある日、彼の家をたずねた。

そのとき、大江さんの机の上に、うずたかくつまれたナマ原稿があって、それは彼が選者をつとめている日本各地のらい療養所の患者の詩だった。らいが国境をこえて、日本とアジアを結ぶという詩人としての直観を聞いたのは、このときだった。この直観にもとづいて彼は伊藤信吉、藤原定をさそって『亜細亜詩人』という雑誌を出していた。

そのころ私たちの出していた小さい雑誌（『芽』（第二次『思想の科学』）一九五三年五月号）に、大江さんはひとつ文章を書き(2)、その中に私が訪問したとき大江さんの机につまれていた原稿が引用されていた。

鬼瓦よ

（1）永瀬清子「戦争と私――辻詩集のこと」『黄薔薇』第二十五号、一九五六年八月。
（2）大江満雄「ハンゼン氏病者の詩」『芽』（第二次『思想の科学』）第一巻第五号、一九五三年五月。

おまえをみていると僕は勇気がでる。
呪咀する勇気
その中に微かな純血性がある。
　　　　　　　　　谺雄《こだま》二「鬼瓦よ」

新しい生命の芽よ芽生えないか
　　　　　　　　　志樹逸馬「癩者」

あつまっていた原稿は、やがて『いのちの芽』という一冊の詩集にまとめられた。

大江満雄との出会いが機縁となって、私は、らい療養所の評論の選をたのまれ、何ヵ所かの療養所をたずねた。草津の栗生楽泉園で、トロチェフと再会したのも、大江満雄とつれだって、そこをたずねたときのことである。

作品が雑誌に引用されたのをいとぐちに、志樹逸馬は、『思想の科学』に近づいてきた。多田道太郎、梅棹忠夫、富士正晴と一緒につづけていた京都の集会に、自分では愛生園をはなれることを許されないままに、遠くから「看護婦」(3)という作品を書いておくってきて、それを私は代読した。

しばらくして長島の愛生園に私はたずねてゆき、志樹逸馬に会って、はなしを聞いた。

彼は小学生のときに発病して、多磨全生園〔当時は全生病院〕に収容され、家から遠ざけられた。後に、彼の詩集が発行されたのが機縁となり、親類の人たちと会うことができたが、それまでは孤独な少年として療養所の内部で、自分の教養をつくった。そのとき彼に、文学への手びきをしたのは、年長の文学好きの青年たちであり、その人びとは次々に死んでいった。栗生楽泉園のトロチェフの場合には、血のつながりのある祖母が教養を彼につたえたのだが、志樹逸馬の場合には、血のつながりのない年長の青年たちがその心にあるものをおさない同病の少年につたえた。いずれの場合にも、中世とおなじく瀉瓶相承《しゃびょうそうしょう》がここに実現した。それは、同時代の日本の潮流とかかわりのないもので、大正時代には人気があり後には日本の軍国主義批判の故に人気をうしなったインドの詩人タゴールの詩風を志樹は受けつぐこととなり、日本の同時代にまれな詩風をはぐくんだ。志樹逸馬の作品にある、排他的国粋主義のあとをとどめぬおおらかなながれは、タゴールの詩の系譜に属する人類的な思想詩をつくる。

　私が舟で島をはなれるとき、岸にたって見送ってくれた、哲人のおもかげのある風貌は、今も私の心にある。彼に会ったのは、このたった一回の訪問のときだけであり、その次に長島愛生園をたずねた時には、彼は亡くなっていた。夫人に案内されて彼の家にゆき、遺稿と日記とを見ることができた。

（3）志樹逸馬「現代を生きる女性研究（四）　癩者に捧げる未完の生涯　看護婦牧野ふみの記録」『新女苑』第十八巻第十号、一九五四年十月。

4　ある学生

教師としてのよろこびは、逆転の経験にある。生徒が反対に教師を啓発して、生徒が教師となり、教師が生徒になるときである。

東京のＹＭＣＡ宿泊部のキリスト教徒が後遺症のある回復者の予約をとりけし、そのことを抗議するだけであった私のところに、その人びとがとまれる家をたてる実行の手順をととのえておとずれた学生柴地則之は、私の先にたつ人だった。

柴地の特色は、まわりのだれかれから切りはなされていないことにあった。めだたない存在である。言いまわしにも、外国人からの引用はなく、大学外の人たちと、かわりがない。だが、彼の言うことは、ゆっくり考えてみると、持ちおもりがした。

四年生の終りに、彼は、他の大多数と同時には卒業できなかった。英語の一学課（私の担当ではない）の試験で、となりにすわっていた安本（「学生」の誤植か）が、見せてくれと言ったのにこたえて、見せてやり、おなじ答案が二つ出たために落第してしまったからである。彼は、大学院にすすむと言っていたが、この落第のために大学院の入学試験を受ける資格をうしなった。

おどろいて、私が自分で四年生の成績をしらべてみると、彼は、意外に平均点がたかく、成績のよい学生でもあることがそのときわかった。

とにかくこの事故のために、彼は大学院にすすむことができなくなり、回復者ホームをつくっ

ていた大倭教団ではたらくことになった。彼の葬式のとき、法主は、

「新聞学の専攻生だった人が、この教団ではたらくようになって、よかったのでしょうか」

と低い声で言った。

英語一課目の落第で卒業できなかったことが、大倭に生涯を託す道をひらき、彼の天分をひきだしたと、私は思う。

それにしても、おなじ葬儀で聞いたことだが、柴地は、大倭系の社長になってからも、新しく会った相手が早稲田大学出身と聞くと、急にうやうやしくなったという。同志社大学を受けるとおなじときに彼は早稲田大学も受けて落第したことがあるからだろう。柴地の偉大を確信する私としては、この人にしてこのことありという、おもしろみを感じる。

もとにもどろう。大倭での回復者宿泊施設の建設はつづいた。近所の人たちが、この宿泊施設建設に反対して、学生たちをかこんだ。はたらいている学生たちよりもはるかに多い人数だった。

学生側は、委員長は白石芳弘で、その当時工事現場にのこっていたのは、長沢俊夫、辻征雄、福田三郎の三人だったという。くわしいことは木村聖哉の記録〔『「むすびの家」物語』第一部「「らい」はアジアを結ぶ」、本書には未収録〕にゆずるが、討論の末に学生側は、

「みなさんの同意をとりつけるまでは、この家をつくりません」

と言って、地元の人たちの見ている前で、ある高さまでつんだブロックをこわしていった。

そこであきらめるというのではなかった。

学校の休みごとに、男女数人づれでかれらは、反対派の家をたずねて、京大医学部教授西占貢

の論文要旨をたずさえて、この病気は、新薬プロミンの出現以来、完治するものであること、すでにからだにできたさまざまのゆがみはもとどおりにはならないけれども、それは、病気の今後の伝染を予告するものではないことを説いてまわった。

もともと、近所の人たちは、彼ら自身の正義にもとづいて、宿泊所建設に反対していたのではない。若い人たちの誠意にゆずって、やがてつよい反対を示さなくなった。

その時を待って、学生たちはふたたび作業にもどり、宿泊施設を完成した。

地元の反対は一九六四年八月九日にはじまり、あくる年の一九六五年二月十二日、調停案によって終息した。この間に、学生側の助言者となって交渉の原則だけでなくその気合いを今村忠生につたえた谷川雁の役割は大きい。

私の知っているかぎり、敗戦後の日本の学生運動は、ひきあしをいかす工夫がなかった。学生がこのときとった運動方針は、戦後何十年もの学生運動を背景にするとき、めざましいものに見える。

5　すきまのある集団

柴地は、孤立してはいなかった。彼が成績がいいということも、彼が卒業できなかったときに、私はあらためて知ったくらいだから、秀才という印象を、私にあたえていなかったことはたしかだ。私だけでなく、彼の仲間の学生も、とびぬけた秀才と彼を見てはいなかった。たよりにできる仲間のひとり、というおぼえられかたではなかったか。

彼は、三重県柘植《つげ》の駅近くの宿屋の長男だった。春日山の山岸会の共同体で殺傷事件がおこり、警察と新聞記者に追われた山岸巳代蔵がこの宿屋にとじこもった。そのとき彼は宿家の息子として山岸に会った。このころから共同体に関心をもち、学生になってからも山岸会と大倭教の二つの共同体の対比を考えつづけた。山岸会の研鑽に参加し、この共同体に参画することも考えたが、彼を深く信頼してらい回復者ホームの建設に土地を提供した矢追日聖とのきずなから、大倭に身をよせる決断をした。彼の卒業論文は、「ユートピアの原思想——山岸巳代蔵を中心として」と題され、この中にすでに大倭教と山岸会の対比がふくまれている。

日本の村の伝統から、共同体の未来にむかう着眼は、谷川雁をひきつけ、梅原猛に注目された。谷川は、

「自分より若いものでは柴地ひとり」

と言い、梅原は、そのころ立命館大学からひいてひとりで日本古代史の文献を読んでいたが、

「彼に、日本の神話についての自分の着眼を講義したい」

と言った。

だが、そういうふうに注目されても、彼には論壇に出てゆく心はうごかず、彼の関心はおもに、学生時代につづいてフレンズ労働キャンプを支えることにむけられ、おくれて卒業したあとは、大倭に住んで建設業のブロックはこびをしたり、活字をひろって教団の機関誌の編集と印刷をつづけた。夏のあつい日、汗をながして、ブロックを積んでいた半ズボン姿の彼を思いだす。

彼だけではない。白石芳弘は、京都大学の学生で、当時は黒谷の常光院に下宿しており、住職の橋本峰雄とその夫人橋本佳子が彼と彼の仲間があつまって議論する場を好意をもって見守っていたので、腹蔵なくここで回復者ホームの方針について意見の交換をすることができた。彼は柴地につづいてFIWC関西委員会の委員長になった。

学生たちは、大倭の霊場の行事に参加し、黙座しているうちに身体がゆれはじめ、とびあがったりするようになった。その場にいて、白石には何もおこらず、おこらないのに霊動のまねごとをするには彼はあまりにも良心的だった。

ある日、彼はひとりで私をたずねてきた。自分がひとり、霊動がおこらないので悩んでいること。仲間が動きまわっているのが彼には異様に見えること。どうしたらいいかというのである。

私には霊動の体験があった。インドで修業した行者(年老いた日本人)が、東京の私の両親の家にたずねてきて、無念無想になって霊動を得る方法を教えた。このことによって、迷いからはなれ、病いをいやすというのである。そのころすでに私は、アメリカにいたので、私よりあとでアメリカに来た姉(鶴見和子)が、私に霊動の体験をつたえる使者となった。彼女は両親とおなじく信じやすい性質の人だった。そのころ彼女もおり、私もいた米国東部は、清教徒の文化がのこっているところであり、姉弟とはいえ、一室で、この体験をつたえる場所を見つけるのに苦労したことをおぼえている。

そんなわけで、私にとって、霊動はそれほど異常なこととは思われなかった。しかし、「自分に霊動がおこらないのだったら、自分をいつわることはない。フレンズ国際労働キャンプ関西委員会内の、無動派という少数派としてとどまったらいいではないか」

とそのとき彼に言った。

考えてみると、霊動は、クエイカー宗と縁のないことはない。クエイクとはふるえるということであり、このふるえによって、十七世紀の英国で、クエイカーは知られたのである。

白石は、自分が、動きまわるもののなかの動かぬものであることが、委員長としてとどまるのにふさわしくないと考えたのだろうが、結局、彼は委員長としてのこり、大学卒業後は大阪ガスにつとめて、柴地に数年おくれてなくなった。

柴地や白石のように、ヒッピーのたましいをもちつづけて、企業の中心にいることは、重い荷物になる。（白石の場合には、彼自身が浮浪者的であったというのではなく、浮浪者風に対して理解をもったということだが）二人とも、早く亡くなった。亡くなったとき柴地は大倭系の会社の社長であり、白石は大阪ガスの幹部社員（一説には社長候補）だった。

集団が均質空間をつくるのは、おそろしい。真面目な若い人の集団にはそのことがおこりやすく、長い期間に均質性がにつまって、逸脱分子に対してまだ理想型に達していないと言いがかりをつけて内部の誰かを敵として指弾中傷することになる。関西学生労働キャンプにそのことがおこらなかったのは、この集団内にさまざまの、よっぱらいとかわりものがいたからで、それらのかわりものをかかえるだけの器量をこの集団がそなえていたからである。かわりもののひとりとして、良心的合理主義者白石芳弘がいた。

「ええかげんなものを、尊重しなくてはいけない」

というのが、おなじくワークキャンパーの樋口寛美（柴地と同級、同学科）の名言であるが、彼のこの批判は、柴地と白石の死を前にして、適切である。いいかげんであることをよそにして、生きつづけることはむずかしい。

6　小さい窓

自分の見聞きしたことから書きはじめると、この宿泊施設の建設運動は、私と会うことの多かった同志社大学の学生の群像になりやすい。現実には、関西委員会の中心に同志社の学生が多かったとしても、この運動のひろがりは、神戸女学院、甲南大学、大阪大学、京都大学の学生をにない手としていた。

私は同志社に一九六一年九月から七〇年三月まで十年いた。

私の来たはじまりのときから、二十名にみたない私の演習のグループの中に、ワークキャンプのメンバーがひとりいて、彼が私に、ワークキャンプを紹介したのである。

那須正尚は、北九州福岡の出身で、戦争の記憶をもっていた。人に言われて、家の前の溝の中にうずくまっていると、そこから、家々が焼けるのが見えた。同志社大学に入学後、共産党に入り、安保闘争の中で、離党した。私の会ったキャンパーの中で、戦争の記憶をもち、共産党の体験をもつただひとりで、その次のクラスからは、その双方をもつ学生はいなかった。戦後史の流れのかわりめであった。

彼の卒業論文は、映画論（「黒澤明と木下恵介にみる新感情論」）で、卒業後は労音に入った。その後、月刊雑誌の編集、週刊誌の編集、マンガのコレクター、森林労働者、テレビのフィルムカッター、こっとうのめききなどをしたから、マルティ・メディアの活動をしたことになる。俳句をつくる仲間でもあった。生涯独身。

さまざまの職業についたとは言え、那須は、いっこくな性格で、自分の生きたいと思う生き方をつらぬいた。亡くなる直前に見舞ったとき、彼が最初に言ったのは、

「信じていただけないかもしれませんが、わたしは、金にこまっておりません」

ということだった。かたわらにいた木村聖哉が、その言葉をうらがきした。

長年彼が自分の好みであつめていたこっとうを売りはらったとき、その額は、ホスピスで彼がすごすはずの期間の費用をうわまわるものだったという。

彼の着眼の独創性と持久力をもってすれば、彼が俗界での成功を収めることはむずかしくなかったが、彼はその道をえらばなかった。

NHKの大河ドラマ「おんな太閤記」には記録のところに彼へのクレディットが入っている。彼の没後、偶然に再放送で見た小関智弘原作の羽田空港近辺の市井の生活をえがく連続放映「ドラマ人間模様」（佐藤オリエ主演）を見たときにも、那須正尚の名がクレディットに出てきて、おどろいた。

彼は現代にまれな志のある人だった。魅力があった。『思想の科学』のように原稿料の安い雑誌に書く人をさがすのはむずかしいが、彼は、なだいなだ、寺山修司などから何度も原稿をとる

ことに成功した。寺山からは、「幸福論」の連載をもらってきた。

『思想の科学』から自分で申し出て、『週刊アンポ』の編集者に転じた。脱走兵援助の仕事にくわわり、アメリカ大使館のさがし求める脱走兵金鎮洙《キムジンスウ》（韓国から米国に移籍）を護送する困難な仕事をなしとげた。

女性によい印象をあたえたようで、去年、思いがけなく、「朝日新聞」の「男模様」というコラム(4)で歌手加藤登紀子が「さよなら、私の宮沢賢治」と那須正尚に呼びかけているのを読んだ。死後二年、このように記憶される人である。

死をまぢかにひかえて、彼のそばにやさしい人がたっていた。

「何も思いのこすことはありませんが、女性には借りがあるような気がします」

と彼は言った。

こうしてワークキャンプへのすぐれた案内人を私はもつことになった。

国内と国外との六つの大学で私は教えたが、三つの海外の大学ではクラスは小さく、そこから何人もの専業研究者があらわれた。同志社の場合、大学院からは、おなじように何人もの専業研究者があらわれたが、学部からは、母体になる学生数が大きいこともあって、研究者があらわれた例は少ない。だが、私の授業とかかわりなく、ここで出会った学生たちは、それぞれに自分らしいくらしのスタイルを身につけていて、私につよい印象をあたえた。

学生がよく来るので、研究室に、ひとり学生に来てもらっていた。あるとき、私が夕刻おそくかえると、彼女は待っていて、

「かえってこられないので、ここにトロチェフさんが待っておられたのですが、つかれると思って、私の家につれていって、休んでもらいました。今晩、おとめします」

私は、ぶたれたように感じた。

「この病気はうつらないのでしょう」

それは、私が彼女に教えたことだ。それをおうむがえしに私に言うこの人は、徳において私をこえる。彼女の両親が彼女の言うとおりにしたのは、平常、両親がどれほど彼女を信頼しているかを示す。

私は黙っていた。しかし、三十数年後の今も、この記憶は私の中にある。

昨年、この人（水島雅子。結婚して今は石井雅子）に会ったとき、このことにふれたが、彼女はおぼえていなかった。言葉が人を深く動かすとき、その言葉は水源に痕跡をのこさない。

7　国際的とは何か

「国際的」という言葉は、大正時代から入ったものだろう。米国大統領ウィルソンの提唱した国際連盟が、そこに代表をおくった日本政府のすすめる機関だったので、やがて国際連盟が各国政

（4）「加藤登紀子の男模様　那須正尚さん――「地面近く」を貫いた」「朝日新聞」一九九六年十一月五日夕刊。

府の交渉の場となったように、日本政府が海外諸国の政府と交渉するさいに派遣する資格のある人々が国際人であり、やがて国際連盟事務次長となる新渡戸稲造が国際人として連想にうかぶようになる。これと平行して、各国の労働運動の連帯のシンボルとなる「インタナショナル」があるが、それは「インタナショナル」であり、「国際」からすぐさま連想される言葉ではなく、やがてそのインタナショナルも、各地の労働者の連合よりもソ連という国家のきめる国策と連動するものとして感じられるようになって終る。

ワークキャンプとは、正式にはＦＩＷＣ（フレンズ・インタナショナル・ワークキャンプ）であり、その名称の一部として、「インタナショナル」が入ってはいるが、それは日本政府が海外の政府と交渉するときに生じる「国際的」ではない。このフレンズ・インタナショナル・ワークキャンプのメンバーは、実は、日本国政府を代表して他国政府と交渉するための委員になるような国際人ではないし、そのための準備をしている国際人候補でもない。

さかのぼって、「インタナショナル」の上にある「フレンズ」について言えば、フレンズとはクエイカー教徒のことであるが、この関西ＦＩＷＣで私の出会ったクエイカー教徒はただひとり、今村忠生しかいない。この人は、京都大学文学部イタリア文学科出身で、クエイカー宗に入信した。私があったときにはすでに融通無碍で、それが今日のクエイカー宗の特色でもあるのだろう。が、山岸会にも共感し、谷川雁の左翼サークル思想にも矢追日聖の古神道にも共感する人だった。この人がクエイカーだとすれば、ＦＩＷＣとキリスト教とのむすびつきは、ゆるやかなものにならざるを得ない。

FIWCのW、つまり「ワーク」について言えば、今村忠生は、FIWCの創立の理念として、言葉は人をへだて、仕事は人を結ぶということをくりかえし語っていた。

宿泊施設をつくる前に、吹田で台風の被害にあった家々のたてなおし、在日朝鮮人学校の運動場の整備などの仕事は、それぞれ、理論闘争が分派抗争の新しい種をまく結果になったのとちがって、もっとおおまかに、しかも個別的に社会の困難を見る視野をそだてた。

FIWCの最後に来る「キャンプ」は、今夜出会って、そこで、まっすぐな青年男女が夜をともにする体験だった。雑談があり、歌がうたわれた。その歌の中に英語なんて知る必要はないというのがあって、まさに大正時代の、そして敗戦後の同時代の日本の「国際人」の促成栽培に背を向ける運動だった。

水面下に、男女のひきあう気分がはたらいていただろう。それは、アメリカ渡来のフォーク・ダンス的男女交際とはちがって、むしろ日本古代の歌垣の復興を連想させた。名前こそFIWCと横文字を使っていたが、そこにあったのは、村人の若衆宿と言ってよかった。

8　逸話

こんなこともあった。大宮正勲は内省的美男であり、まじめに勉強する人でもあった。国際文化会館の接客係にあきがあって、彼はその席をめざして試験を受けた。英語がまったくできないので、おなじくキャンパーの樋口須賀子（現樋口寛美夫人）が、二週間の連日特訓をさずけた。

短期つめこみ教育は成果をあげたように見えた。試験では、アメリカ人が主に質問したが、大宮はあがってしまって、一言もこたえなかった。彼の温和な風格は、すわっているだけで試験官に好い印象をあたえていた。せめてイエスとかノーとか言ってくれればなあ、とあとで試験官は私になげいた。だが、そんなところが、そのころのキャンパーの英語の水準だった。

もうひとつ余談。柴地、白石のあとに湯浅進が委員長となり、この人もまた私の演習にいた。彼もまた内省的で、仲間の発言に一々びっくりして敏感に反応し、当時の学生運動の委員長の座につく型の人ではなかった。彼の自己反省は彼の執筆中の卒業論文に及び、それの提出当日、学校にあらわれなかった。私は家にもどった。すると、彼を失恋させたといううわさのある同じゼミの女性が、私の家をたずねてきて、

「先生は、あの人のことがわかっていない」

と抗議し、そのいきおいにおされて、私は学校にもどり、まだおいてあった記録帳に書きくわえた。現物は一度提出したが、書き足す部分が必要で、もちかえったとした。この女子学生が当人のところに行って厳重監督して終りまで書くようにすると約束したから、私は彼女の言葉を信じた。失恋のつぐないをこのような形でするというのが、私に、あざやかな印象をのこしている。

私の細君によると、柴地則之は、私の不在のときに、女子学生をつれて、私の家をおとずれ、何度か、めしをたべてかえったそうである。それは、彼の夫人A子であったと私の細君は言い、A子（大阪大学薬学部出身、のちの柴地則之夫人）は、いや別の人でしょうと言ってゆずらない。それにしても、四十七歳でこの世を走り去った柴地が、A子であるにせよ他の人であるにせよ、

教授不在のときにその自宅を訪れ、ゆっくりとめしをたべてかえることがあったということは、うれしい。教授の使い方として、有効ではないか。

9　隔離の強制

一九七〇年ごろ、法政大学のそばのコーヒー店で、待ち時間をすごした。となりに何人かの学生が入ってきて、スープをふくむ軽い食事をとっていた。背中あわせのボックスで、板ごしにむこうのグループの気分はこちらにつたわってきた。誰かがスプーンをおとした。彼は自分の不器用を笑い、その笑いが仲間にひろがった。そのことが私をおどろかせ、おどろきは感動にかわった。

となりのグループは、後遺症のある人をふくんでいた。その人をふくめての大学生の支援グループだった。後遺症のある人は突然スプーンをおとして自分の不器用を笑い、その笑いが仲間に伝染する。それは私の世代の者にはないものだった。

私なら、今でも、後遺症のある人に対するときには、きまじめになる。彼がスプーンをおとしたとしても、私の表情に変化はないだろう。意識的におさえているというのでなく、私の反射そのものが偽善的にかわっているのだ。

私が板ごしに感じたこの変化は、その集団の内部でだけのものかもしれない。一九九七年現在、後遺症のある人を、その肉親が自宅にとめないということものこっている。だが、市ケ谷に近いここでは、かわっていた。

私は、奈良大倭の学生たちのことを思った。大倭に宿泊施設をつくる仕事を数年がかりでなしとげてから、ここを根拠地として、キャンパーの何人かがこの土地に住みつくようになった。

宿泊施設そのものは、らいの歴史の上で新しい時期を画するプロミンの出現以来、完全治癒による学校への進学、就職するものが出ており、この施設を療養所から出て奈良・京都の見物のよりどころとするというはじまりの目的のために使われることは少なかったが、元患者をふくめての会合などに使われたし、社会にのこる偏見に対して療養所から元患者でつくる青い鳥楽団(5)というバンドの演奏会を大阪でひらくために、キャンパーが活動するなどして、後遺症のある人びととのつきあいは、初期のキャンパーたちが卒業したあとも三十年近くにわたってつづいている。私がここに描いた人びとにあったこともない若い現役の学生たちは、七〇年ごろに私をおどろかせた新しい態度を自然のものとして身につけている。

それは突然にあらわれた変化ではない。宿泊施設のことで会うようになった藤楓協会理事長浜野規矩雄は、学生たちにたいして意外に好意的で、貞明皇后のくだされた御下賜金ではじまる救らい運動の代表者というところから予期された、ものものしさはなくて、はなしあってみると、実際には隔離など必要のない時代が来ていることを理解しており、若いひとびとの間におこった、外の社会と元患者との交流のこの小さないとぐちをよろこんでいる様子だった。高齢の人が若者に対してよせる、自然の好意というものでもあっただろう。それにくわえて、長い年月にわたって療養園を見てまわっていると、患者にたいする恐怖がなくなり、救らいなどという高みからの正義感ではなく、とじこめられている人たちへの共感がすでにそこにできていた。私の幼ないころからの知人神谷美恵子は、少女のころからのらい者への共感を晩年に実行にうつして愛生園の勤務医となった。

前にふれた草津の栗生楽泉園の園長矢嶋良一がもっていたような患者への共感が、管理体制の中にすでにできており、そのことが、宿泊施設建設を、若い学生の突飛な行動と感じさせなくなっていた。管理体制は、管理するものの側ですでにゆるんできていた。それは、栗生楽泉園だけでなく、長島の光明園でも感じられた。

ただひとつ、おなじ長島の愛生園は、何ヵ年にもわたって隔離方策をおしすすめてきた理論的指導者光田健輔が園長であることから、入居者との会見についてきびしい制限を守ることを訪問するものに求めた。

光田健輔のことを、私は早くから賀川豊彦の小説[6]で知っていた。軍艦一隻の建造費で、日本のらいはなくなるという光田説が、そこで紹介されていた。

実際に会った光田健輔は、かがやくばかりの健康にめぐまれ、陽気で愛想がよかった。志樹逸馬に会いに来ただけの私のところにわざわざたずねてきて、志樹がはじめて療養所に来たころの

---

(5) 長島愛生園の盲人ハーモニカバンド。一九五三年秋に入所者の近藤宏一の呼びかけで結成され、一九七七年に解散するまで、園内演奏三十二回、園外演奏十三回を行った。
(6) 賀川豊彦『東雲は瞬く』実業之日本社、一九三三年。

すなおなこどもとしての面影をかたり、語りすすむなかで、今まで接した患者のすべてにたいする愛情が感じられた。同時に、患者の家にあがってはいけないと言い、そこでだされたお茶をのむことを禁じ、訪問客宿舎にもどってからはかならず消毒液で手をきよめてほしいと言いそえた。

親姉妹からひきはなされて別名でくらしてきたこどもが、このようにながい年月、いつくしみの眼をもって見守られてきたとき、志樹の中に深い愛情が光田園長にたいしてそだった。その光田園長が、敗戦までの専制主義を非難され、銅像に石までぶつけられるようになったとき、彼が苦しまなかったはずはない。戦後の潮流にくみして、手のひらをかえすような態度を園長に対してとることは彼にはできなかった。その孤独の心情から、彼の詩がうまれ、わずかの文通をいとぐちとして、私とのむすびつきが生じた。

私は愛生園の雑誌に投稿される評論の選をたのまれ、その仕事もあってその後何度か長島に行くようになった。評論を書く人の多くは、日本社会の流れに対して批判の眼をむけており、愛生園の中では左翼勢力に属していた。日本社会で自民党が大多数であるとき、愛生園では共産党が第一党で、社共連合が大勢を占めていた。このようにしてできた森田竹次などの友人たちから、志樹逸馬は一歩はなれたところにおり、さらにはなれて立っている中年の男がいた。やがてこの人はひとりで遠慮がちに私に近づいてきて、

「ずっと前に、会ったことがあります」という。

私が小学生のころだったといって、そのときに一緒にいた二、三の名前をあげた。そのころ彼は商大予科の学生で、私の同級生の豊田彰夫の中村橋の農園にあそびにきていて、おなじく訪問

客の私たちと電車で一緒にかえってきたという。このとき電車ががらがらで、小学生同士つりかわにぶらさがってさわいだことを思いだした。

田中文雄と名のるこの人は、学生のころに発病し、委任統治領の南洋群島に行って自殺をはかった。死にきれず、内地にもどって、学友にも宮城県の親族にもつげず、ひとりで療養所に入った。大学生の経歴のある人は少なかった。戦前は患者代表になり、外部との交渉にあたったが、敗戦後は、かつて管理者側にたったということで、役職からはずされていた。

顔と手にゆがみはあったが、病気はすでに完治しており、やがて園の外に出て、昔の学友と交際を回復し、私の家を、大きなマグロの切り身をもってたずねてきた。宮城県の故郷で町長選挙にたちわずかの差でやぶれた。その後ビルの屋上から身をなげうって死んだ。一九七九年一月三十一日だった。

だが、後遺症のある回復者が故郷にもどって町長選をたたかう新しい時代は来ていた。

10　大阪城公園の掘立小屋

一九七〇年に大阪で万国博覧会があった。米国政府のすすめるヴェトナム戦争に協力しつつ経済上の繁栄を誇る日本の行き方に、異議申したてをしたいと思うさまざまの反戦運動の小さい団体が、東京と神戸の「声なき声」のように一九六〇年の安保反対デモ以来ほそぼそとつづけてきた二、三十人の小グループまでがくわわって、大阪城公園を借り、テントにとまりこんで反戦万博という対抗集会を実行した。

ものすごく暑い日々だった。地上のテントの中でくらすと、じりじりこげつくようで、東京の声なき声の仲間と小さいテントでくらして、このへんが私の体力の限度と思われた。

声なき声をふくめて、べ平連（ベトナムに平和を！市民連合）にあつまった小グループが多かったが、その外にあって私などが名前を知らないさまざまの運動がおなじ敷地にテントをはっていた。掘立小屋のように小さなテントがひとつはなれてたっていた。炎天下、近くによって見ると、そのテントの表側に、びっしりと、はがきがはってあって、一枚ずつがらい療養所の入居者におくった往復はがきの返信だった。入口にはぽつんと、若い男がすわっており、しごくおだやかな表情で、そこにただいた。その力をいれないものごしが、眼にのこっている。彼は、京都大学医学部の二年生だという。徳永進とのはじめての出会いだった。

キャンパーの中では新しい人で、彼は鳥取から来て京都で予備校にかよっているころ、私の演習グループの矢部顕と同宿だったので、ときどきおそくかえって来てバタンとたおれてねてしまうこの同志社大学生に関心をもった。奈良でらい回復者宿泊施設をつくる仕事をして京都の下宿にもどってくるという大学生のくらしぶりにおどろかされた。徳永自身が次の年に大学に入ってからこのキャンプにかようようになり、反戦万博の掘立小屋のただひとりの番人となって炎天下の日なたぼっこをする仕儀になった。すごい暑い日中を、ここで柔和な微笑をもってすごし、行きずりにはがきを読んで好奇心から質問をする訪問客にこたえていた。

今日、徳永進の本が文庫本になって駅のプラットフォームの売店にならんでいるのを見ると、私には旧友再会の気分がおとずれる。最初に会ったときから、三十年に近い年月がながれている。そのあいだ、彼は自分の問題を深めた。

これもずいぶん前のことになるが、テレビを見ていると、病院勤務の医者の連続ドラマが放映されていた。どう考えてみても、その主人公は、徳永進をモデルにしたものだった。鳥取からはなれた京都でこの連続ドラマを私が見ているのだから、地元の鳥取では、さらに注目をあびたことだろう。ひろく知られることには、わながある。

私はグレタ・ガルボが好きだが、こどものころに全盛期の彼女の映画を見たからではない。晩期の「ニノチカ」で彼女がロシアの共産党幹部として出演し、その外国なまりの英語と肩をそびやかしたスタイルで印象をのこしたからであり、この映画は、彼女によって、当時の日米両国の進歩的知識人の到達することのなかったソ連の日常生活の深みへ、確実な洞察の手がかりをあたえているからである。監督がドイツ人ルビッチだったということもあるが〔当時すでに米国に帰化〕、俳優ガルボ自身がオルダス・ハクスリーのサロンの常連としてソ連について彼女なりの認識をもっていたことと思われる。この映画は六十年後の今日、そしてガルボ死後の今日から見ても古びていない。しかし、それにもまして、ガルボがつよい印象を私にのこしているのは、彼女が死んだあとの、ニューヨーク・タイムズだったかの死亡記事で読んだ、晩年になって彼女が友人に語ったという、

「名声と欲望とが自分をほろぼした」(Fame and desire have destroyed me.)

という自己洞察である。この認識をもって、彼女は、はやばやとハリウッドから引退して、後半

生の孤独にたえた。

ガルボを徳永進にくらべるのは突飛なことだが、徳永は、その後も病院勤務医としての日常生活をつづけ、注文に応じて有料無料をとわず小グループ、大グループの前で、はなしの中に詩の朗誦をまじえ、歌をうたい、足ふみならしてハーモニカをふき、そのあいだに、自分の出会ったたくさんの患者の死をみとった。まじめになることからくりかえし自分を救いだし、自分が笑われることを通して、自分のめざすところをつたえた。

もはや五十歳か。十代のころに志をたてた三つのことを彼は、なしとげた。ひとつは中学のころの女友達が看護婦になりその女性と家庭をつくったことである。もうひとつは、故郷の友だちと夢みた共同性のあるくらしのとりでとなる家「こぶし館」を、自宅からかよえる距離につくったことである。三つ目は、大学一年生のときに入ったワークキャンプを通して、らいの患者が回復にもかかわらず隔離されていることを自分の出身県について調べて、その消息を『隔離』という本に書いたことである。

「自分も若いころはいろいろやったものだが……」というせりふは、老人になってからも、彼からは出てこないだろう。

この本〔『「むすびの家」物語』〕をつくる動機は、私が偶然教師になって出会った学生たちのことを、亡くなった何人かの肖像を通して書いておくことにあった。まだ死んでいない徳永進について書くことは、本意ではないが、さけることはできない。

私が京都で心臓の手術をしたときについていた看護婦のひとりは、鳥取県出身で、自分の妹も看護婦で、徳永進のつとめている病院につとめている、自分はまだあったことがないが、やがて京都をひきあげて鳥取にもどり徳永に会いたいと言っていた。

11　流派の交流

らいの回復者に場所をあたえた矢追日聖は、このことだけのための活動をしていたのではない。彼は、紫陽花邑《あじさいむら》というこの共同体全体にとっての祝祭の行事をとりおこない、機関誌を発行し、印刷会社をおこし、病院をつくり、老人の養護施設と精神障害者の施設を維持し、薬局を後援し、彼のもとからもっていた広大な土地に、いくつもの企業があらわれた。彼の運動方針は、古神道のもつおおらかさをうけつぎ、小さくかたまった教義を人にしいることはなかった。

矢追日聖の宗教運動は、クローン人間をつくることをめざさなかった。このことが彼の運動を、ファシズムにかたむくことのない古神道のうけつぎの道をひらくものとした。

利益追求につかれた人、出世コースからはずれて傷を負うた人が、彼のところに来て、いやされた。

紫陽花邑の中に、若い洋服屋さん夫妻が住んでいた。夫は、旅券なしに日本に入りこんで住んでいる密入国者だった。それがあきらかになって、彼は、妻と赤ん坊からひきはなされ、韓国に送られた。韓国送りになってからも、日本にもどって妻子と一緒にくらせるようにしたいという声が、学生たちから私によせられた。

べ平連と脱走兵援助の運動が動いているときであり、その脱走兵の何人かを紫陽花邑にとめてもらったこともある。この動きの首謀者のひとりとして、私は、警察から眼をつけられていた。出入国管理事務所に好感をもたれる人物ではない。

そのころ私の家によく来る訪問客のひとりに杉山龍丸がいた。彼は、紫陽花邑をもおとずれ、矢追日聖につよい共感をもち、そこに住む学生たちに好感をもった。杉山に韓国人洋服屋夫妻がひきさかれたはなしをすると、彼は自分が動くと言い、東京で友人に会い、政府の担当者に熱意をもって何度もかけあった。杉山龍丸は、戦時中航空整備少佐のとき、爆撃で重傷を負った傷痍軍人である。明治はじめ以来玄洋社の協力者だった杉山茂丸の孫でもあり、つよいつながりを保守系の政治家にもっていた。杉山の努力がみのって、一度韓国に送りかえされていた洋服屋は、日本にもどってくることができて、ふたたび、妻子とともに紫陽花邑に住むようになった。

私が何事かをしたということもないのに、洋服屋夫妻は女の子をつれて、京都の私の家をおとずれ、たずさえてきた材料を使って、さまざまの韓国料理をつくってくれた。この洋服屋夫妻は、左翼でも右翼でもなく、ただ、出入国管理の犠牲者だったが、このようにして右翼左翼をこえて、国境線をこえる仕事が合法的になされ、はじめ非合法にこえられた国境が、合法にこえられてただされた。その背景となったのが、矢追日聖のつくった大倭教団という古神道の宗教運動だった。

杉山龍丸の父は杉山泰道と言い、夢野久作というペンネームで昭和のはじめに『氷の涯』という中篇小説を書いた。シベリア出兵で中国東北地区に出た兵士が、ハルピンの陸軍司令本部で仕事をしているうちに、上司の公金横領の事実をさぐりあて、軍の腐敗にいやけがさし、白系露人の娘と逃亡して放浪するうちに、自分に公金横領の罪がきせられて追われているのを知って、こおりついた海を日本にむかって馬車をとばして国境をこえて走るという物語である。日本陸軍上部の公金横領は、おそらく父杉山茂丸を通して知り得た当時の日本軍のかくされた側面であろう。右翼の巨頭の子にうまれた夢野久作には、右翼からはなれる志があり、その志を創作を通して表現し、さらに実行としても生かそうという計画をもっていたが、父の死からわずか一年の後に自分もなくなって終った。

夢野久作は杉山龍丸に福岡市内三万坪の土地をのこした。龍丸は、その三万坪の土地を次々に手ばなして、自分の計画の実現にあてた。彼の計画とは、まず、インドのガンジー後継者を自分で資金を調達して日本におよび講演会をひらくことであり、さらにインドの沙漠を緑化する自分の工夫を実験するために何度もインドをおとずれるという仕事だった。彼の夢は、世界にふえつつある沙漠を緑化する仕事にあった。この計画には、いくら金があっても足りない。父ゆずりの三万坪の土地は彼の手からはなれ、そこに別の企業がゴルフリンクスをつくった。

金を追いもとめる敗戦後の日本社会では、大都市に三万坪の土地があるとすれば、これをもとにして土地ころがしで金をふやしてゆく計画をたてるのが常識である。その常識に反して、三万坪の土地をすべて使い切る道を歩きおわった人がひとり同時代にいた。

ヴェトナム戦争に反対する市民運動をつくる最初の計画をたてたとき、彼は偶然、福岡から出て来ていて、自分も一緒に行くと言い、べ平連創立のメンバーのひとりとなった。

福岡のべ平連に彼は協力をおしまなかった。しかし、すでにこのころ彼は資力を失なっていた。

べ平連事務局長吉川勇一が福岡に彼をたずねたとき、
「うまいビフテキを食べさせたい」
と彼に言って、市内の料亭にさそったが、なかで彼が仲居と押し問答しているところを吉川が聞いたところでは、借金がかさんでいて、彼を上にあげることはできないとことわられていたそうだ。かつての三万坪の土地の所有者が東京からきた友人にビフテキを食べさせることができないところまですでに貧しくなっていた。そのむこうみずな生涯を立派と思う。

彼は京都の私の家をもっともよくたずねてきた人で、来るたびに、京都駅で買い求めた赤福一折をもってきた。彼は酒を一滴ものめなかった。ちなみに、彼の父夢野久作も同じだった。親子ともども、酒をのんであばれる右翼壮士からほど遠かった。

夢野久作の全集が出る計画がもちあがった。出版社は私を、編集委員のひとりにしようとした。突然に杉山龍丸から電報がとどき、全集の編集委員になってくれるな、アトフミ、ということだった。つづいて速達が来て、自分には金が必要だが、あなたが編集委員になると、あなたあてに金の交渉をもちかけなければならず、あなたとわたしのあいだに金銭を介在させたくないということだった。全集の編集委員に私はならなかった。全集刊行は、成功だった。そのもたらした収入も、彼の壮大な夢にとっては焼石に水で、彼の死のあとに財産はのこらなかった。彼の妻子は、彼におとらず偉大な人だった。

彼の納骨式に福岡の菩提寺に行くと、一族の長老ひとりの挨拶があったのみで、その挨拶は、沙漠の緑化を夢みた彼にふれて、祖父杉山茂丸の再来であったとほめたたえた。杉山茂丸と杉山龍丸のあいだにある杉山泰道（夢野久作）には長老はひとこともふれることがなかった。これが九州だと私は感じた。

さらに何年もたって、京都の都市文化研究の組織CDIの研究会の人が、こんなものがあると言って、私に、福岡でおこなったアンケート調査の一枚を見せた。現地でインタヴューにこたえていたのは杉山龍丸だった。

福岡はいいところで、自分は他のところに住むつもりはない。しかしもし移るとすれば、京都で、京都には友人がおり、京都に近い奈良には自分の信頼する若い人びとがいるという答えだった。

赤福一折だけをあいだにおく私とのつきあいに、彼はこのような思いを託し、奈良の紫陽花邑につどう若い人たちに、彼は日本の未来を見ていた。

らい回復者宿泊施設の建設の運動記としては、大きく脱線した。杉山龍丸の父夢野久作が、日本文学史におさまりきれないように、杉山龍丸もまた、このような運動の記録でとりあげる他に、市民運動におさまりようがない。

12　地面の底

一九六五年から、米軍の北ヴェトナム爆撃がはじまり、私たちは米軍の手だすけをする日本政府に対して抗議のデモをおこした。六五年の四月二十四日からはじめたこのデモ（ベトナムに平和を！　市民連合、小田実代表）は、やがて、赤坂の清水谷公園から歩きはじめて、米国大使館前を通り、有楽町にむかう、毎月の行事となった。

いろいろの団体がここに来ていて、どんな人がいても不思議はないが、そこに、らい者に自由をという意味のスローガンを旗にした初老の婦人が毎回あらわれるようになった。この人は、奈良大倭の紫陽花邑にむすびの家ができてから、管理人として移り住むことになり、やがて、その夫も東京をひきはらって、この家に住んだ。

夫の飯河四郎さんとは、ベ平連の前史になる一九六〇年以来の声なき声の無党派デモで知り合いだった。飯河夫妻の娘さんが亡くなって、そのおとむらいに来た同級生たちとのつきあいがつづき、そのつながりで、声なき声のあつまりに来るようになったそうだ。このなりゆきを、おなじ武蔵小山の高等学校（戦前の都立八中）出身の鶴見良行から聞いた。

東京の家をひきはらうについて、私は飯河四郎から相談を受けた。むすびの家とは、どういうところか。

私が知っているかぎり、とても人がらのいい青年たちのあつまっているところだ、と私は彼に答えた。そのことを、彼はながくおぼえていて、数年後、十数年後に、その言葉の通りだったと、私にうらがきをした。

ここにあつまる青年を彼が愛したように、青年たちも彼と親しくして、他に誰もいないときにひとりあらわれ、彼に、自分の私生活上の悩みをうちあけた。

問いにこたえることが彼にできたかどうかは、私には、見当がつかない。彼は、およそ非実際的な人で黒づくめの服装をして、いつも沈痛なおももちの、まるでドストエフスキーの小説からぬけだしてきたような人物だった。その父は、ロシア語‐日本語の辞典を編集した人だそうで、彼は早稲田大学を出たあと、社会のためにはたらくことを考えずに、ハルピンでくらし、劇団の活動をしていた。彼の生涯は、かつて同級生だった八木義徳が、長篇小説『海明け』に書いている。おなじくハルピンで、タイピストとしてはたらいていた人が、彼の夫人となった梨貴さんである。

夫妻は、なくなった娘にたいする思いいれが深く、その故に、無償の努力をつづける若い学生たちとひびきあうものが、彼の内にあったのだろう。

完成したむすびの家は、よき管理人夫妻を得て、学生たちのあつまる場所となった。

飯河夫人梨貴さんは、ここを起点として、ハンセン病療養所をおとずれ、邑久光明園に長期入園していた藤本としさんの聞き書きをとって本にする仕事を、元キャンパーの那須正尚の協力を得て、実現した。これは、出版元の思想の科学社にとって、指おりのロングセラーとなり、よい読者を、この国の内外で得ることができた。『地面の底が抜けたんです』という本である。

藤本とし（一九〇一‐八七）は、東京の芝、琴平町のおすしやの娘であり、一九一九年、縁談がととのった十八歳のときに発病。順天堂病院の紹介状をもって本郷千駄木町の木下病院に行った。

自分の病気を初めて知らされた時ですけどねえ、もう、なんというか……そりゃおどろきましたよ。いえ、知らされたっていいましても、直接に教えられたんじゃありませんでね。木下病院に紹介状をもらって行きましたでしょ、するとちょうど昼食《おひる》の鐘が鳴って、患者さんがゾロゾロッと出てこられたんですよ。そのお方たちを見た時にハッと気づいたんですけど……ほんとにねえ……気を失ってしまって……立ってる地面の底が抜けたんですよ。

この聞き書きをとったのは、那須正尚。一九七三年五月三十一日、邑久光明園の藤本としさんの部屋で。

藤本としに那須正尚をひきあわせたのは飯河梨貴で、夫の四郎さんの早稲田のころの友人八木義徳からはじめて藤本としという名をきいたという。八木は小説家で、国立療養所の機関誌の選をしていたことがあり、そこの文芸コンクールで二年つづけて一席になったのが藤本としの作品だった。やがて飯河梨貴は光明園をたずねて、『随筆・藤本とし』というタイプ印刷、手作りの本を五百部限定版として出し、その随筆集を原本に『空を呼びたい』という点字版をつくった。

以下は、飯河梨貴の解説。

視力をなくしてからのとしさんの、生きることの知恵となり肥《こや》しとなっているのは、その殆どが、そうなる前の読んだこと、観たこと、会った人、聞いた話などの経験であるわけで、私はその一つに、としさんの数十回になる歌舞伎見物が随分役にたっていたと思っている。鼓膜に焼きつき、網膜に焼きついているあの華やいだ雰囲気は、本川のお婆ちゃん（療友）

の小唄を聞いた時に思い出され、ラジオの勧進帳を聞けば目《ま》のあたり浮かびあがり、深敬園で素人芝居をするときは本物を知っている強さをみせ、どれほどとしさんを楽しくさせているのか知れないと思う。（藤本とし『地面の底がぬけたんです——ある女性の知恵の七三年史』思想の科学社、一九七四年）

13　それまでに過ぎた年月

私の窓をはなれて、のこされた記録をもとにして、隔離の歴史をたどろう。

日露戦争の終りから、日本は世界の大国としてみずからを考えるようになった。らいについての法律をもうけようという動きは、このときにはじまった。市中に、後遺症のためにらい患者とわかるものごいがいることを、欧米からの旅行者に見られると、はずかしいと政府が考えるようになった。

すでに熊本では、清正公をまつる神社にあつまるらいの病者を見て、その療養のために、自分の資産を投じ、一生をささげることを決意して回春病院をつくったイギリス女性ハンナ・リデルという宣教師がいた。日本政府は、リデル女史のように、病者をたすけるという目的ではなく、浮浪者を隔離して市民の眼からかくすという目的をもつ法案をつくり、それは、一九〇七（明治四十）年に、法律第十一号「癩予防に関する件」として帝国議会で可決された。法のもとは、一八九九年の第十三議会に根本正議員から出された「癩病患者及び乞食取締りに関する質問」であり、さらに三年後の第十六議会に斎藤寿雄議員の出した「癩病患者取締りに関する質問」である。そして一九〇七年の第十八議会で山根正次議員の議員立法案を受けて政府案が可決され、この法律によって、患者を隔離する方針が法律のうらづけを受けた。

当時の政府の調査では患者の数は三万人以上ということだったが、当時の日本国家の財政は全員を収容する施設をつくることはできず、法律可決後五カ所の施設にようやく一一〇〇名を収容することができたにとどまる。これでは、強制収容を実行するわけにはゆかず、患者の大多数は、自宅療養にまかせることとなった。強制収容は、さらに日本の軍事大国化と並行して、大正を経て昭和に入ってようやく実行された。

一九一五年に、全生園〔当時は全生病院〕で、男性患者に断種の手術がおこなわれた。断種は、子どものできるのをふせぐことが目的であり、遺伝する病気に対しておこなうのが医学上の根拠であるはずだが、らいは伝染するから隔離によってそれをふせぐという名目で法律をつくったその医学上の見解にそむく処置であった。しかし当時の医学界でそのような論議のないままに、この処置はなされた。しかも、当時は、遺伝性の病気をもつものに対しても、断種という処置は行なわれていない。らいの収容患者に対してだけこの処置がなされた。この矛盾。

これはなぜだろうか。少なくとも、日本はハンセン病に対して、これは遺伝ではない恐ろしい伝染病だという（これもたいへん過大な宣伝ですが）論拠で国家は隔離を正当化してきたわけです。遺伝ではなく恐ろしい伝染病だから隔離するというならば、遺伝ではないハンセン病患者に対して断種を行なうということは、これはたいへん矛盾した議論になります。その矛盾した議論が実行されたところにハンセン病に対する大きな問題があるのです。

隔離された入園者に対し、療養所を逃亡することを防ぐため結婚を認める。その代わりに断種をさせる。断種の理由として、患者は自分の生活を自分でできないにもかかわらず、子供など生んでもいったい誰が養育するのか。最終的には国家が養育することになり国家にとって大きなマイナスである。また、妊娠によって女性患者の病気の進行の恐れがあるということがいわれました。

しかし、同時にまたハンセン病患者というものは身体が不自由になって労働力にならない、この意味で身体障害者の問題とイコールに考えられたのです。また現象的な見方ですが、子供に親から感染するようなことになれば、結局、遺伝的な病気が親から伝わるのと同じ結果になる、こういうことで断種が正当化された。

このように遺伝ではないと言いながら、一方では断種を強行する。この背景には、優秀な子供をつくるべきだ。障害を持った人間は国家にとって大きな損失であるという優生思想というものがハンセン病にも及んできたことがあります。（藤野豊の報告、皓星社ブックレット『フォーラム ハンセン病の歴史を考える』（一九九五年六月二十五日、多磨全生園公会堂で聞かれたフォーラムの記録）皓星社、一九九五年）

日本の国が台湾、朝鮮、やがては南洋諸島を支配するようになり、戦争の拡大とともに占領地域をもひろげるにつれて、日本政府のライ撲滅方式も、ひろくこれらの地域でも実行した。資料でうらづけられるところでは、一九四三年七月、日本が占領していた南太平洋のナウルで、現地の患者三十数名を日本海軍が沖合に舟でつれだし銃撃して舟ごと沈めたという。（前掲、藤野豊報告）

日本国内においても、軍事目的に役にたたないという理由で、戦争の進行とともに、患者への待遇は悪くなった。

一九一六年以来、施設長は、患者に罰をくわえる権限をもつことを法律上あたえられていたが、中日戦争以後、この権利がきびしく活用された。長島愛生園の園史『隔絶の里程』によると、一九四二年から四五年にかけて、四年間で、逃走件数四一三件、死亡者八八九人が記録されている。

敗戦後の一九五一年に、入園者の自治体連合「全患協」が組織され、らい予防法の改正を要求した。その要求はしりぞけられて旧法そのままの「らい予防法」が衆議院を通り、参議院にまわった。そのとき、患者代表は多磨全生園にあつまり、一九五三年七月三十一日国会にむけてデモ行進を計画した。はじめにあつまった六百人のうち二五〇人がのこって本館前にすわりこんだ。国会まで三十二キロ。総勢三五〇人。武装警官二百人がデモをとめようとして、こぜりあいがおこった。にらみあいは六時間におよび、女性が一人、そのときの日射病が原因で亡くなった。

「心掛けが悪いからそんな病気になるんだ」

という声が警官からおこった。

「そういう奴がいるから、俺たちは引き下がらないのだ」

とデモ側はこたえ、

「言った奴を引き摺り出せ！」

と身をもって警官にぶつかっていった。流血の惨事は患者側の自制によってかろうじてとめられ、

「石を投げるな」

「謝らせるから挑発にのるな」

という声がデモの内部からおこった。警官側は、田無でくいとめて一歩も彼らを都内にいれないこと、という方針を守りきれなかった。

結局、近所の結核療養所など国立施設からバスを五台借りて、国会前の代表団のすわりこみをはげましてから園にもどるという計画におちつく。法律の通過は七月三十一日から八月一日にのばされた。しかも八月一日午前四時十五分、参議院厚生小委員会は、政府原案に付帯決議九項目をそえて、通した。（全患協事務局長をながくつとめた鈴木禎一の報告、皓星社ブックレット『フォーラム　ハンセン病の歴史を考える』）

付帯決議の中には、戦後らしく「五、強制診断、強制入所の処置については、人権尊重の建前にもとづきその運用に万全の留意をなすこと」「七、退所者に対する更生福祉制度を確立し、更生資金支給の途を講ずること」などが入っており、本文「第六条都道府県知事は、らいを伝染させるおそれがある患者について、らい予防上必要があると認めるときは当該患者又はその保護者に対し、国が設置するらい療養所に入所させるように勧奨することができる」を、ゆるめている。

隔離強制は本文で勧奨（すすめる）とかえられ、そのすすめには、人権を重んじなくてはならないとしてさらにゆるめられてはいる。それは、旧法が現憲法ときしみあうものであること、そして一九四七年の新薬プロミンの導入以来医学上の隔離強制の根拠がうすくなっていることを、医者が事実上はみとめていたことを示す。九項目の付帯決議のあとに、「近き将来本法の改正を期すると共に」という結びの文章がおかれていることは、審議にあたった議員の中で、すでにこの法律の正しさについての信念がゆらいでいたことを推察させる。しかし、旧法を廃止する動きがおこるまで、さらに四十二年の年月がすぎた。余命がかぎられているという自覚をもつ老齢の患者とその親族にとっては苛酷な年月であった。何人もがその期間に死亡した。

旧法をくつがえす運動は、患者の運動と呼応して、らいにかかわる医学者、療養所職員からおこった。

日本のらい研究者の会「日本らい学会」は一九二七年に発足し、そこでは光田健輔の絶対隔離論が主流となってきた。少数派として、京都大学の小笠原登、そのあとをつぐ西占貢、北部保養院の中條資俊、東北大学（後に東京大学）の太田正雄がいた。

一九三三年の第六回日本らい学会の昼食会で、太田正雄は、次のように発言した。

太田「学会で言う機会がなかったのでここで申しあげる。光田氏から話を聞くと「癩はなおらぬもの」という印象を受ける。万国の癩会議（一九三〇年の国際連盟らい委員会と一九三一年のレオナルド・ウッド・メモリアルらい会議）でも光田氏のような態度、すなわち、なおらぬという印象を与える人はウキルソン氏だけに見受けた。実際にそんな人は少ない。どうも光田氏から話をきいている人たちは、なおらぬという確信があるようである。あるいは実際療養所に収容されている人はなおらぬ人が多い。なおる程度の人は療養所に行かぬ者が多い。セグレゲーションだけが絶対の道ではない。セグレゲーションをする質のものとせぬ者との二つに分けねば考えられぬ。健康な人、栄養の善い人にはなかなかうつらない。十数年雑居しているような場合に伝染するある種の癩は、絶対に伝染せぬと自分は信じている」（「癩治療薬問答其他、癩学会懇談会傍聴記」『日本ＭＴＬ』三四・二〔第三十四号、一九三三年十二月、二－四頁〕、成田稔『「らい予防法」四十四年の道のり』皓星社、一九九六年による。）

太田正雄については、光田との見解のちがい故にこの人が迫害を受けたということを聞かない。それは彼が帝大教授であるばかりでなく、詩人木下杢太郎として明治末以来名声をもつ人であるということを背景としている。京都大学助教授で、らいの伝染力の弱さを主張し、むしろ貧困と体質が発病のひきがねになるという考えから、ハンセン病患者を外来患者として通院させて治療していた小笠原登の場合は、学会で光田系の学者の中傷のまととなった。愛生園で光田健輔園長の絶対隔離説にならされていた田中文雄は、一九四一年十一月十六日に、小笠原が、「らい菌は感染力のきわめて弱い微弱な菌である。乳幼児期の接触感染さえ防げば、成人感染はほとんど起りえぬといってもよい。したがって隔離主義をとるべきではない」という発表をおこなったときの光景を次のようにえがいた。

お世辞にも学会などと云えたものではなかった。博士の報告に対して野卑な野次や、床をわざとふみならす靴音で騒然たるものであった。反対派の人々は、初めから、博士を吊しあげようと云う感情的な気持で殺気立っていたことは、参加した数名の人々から、私は直接きいている。（八木康敞『小笠原秀実・登』リブロポート、一九八八年）

14 五千年の背景

らいは熱帯でおこった。西暦前二四〇〇年ころのエジプトのパピルスに、すでに記されているという。五千年前にすでにあった病いである。西暦前六〇〇年ころのペルシアにおいても記事があり、インドでは「チャラカ・サンヒター」と「スシュルタ・サンヒター」に、中国では「論語」に記されている。いずれも西暦前の著作である。一－二世紀のギリシャ、ローマの医師もこの病気について記している。

ヨーロッパ人に、この病気のおそろしさをしらせたのは、旧約・新約聖書で、さらに後に中世に入って熱帯からヨーロッパにおそらくは十字軍の移動とともに患者の移動がなされ、十三世紀に頂点に達し、その後、おとろえた。病原菌の発見はおくれて、十九世紀後半、一八七四年にノールウェイのG・H・Aハンセンによってなされ、このことから、ハンセン病と呼ばれる。らい菌は小さい傷から侵入し、皮膚の中の神経をつたってゆっくりと増殖する。発病までの潜伏期間は三年から十年と見られている。予防のためには、BCG接種やスルフォン液の内服がある。治療のためには、ジアミノジフェニルスルフォンなどのスルフォン剤をながく内服する。リファンピシンも有効。両方ともながく服用することが必要という。

以上は現行の百科全書（平凡社、一九八五年）中の肥田野信・立川昭二筆の項目「らい」によって得た知識である。

おなじ記事によると、世界のらい患者は一千万人、その多くは中央アフリカ、インド、東南アジア、南アメリカに住むという。大江満雄が、アメリカ合州国の占領下にアジアとのむすびつきを絶たれた日本で、この病気によって日本内部のアジアから日本の外のアジアへの道をさぐろうとしたのは、詩人の直観としてするどい。国家権力を媒介として大東亜共栄圏を構想するのとは反対の動きを、戦時権力との協力を越えて逆に編みだした道すじであり、大江による自分自身の転向体験の遡行といえる。

イエスの伝説は、らいと結びついて語りつたえられた。日本には別の伝説がある。

奈良朝の光明皇后（七〇一-六〇）は、ひかりかがやく美しい女性で、光明子と呼ばれ、十六歳で後の聖武天皇の妃となり、七二九年に皇后となった。父の藤原不比等から財産と邸宅をうけつぎ、邸内に皇后宮職をおいて、国分寺、国分尼寺、東大寺の創建を天皇にすすめ、さらに施薬院、悲田院をおく。浴室でみずから一千人の垢をあらい、らい患者のうみをすいとったという。

紫陽花邑の矢追日聖は、光明皇后がらいのためにつくした浴室がそこにあったという言いつたえをうけて、ここに交流の家をたてる決断をした。

カトリック教の聖者列伝を見ると、おなじような伝説が出てくる。伝説ではなく、現実にそのような生涯をおくった人として、ダミアン神父のことが現代に語りつたえられている。

一九九四年は、R・L・スティーヴンスンの死後百年にあたったので、この作家の伝記が何冊も出版された。

スティーヴンスンは、その最晩年を南太平洋ですごし、そこで死んだ。

ある日の午後、とスティーヴンスン夫人は書く。貝をさがして浜を歩き、つかれて砂の上にすわっていると、椰子の樹のむこうからおずおずと私たちを見ている人がいる。夫が彼をまねくと、彼は近づいてきた。シガレットをわたすと、彼はそれを一度か二度すいこんでから土地の礼儀にしたがって、すぐに夫にかえした。彼の手はまがっていて、らいにおかされた人のものとわかった。夫は、煙草を受けとって、おなじく土地の礼儀どおり、そのシガレットを終りまですいつくした。

そのような出会いがもう一度、今度はらいにおかされた少女とあった。スティーヴンスンは、モロカイ島にゆくことを決心した。

モロカイ島には、らい患者の集団が住んでいた。そこは、ダミアン神父が住んで、彼らを助け、やがて自分も感染してなくなったところである。八日ほどスティーヴンスンはこの島にとどまり、彼らとおなじくらしをして、ダミアンについてきいてまわった。友人コルヴィンにあてて書いた手紙によると、ダミアン神父はヨーロッパの農民らしく、よごれをいとわず、がんこで、かならずしも正直というわけではなく、おろかでもあり、ペテン師のようなところもあったが、すばらしく気前のいい人であり、根本的には誠実であり、もちまえの陽気な気分で島の人びととつきあった。

　スティーヴンスンが一八八九年にサモアにもどると、この亡くなったベルギー人ダミアン神父が、プロテスタントの牧師でホノルル在住のハイド博士の中傷にさらされているのを知った。ダミアン神父は、カトリック教会の命令でモロカイ島にわたったのではなく、自分の意志でわたったのであり、らいにかかったのも女性との関係によるものであり、彼の死は、彼自身の悪業と不注意にたいしてくだされた罰であるというものだった。

　一八九〇年二月二十五日付けのハイド牧師への公開状で、スティーヴンスンは、ダミアン神父の記憶を中傷からまもろうとし、やがてパンフレットを書いて、その主張をひろく知らせた。パンフレットを刊行するにあたって、ことによると、その行為が、英国および米国のプロテスタント社会をむこうにまわすことになり、南太平洋でのスティーヴンスン一家を破滅においこむかもしれないと考え、家族に読んできかせて、それぞれの意見を聞いた。妻のファニーのこたえは、

「印刷しなさい。出版しなさい」

というものだった。

　スティーヴンスンは、ダミアンが豚小屋のような家ではたらきつづけて死んだという事実を描き、そのおなじ時にハイド牧師たちがハワイでこの文明社会の指導者として金持ちのくらしになれ、そのぜいたくの中から言語のレヴェルでの正義にもとづいてダミアンを非難することの不つりあいに光をあてた。ダミアン神父は、あなたや私のようなものよりはるかにすぐれた人として、

私たちの夢みさえしないことをやってのけた勇敢な人であると述べた。

　この攻撃のまととなったハイド牧師が裁判所に、論争をもちこまなかったので、スティーヴンスンは生活上の破滅をまぬかれた。このパンフレットによる収入のすべてを、スティーヴンスンは、らいのための事業におくった。

　とびはなれたことを書くようだが、らい予防法廃止へのながい歴史をたどっていて次の資料に出会った。邑久光明園園長牧野正直は、一九九五年に、らい療養所の雑誌に「らいにかかって何が悪い！」（『青松』五〇六、二〔第五〇六号、一九九五年四月、二‐七頁〕）と書いている。強制隔離が、理論上の根拠を失っているにもかかわらず、廃止されないなかでの職員としての気分の動きを表現している。すでに一九五三年七月に全国国立医療労働組合が「白書らい」で情理をつくして現行法の根拠のなさを説いているにもかかわらず、四十年余たってもなお隔離の方式にしたがう同僚に対する反論として発表されたものである。ダミアン神父ならずとも、そのような心の動きが、この病気にかかわっていると心のうちにわいてくる。株屋の息子の位置をはなれてらい園の園長になった岩下壮一神父にも、生涯のはじめにした決心を晩年になって死の近づいてくるのを知って実行し愛生園の医者となった神谷美恵子にもその感情は働いただろう。らいと誤診されてあとでそれがまちがいとわかってから療養所に生涯とどまってはたらいた井深八重（一八九七‐一九八九）にも、その感情の動きがあった。

〈「このあいだハンセン病にかかってね、退院してきましたよ」と、人前で平気でいえるようになる日が、待たれる――〉（八幡政男「ハンセン氏病」、鈴木二郎・八幡政男監修『現代の差別と偏見』一六三（-一七一頁）、新泉社、一九六九年）（成田稔『「らい予防法」四十四年の道のり』による）

全国国立らい療養所所長連盟は一九六四年に発足し、一九七六年ころかららい予防法をあらためる試案を考える方向にうごきはじめた。一九九四年十一月に入って、ハンセン病予防事業対策調査検討委員会の座長をつとめたことのある大谷藤郎が、大谷私案をつくり、所長連盟がこれを認めるという形で統一見解を公表した。新しい法律をつくり、それとひきかえに「らい予防法」を廃止するという方針である。

「現行らい予防法に関して私の個人的見解を述べよ」と求められるならば、「今日の医学的人権的国際的視点に照らせば、現行らい予防法には「間違いにちかい多くの問題点」があり、ただちに改正（廃止も含めて）するべき内容を持っている」と考えております。またこの私の見解は、全国在園者の皆さんの総意として平成三年四月にまとめられた全患協（曾我野一美会長）の「らい予防法」改正に関する要請書の趣旨と殆ど同じであると思っています。

同要請書においては、「現行「らい予防法」の重大な欠陥は、ハンセン病は治る病気であり、その伝染力は微弱であるという医学の定説を無視していること、また強烈な伝染力をもつもの、治癒しないものと決めつけていること、更に予防、医療、福祉などが軽視されているところにある」として、「（同法が）隔離撲滅政策を踏襲し、強制収容の条文を中心にすえ、外出をきびしく制限すると共に、患者の所有する物件の移動まで禁止することが規定され、所内の生活を完全に取り締まるというネライで特別の秩序維持規定を設けるなど、患者の基本的人権を侵害した法律であって、国際的にも前時代的差別法として指弾されていることを第一にあげなければならない。更に医療提供の実際及び福祉に関する具体的内容について規定がなく極めて不完全なものである」と断定して、「「らい予防法」の基点を隔離撲滅から開放政策へ転換することは、世界のすう勢であろう。政府は、速やかに勇断をもって、現行「らい予防法」における非を認め、現代の知識に基づいて、ハ病に関する正しい理解を周知徹底させる努力を重ねつつ、真にあるべき法律とするための格段のご尽力を要請する」と述べております。

「外出制限、秩序維持、従業の禁止、物件移動禁止、秘密保持、病名変更、家族援護などに関してであり、条文の多くは時代錯誤も甚だしく、空文化しているが、それらが依然としてハ病患者と家族の名誉を傷つけ、辱めていると同時に偏見や差別、社会的迷妄の根拠になっている」ことを指摘しています。

私も同じような見解であります。（大谷藤郎「らい予防法改正に関する私の個人的見解」一九九四年四月二十日）

個人の見解として起草し発表しているにもかかわらず、自分の言葉に書きかえて述べるという形をとらずに、患者の要請書を引用して、患者のながいあいだの不合理な苦痛を個人としてうちする形をとっている。

個人が運動をうらがきして支持する形をとっているところに、起草者の信条のありかがあらわれている。この文書は、まず第一に患者の苦しみの表現なのである。

15 廃止のあとに

一九九六年一月十八日、菅直人厚生大臣はハンセン病患者代表と直接に会って、

「ながいあいだみなさんに、ご苦労をかけた」

と謝罪した。

一九九六年四月一日、らい予防法は廃止された。

廃止されたあとに、問題がのこっている。ながく療養所にとじこめられてきた人たちをどのように、その外の日本が受けいれるか。すでに回復しており、しかし後遺症のある元患者を、外の社会が、新しい職場にどう受けいれるか。日常のつきあいのなかにむかえる心のむきをつくれるか。

もうひとつは、法をつくりそれをかえないで使ってきた政府、官僚、医療職員が、これまでどうしてこんな、状況とかみあわない法律をつくってきたかのすじみちを、記憶の中にとどめることができるか、という問題である。

この二つの問題は、「らい予防法」廃止後に、私たちのとりくむ新しい課題である。

老人は、身体障害者であり、今の日本には二千万人の身体障害者がいると考えよう、と詩人吉本隆明は言う。その二千万人の中に吉本自身も入り、私も入る。そういう仲間として、同時代の問題を、ともに考えてゆきたい。老人が老人と助けあう、身障者が身障者と助けあう仕方を考えてゆくことがあたりまえになれば、ハンセン病元患者を受けいれる気風もそこからそだつ。

ここには、日本のなかにくらして、いながらに外の世界とむすびつく道がさぐりあてられている。それは国際的というよりも民際的という意味でのインタナショナルなくらしかたであり、大江満雄が、「らいは日本をアジアとむすぶ」という表現の中にさがしあてた道すじである。

大江満雄は、晩年は東京をはなれて、質素にくらし、公けの場に詩を出さなくなったが、日本経済の高度成長期の末ごろになって、年賀状がわりにこんな詩をおくってきた。

エゴの木　ある詩友へおくる書簡詩

大江満雄

わたしの心の中の
一本の〝エゴの木〟は
いつのまにか　わたしの背丈（せたけ）よりも大きくなりました

（山野に生えている〝えごのき〟は　白色の数花をつけています
　実から有益な油がとれます）

わたしの〝エゴの木〟には一つの花も実もありませんが　もしかしたら
多くの〝こころ〟に　はいってまなんでいたら　七色の花が
咲くかも　と　ひそかに〝主よ〟と祈るときがあります
（「キリスト新聞」、一九七八年一月一日）

戦時軍国主義のたかまりの中で、おだやかに状況を見る「四方海」を『辻詩集』の一部として世におくり、戦後のゆたかさの中でエゴの中にうごめくさまざまの可能性を見る「エゴの木」を世におくる。二つの状況の中で、この二つの詩をそだてた大江満雄をなつかしく思う。

ハンセン病のことを考えた人びとは、太田正雄にしても、浜野規矩雄（もと藤楓協会理事長）にしても、ふるい「らい予防法」のもとにあって、世界のハンセン病患者のことを考え、そこからもどって、日本の旧法を廃止する方向にめざめた。直接に日本でハンセン病治療にあたった人の中から、西占貢（小笠原登についで京大でハンセン病治療にあたった医学部教授）のように、日本の外に出て余生をインドでハンセン病治療にささげた人がいる。フレンズ国際ワークキャンプは、数年つづけて韓国の元患者の定着村で労働合宿をつづけている。この病気ととりくむことは、日本の中から動かないとしても、外に出てゆくにしても、日本とアジア、アフリカ、ラテン・アメリカとをむすびつける。

「戦争は文化の母」という考え方を、私は自分のそだつころ、陸軍省の宣伝パンフレットからまなんだ。この考え方は、国家と国家とがたがいにきそいあって、興亡をかけてたたかうことを目的として国民生活をきびしくきたえてゆくならば、技術は進歩し、その進歩した技術を国民にひろくつたえてゆくのに役だつという意味ではよくわかる。たしかに技術文明の進歩を戦争は加速してきた。

そういう進歩を国民生活の目標とするなら、身障者は足手まといである。進歩の足をひっぱる人口ということになろう。官僚の中心部をつくる健常な中年の男たちの文明観からすると、その足をひっぱるものとして老人があり、そして乳幼児もいるだろう。アジア、アフリカの人びともまた、後進国民として、進歩の恩恵にあずかるとしても、進歩の足をひっぱるものというまなざしをさけることはできない。

だが中年はあかん坊からそだったものであり、やがて老いる。国家間の軍事的・経済的競争によって進歩する文明への讃美は、私のように老年の身障者の眼からみると、うけいれがたい。

軍事的・経済的競争を主な目的とする国家は、その国民を均質化してゆく。国家の内部にデコボコがあることを許さない。デコボコをならしてゆくことを通して、文明生活のより高度の能率を実現するのである。

ハンセン病に私が出会ってからの五十年を考えると、それとゆるやかな仕方でかかわってきたさまざまの運動が、デコボコにとんだものであったことが、思いだされる。そこにはさまざまのおもしろい人がいた。突出した仕方でおもしろい人もいたし、へこんだ仕方でおもしろい人もいた。これらの運動の中にいろいろのアナボコがあり、そのアナボコをうめてしまおうとしなかったところから活気がうまれた。そう考えると、日清・日露のたたかいをへて世界の先進国の仲間入りをして、軍事的・経済的競争に勝ちぬく文明をきずきあげる努力のおとしごとしてうまれたらい予防法の九十年間に、この法律にささやかな抵抗を試みた歴史のひとこまとして、むすびの家建設の運動を見ることができる。

私の家の近くに論楽社という私塾があって、こどもたちのあつまる場所になっている。親の望むような進学の手だすけをしているかどうかは、うたがわしいが、主宰者の夫婦は元気である。その論楽社から、十九歳から二十歳の青年が四人たずねてきて、らいのことについてたずねられた。この人たちは、療養所にゆき、らい予防法廃止後も、園の内外の患者と元患者とのつきあいを保っている。療養所の詩人、島田等がなくなった時、この人たちは、長島に行って葬儀に参列した。

ゆたかな日本にうまれてここにそだったこの人たちの中に、ハンセン病は、おもりとなって彼らの心を支えている。

論楽社の出した小冊子の中に、島田等の詩集がある。

非転向

望月を過ぎても
月は明るかった

待つことの痛みが、こんなにも
汗をかかせる
感じさせる

愛する人から
愛されても理解されることのないかなしみは
私が選んだものだ

一人なら
孤独もない

生きつくし
生きつくしても

私を許さない私であり
私を貪りつづける私である

眠ろう
月は惜しいが
眠ってこそ夢がある
（島田等『次の冬』論楽社、一九九四年）

ハンセン病療養所の中にいる人たちには、高度成長の日本におしまけない不屈の姿勢がある。島田等の「非転向」という詩に、この心のむきがきざまれた。その心のむきは、療養所をこえて、この若い人たちの中に、つたわる。

（木村聖哉・鶴見俊輔『「むすびの家」物語――ワークキャンプに賭けた青春群像』岩波書店、一九九七年）

＊同書は二部構成であり、本テキストは木村聖哉による第一部「「らい」はアジアを結ぶ」の後に置かれた第二部にあたる。

「むすびの家」の人びと

大江満雄（おおえ・みつお）

詩人。一九〇六年（明治三十九年）七月二十四日、高知県幡多郡奥内村泊浦に大江馨、（橋本）ウマの長男として出生。一九二〇年上京し、大江卓の長男太の経営する大江印刷会社（活版部のない石版印刷を主にした会社）に就職。石版印刷の技術を習得。一九二三年、原宿同胞教会で横田格之助牧師から受洗。生田春月主宰『詩と人生』に最初の詩を発表。一九二八年、詩集『血の花が開くとき』（誠志堂）。一九三四年、エッセイ「詩人・藤井ちよ」（『詩精神』）で、『まるめろ』の歌人を論じる。一九三五年、詩「私の胸には機械の呼吸がある」（『詩精神』）。一九三六年十月、検挙され三ヵ月留置された。一九四二年、評論集『日本詩語の研究』（山雅房）。一九四三年、地誌『蘭印・佛印史』（鶴書房）。一九四四年、評論集『国民詩について』（育英出版）。

一九五〇年、現代詩人会発起人のひとりとなる。五島列島へ行き、はなれキリシタンのことをしらべる。一九五三年、『亜細亜詩人』創刊。ハンセン病の詩集『いのちの芽』（三一書房）を編集した。一九五四年、詩集『海峡』（昭森社）。一九五五年、詩集『機械の呼吸』（アジア詩人研究会）。一九五九年、「キリシタンの転向――イルマン不干ハビヤンの場合」（『新日本文学』）。一九六二年、「日本思想への転向者フェレイラ」（『思想の科学』）。一九六七年、「浦上キリシタン農民の論争性」（思想の科学研究会編『共同研究・明治維新』徳間書店）。

一九九一年（平成三年）四月、高知県中村市の四万十川河畔に詩碑「四万十川」が建てられた。十月十二日、永眠。作品の多くは『大江満雄集』（思想の科学社、一九九六年）上下二巻に収められた。しかし、その他にも作品は多く、伝記は書かれていない[1]。稲川マツと結婚。一女〔正しくは二女〕一男あり。

小笠原登（おがさわら・のぼる）

一八八八年（明治二十一年）七月十日、名古屋郊外甚目寺に生まれる。一九二五年医学博士となり、京大医学部付属医院副手として皮膚科に転じ、一九二六年一月かららいの診療を担当。一九四一年、助教授、一九四八年、国立豊橋病院皮膚泌尿器科医長。一九五七年国立らい療養所奄美和光園医官。一九七〇年（昭和四十五年）十二月十二日、死去。八十二歳。

日本でただ一カ所らいの外来診療と入院治療を並行して行なっていた京大の皮膚病特別研究施

（1）その後、渋谷直人『大江満雄論――転形期・思想詩人の肖像』（大月書店、二〇〇八年）が上梓されている。

設には、一五〇〇余名のカルテがのこされている。「らい予防法違反、医師法違反を覚悟の上で登が残したカルテである。これこそカルテなき日本の暗黒療養所時代の空白を埋める唯一の貴重な資料でもある。」(服部正「福祉の倫理——小笠原登の生涯」(『東方界』一九八〇年一月号))

小笠原登は「健病不二」という理論をもっていた。これを服部正は「すなわち健病の関係は昼夜のそれに似て、真病というものは無く、生理現象に対し、時に応じ場合に随って任意な標準の下に判断をかえて或は病気と云い或は健康と云うに止まる、という意味であろう」と解している。僧侶であり日露戦争当時非戦論の論陣をはった幸徳秋水の影響をうけてアナーキズムを十五年戦争下においてさえもまもりそだてた兄小笠原秀実(一八八五―一九五八)の哲学につらなる考え方だった。

一九四〇年代の太平洋戦争下、バラック小屋のような皮膚病特別研究施設に、小笠原登は、兄秀実の弟子で大津石山の浄光寺住職石畠俊徳の助けをうけて、敗戦の日までハンセン病の治療をつづけた。生涯独身。伝記に八木康敞『小笠原秀実・登』(リブロポート、一九八八年)がある。

志樹逸馬(しき・いつま)

一九一七年(大正六年)七月十一日、東北地方に教育者の末子として生まれた。一九二八年父の死にあい、一家は東京に移った。一九三〇年九月、ハンセン病と診断され、同年十月東京府立〔第一区府県立〕全生病院に入院。十三歳だった。養鶏部につとめ、主任〔高橋〕高嶺《こうれい》氏の生き方に深くまなんだ。一九三三年八月、岡山県長島の愛生園に移り、ここでも養鶏部につとめ、主任柴〔たもつ〕氏の影響でドストエフスキー、トルストイ、武者小路実篤、島木健作、真渓涙骨、友松円諦の著作にしたしむ。図書館にある『明治大正文学全集』と百科事典とをしっかりと読む。一九三八年おなじく図書館にあったタゴール『サダナ――生の実現』の日本語訳の全文を筆写した。同時代の流行と別天地を行く。

一九三九年秋、大阪に出て一円五十銭の日給ではたらく。しかしおなじ汗をながすなら病友のためと思いなおして帰園。一九四二年クリスチャンで歌人の治代さんと相知り、彼自身もキリスト教徒となった。五月十五日、結婚。一九四三年、両手が麻痺し、指はみなまがった。養鶏部主任をやめる。詩を『愛生』に発表。藤本浩一・永瀬清子の選で、ほとんど毎月あらわれる。一九五三年から大江満雄の知遇を受けた。一九五九年（昭和三十四年）十二月三日、永眠。四十二歳。

一九四二年以来文通のあった原田憲雄・原田禹雄が『志樹逸馬詩集』（方向社）を編み、一九六〇年出版した。そのうしろに、二人の手でくわしい年譜と、志樹夫人治代による晩年の記録がおかれている。ながく交際をたっていた親族との文通を回復、なくなる年の三月に二人の姉とあった。

闇の中にも目をひらいていたいと思う
人はたいてい
目をつむる

眠る
だが
このしずけさの中にこそある
闇の声に
わたしは耳をすましたい（「闇」）

杉山龍丸（すぎやま・たつまる）

一九一九年（大正八年）五月二十六日、福岡に生まれた。杉山茂丸の孫。杉山泰道（夢野久作）の長男。母はクラ。陸軍士官学校（第五十三期）を出て航空技術将校となる。祖父の人脈をたどり、戦争中止の説得をしたが、日本は行くところまで行かなければならぬと覚悟した。戦争の末期、東條暗殺の計画に入っており、戦争終結の計画にくわわっていたということも、その後の彼の経歴を見るとうなずける。彼は自分自身のことはあまりはなさず、自分の戦争記録『幻の戦闘機隊』を書いていたことも、多田茂治『夢野一族』（三一書房、一九九七年）ではじめて知った。

一九四三年春、航空技術学校をおえて、北陸の飛行第三戦隊、（九七式砲爆撃機隊）第一中隊整備隊長。一九四四年フィリピンへの転属総二千人の副輸送隊長として高雄をへて目的地にむかうが、七月三十日未明バリンタン海峡で魚雷攻撃をうけ全員退船。漂流十四時間で救助された。隊員の三分の一と全器材と全兵具をうしなう。四五年三月三十日ボルネオのタワオ基地で機銃掃射にあい、右胸部に手傷をおう。
敗戦後、航空技術学校で一緒だった佐藤行通にあったのが転機となり、インドにひきこまれる。ガンジー塾体験から、日本におけるガンジーの弟子となることを決心。沙漠緑化の方法を研究し、インドにわたってつたえる。親ゆずりの財産のすべてをついやして努力。脳出血のため一九八八年（昭和六十三年）九月二十日死す。

スティーヴンスン、ロバート・ルイス
灯台建築家の息子として一八五〇年スコットランドのエディンバラに生まれた。父のすすめでエディンバラ大学工科に入ったが科目が気にそまず、怠けがちであったところ、おなじ学科の日本人が猛烈に勉強するのを見て、なぜかと尋ねたところ、彼らの師吉田寅次郎の生涯についてきかされた。その話に深い感銘をうけて『吉田寅次郎』という小伝を書いた。吉田松陰の伝記として世界でもっとも早い作品のひとつである。この感銘にもかかわらず、工科にはとどまりがたく、法律に転じ弁護士となったが、それにもとどまりがたく放浪の末、子づれのアメリカ夫人ファニー（これもわがままでおもしろい女性でその伝記が出ている）と結婚。その子にたわむれに地図を繙いてみせ、その島の地図についてはなしをするうちに海賊の物語『宝島』がうまれた。『ジキル博士とハイド氏』『バラントレイの若殿』など、ひろく読まれる作家となった。結核をわずらい、自分にふさわしい気候を求めて太平洋諸島を周航し、一八九四年サモア島でなくなった。
スティーヴンスンの文章をきらいな人にE・M・フォスターがいる。文章の好ききらいは仕方のないものだが、その反面、スティーヴンスンの文章を好んだ人に、文体に気むずかしいヘンリー・ジェイムズがいた。夏目漱石はスティーヴンスンの作品を好み、『坊ちゃん』のタネをそこからとった。日本の近代文学屈指の文章家中島敦は、サモア島における晩年のスティーヴンスンを主人公として『光と風と夢』（一九四二年）を書いた。

高島重孝（たかしま・しげたか）

一九〇七年（明治四十年）東京麻布に生まれた。慶応義塾大学医学部卒業。教室助手をへて一九三三年に栗生楽泉園医官となり、以後四十五年ハンセン病の臨床につくした。

「先生はハンセン病という言葉が嫌いだった。何で、らいでいけないのか……。「言葉を変えて、人の目がかわる位なら、わしゃあ、らい、なんか、やらんよ」が口癖だった。」（行天良雄「「らい」とともに」『愛生』一九八五年八月号）

一九五七年光田園長のあとをついで長島愛生園の第二代園長となり、隔離政策によらなければ日本からハンセン病はなくならないとするこれまでの考え方を見なおす方向にふみきった。

一九八五年（昭和六十年）一月二十三日、神奈川県伊勢原市にて死去。

田中文雄（たなか・ふみお）

田中文男とも言う。本名は鈴木重雄。一九一二年（明治四十五年）四月二十一日、宮城県に生まれる。一九七九年（昭和五十四年）一月三十一日、気仙沼市気仙沼プラザホテル（五階建て）の屋上から投身自殺した。前庭に従業員が二人いるのを見て、「あぶないからどいて」と遠ざけ、手摺りを越えて飛び降り、二十五メートル下のコンクリートに身を打ちつけて死んだ。遺書はない。

精神薄弱者支援施設「洗心会高松園」建設に理事長として力をつくし、開園を二ヵ月後にひかえていた。

東京商大（現一橋大学）予科に入学し、学部進学を前に突然に姿を消し、友人・親族から消息を絶ったという（一橋昭和十二年会代表、大軒節夫弔辞『愛生』一九七九年五、六月号）。その後二十五年間「田中文雄」の名でハンセン病患者の社会に生きた。プロミンによる完治のあと、社会復帰し、一九七三年の本吉郡唐桑町の町長選挙に立候補し小差で敗れた。その生活は、田中一良著『すばらしき復活』（すばる書房、一九七七年）に描かれた。

谷川雁（たにがわ・がん）

一九二三年（大正十二年）十二月二十五日、熊本県水俣に生まれた。本名谷川巌。「西日本新聞」記者時代にストライキの代表として活動し、くびになる。結核のため帰郷。詩集『大地の商人』（一九五四年）、『天山』（一九五六年）。五〇年代に三井三池闘争にくわわり、大正炭鉱をとりでとして大正行動隊を組織し、さらに退職者同盟を組織して部分的勝利をおさめた。一九五八年に『サークル村』を創刊。二年ほど活動して、中村きい子、森崎和江、石牟礼道子らの力ある書き手の登場の場とした。評論集『原点が存在する』（一九五八年）、『工作者宣言』（一九五九年）。

東京に出て株式会社ラボをつくり新しい言語教育をおこす。退社後、黒姫にこもり、こどもとともに活動する「十代の会」という言語教育のサークルをつくり、宮沢賢治の作品を演じてその深さをさぐる。『賢治初期童話考』（一九八五年）、『ものがたり交響』（一九八九年）。一九九五年（平成七年）二月二日死去。

目前の相手にからんでものをいう独特の方法で評論を書いた。それはサークルの思考方法と言える。死の直後刊行の自伝的作品『北がなければ日本は三角』（河出書房新社、一九九五年）は、こどものころに家に来てとまっていた女の子の挙止作法をたどって、本来的な日本のゆきかたをえがく。

雁の父は医者だったので、一九三三年チフス流行の季節に、家の中に蚊屋をはり、その中で食事することになった。その前に昇汞水《しょうこうすい》で手を消毒しなくてはならないと言われ、それは新入りの少女の気にいらない。彼女は煮魚のしっぽを指でつまみあげたりして、雁の兄弟から「きたない」と言われると、「北がなければ日本は三角」と応じた。

「この答は私たちを驚倒させました。父母ともに執着していた清潔思想のお家芸が、軽いフックの一撃で吹っとばされたからです。何たる大思想ぞ、私と弟は、寝室の蚊屋の釣り手をかわるがわる一箇ずつはずしては、三角になった日本を笑いながら検証しました。」

ダミアン神父

一八四〇年一月三日、ベルギーのトレムロー村にフランソワ・デ・ヴーステルとカトリーヌ・

ド・ヴーステルの第六子〔正しくは第七子〕としてうまれた。本名ヨゼフ・デ・ヴーステル。一八五九年、十九歳のときに兄のあとを追って聖心会の修道院に入る。会のしきたりで新しい修道名をいただく日が来て、シシリー島の医者で四世紀のはじめに兄弟コスマとともに殉教して聖人とされたダミアンの名をえらんだ。

一八六三年十一月二日ドイツのブレーメルハーフェン港を出発し、あくる年の一八六四年三月十九日ハワイ群島に達し、ホノルルに上陸した。ハワイにはもともとはハンセン病がなかったが、ヨーロッパ、アフリカ、中国から十九世紀なかばにもちこまれ、やがて強制隔離の方針がきまると、患者はいやがって山の中にのがれることがあった。警官は銃をとって山狩りに出発した。ダミアン神父は警官をおさえて自分も山にのぼり、銃をとってかまえている男のそばによった。夫は、よそものの白人(当時はハワイは米国領土ではなく、独立国だった)がどうして夫婦をひきさくのかと反論した。ダミアンは、もし法律にしたがって妻が山をおりるなら、夫も妻とともにモロカイ島(隔離予定地)にゆけるように政府と談判しようと言った。夫は承知し、警官とのあいだの流血はさけられた。

病人は船にのって立ちさったが、ダミアンの心はいやされなかった。一八七三年五月十日ダミアンは司教の了解を得てモロカイ島にわたり、その地にのこって一八八九年四月十五日に死んだ。ダミアンがハンセン病に感染したことはダミアンの死後、さまざまの中傷記事のまとにされたが、それをこえて、一九三六年五月三日、ベルギーのアントワープ港に、ダミアン・デ・ヴーステル神父の遺骸がハワイからかえり、たくさんの人びとが、そこにあつまった。小田部胤明『ダミアン神父』（中央出版社、一九五四年初版、一九九三年改訂版）による。

トロチェフ、コンスタンティン

亡命者のあとをたどるのはむずかしい。私のくらしの中にあらわれた一家について、沢田和彦「女優スラーヴィナ母娘の旅路」（『埼玉大学紀要・教養学部』第三十二巻第一号、一九九六年）が発表された。この論文の周到な調査にもとづいて、以下を書く。コンスタンティン・トロチェフは、一九二八年九月九日、菊の節句に神戸の山手十六番で生まれた。父はミハイル・アレクサンドロヴィチ・トルシチョーフ（一八七五あるいは七六－一九四〇）。父ミハイルは革命後ペルミ近くの獄につながれたが脱出してシベリアを横断。ウラジヴォストークでロシアの巡洋艦をのっとり亡命者をのせて下関にきた。ミハイルは、ロシア国民音楽派五人のひとりキューイからピアノをならったことがあり、長崎のジャズバンドでひいていた。やがてスラヴィーナ劇団の一員となり、キティー・スラヴィナの舞踏の伴奏をひき、一九二七年末に、鹿児島市のロシア正教会で結婚式をあげた。式をおこなったのは、日本ハリストス正教会最初の信者沢辺琢磨の長男沢辺悌太郎司祭だった。一家は一九三二年ころ長崎市南山手のカトリック修道院「マリア園」付近の洋館に住んだ。このあたりにはロシア人が多く住み、マリア園の手前から小曾根町にくだる石畳は、当時ロシャコンスイの坂と呼ばれた。コンスイは「コンスル」（ロシア語）のなまり。ロシア正教会は、ロシア寺と呼ばれた。一九三五年に、エカテリーナ（芸名キティー・スラヴィナ）は夫と離婚。ミハイルは満州に去り、五年ほど後に大連で没した。母と娘と孫とは東京に移り、娘は佐藤千夜子のレコードで知られる中山晋平曲「紅屋の娘」「出船の港」「江戸子守歌」「麦打ちの歌」「島の娘」「むすめ心」「つのる思い」「とめては見たが」「秋の夜」「廓の雨」などに振りつけをして舞台でおどった。一九三七年二月十一日にニコライ堂でセールギイ府主教によってプーシュキン死後百年のパニヒダがとりおこなわれ、ついですぐ近くのYMCA（トロチェフが後年、宿泊予約をとりけされたところ）で、日本在住亡命露人教会によりプーシュキン記念の夕べがもよおされ、『エヴゲーニー・オネーギン』と『ボリス・ゴドノフ』の噴水の場と庭園の場を、母アンナが僭称皇子とオネーギン、娘エカテリーナ（キティー・スラヴィナ）がマリーナとタチャーナを演じた。また母アンナは、「タチャーナの手紙」を朗読した。二十年後、大江満雄と私の前で八十歳のアンナがプーシュキンの一節を朗々と読んだのにはこのような前史があった。一九三七年にエカテリーナはイギリスの版画家と再婚し、一九四〇年にアメリカに去った。トロチェフは新しい父になじまず、祖母とともに日本にとどまる。母は一九四九年十二月二十一日にハリウッドで病没した。二人はついにふたたび会うことがなかったが、母は息子の病気の治癒を夢で知ったという。一九四七年にセント・ジョゼフ校時代の恩師が新薬プロミンをとりよせてくれ、この薬を日本ではじめて服用した患者がコンスタンティン・トロチェフだった。

大江満雄の努力でコンスタンティン・トロチェフの日本語の四十編をふくむ『詩集・ぼくのロシア』が一九六七年に昭森社から出版された。

ロシアよ　ロシアよ

僕の広い国
ぶたれた
いじめられた
殺された
僕のロシア
アカハタのかげに
泥の「ボルガ」
骨の森
血の沼
君の涙をふきたい
君の傷を洗いたい
僕の手が
病気の鎖でしめられた
このうたのこだまも聞えない
僕のロシア（「僕のロシア（十月革命）」）

一九六七年、それまで無国籍のままでいたコンスタンティン・トロチェフは、日本国籍を取得した。ドルツコーイ＝ソコリニーツキイ公爵家の長女として一八八一年に生まれた祖母アンナはその前年、一九六六年六月十八日永眠し、草津温泉町立墓地に葬られた。

西占貢（にしうら・みつぐ）(2)

一九二〇年（大正九年）三月四日、神戸に生まれる。一九四二年京都大学医学部入学。三高在学中、御殿場で開かれたYMCAの夏期学校に参加。そのとき神山復生病院で岩下壮一神父と出会い、ライフワークとしてらいに取り組む決意をしたという。

小笠原登の後継者。京大助教授時代の一九五九年、インド国立がんセンターに留学した。これがインドとの交流の始まりで、翌六〇年教授に昇進。

FIWCは「むすびの家」建設に取り組む過程で、らいの医学的知識について教授からレクチャーを受けた。

業績としては、らいの病型の分類についての研究やらいの病理学の電子顕微鏡的基礎、フリーズ・レプリカ装置の開発等により、桜根賞（日本らい学会賞）および瀬藤賞（日本電子顕微鏡学会賞）を受賞。一九六八年と一九八三年には、日本らい学会総会会長を務めている。

定年退官後、インドJALMA中央らい研究所で研究と後進の指導に当たっていたが、脳出血で倒れ、一九八五年（昭和六十年）一月十八日、ニューデリーで病没した。六十四歳だった。キ

(2) この項目のみ『「むすびの家」物語』の共著者である木村聖哉との共同執筆。

リスト者であり、穏和な人柄だった。「むすびの家」の建設について、背後から支援を惜しまなかった。

浜野規矩雄（はまの・きくお）

一八九七年（明治三十年）九月六日、千葉市佐倉に生まれた。慶応義塾大学医学部卒業。埼玉県防疫医となる。終生衛生技術官をほこりとし、学説は学者のたてるもので、自分は学者ではなく、研究の手だすけをする行政官としての分を守った。一九五二年から藤楓協会常務理事、一九五八年には同会理事長。貞明皇后の心づかいを受けて、御下賜金をもとに、その子、昭和天皇および秩父、高松、三笠の三殿下の相談で、つくられた財団と聞いていたので、いかめしい人と覚悟をきめて会ったのだが、意外にも、ハンセン病の後遺症になやむ人たちの社会復帰のために努力する青年たちに好意をもち、肩いれする様子を見て、その人柄に感銘を受けた。ローマ市マルタ騎士団主催「らい患者社会復帰に関する国際会議」（一九五六年）などに出て、患者の社会復帰の当然であることにすでに心をきめていた人だった。一九六六年（昭和四十一年）一月五日、病没、六十八歳。

光田健輔（みつだ・けんすけ）

一八七六年（明治九年）一月十二日、山口県佐波郡中関の吉村家に生まれ、母の実家光田家をつぐ。一八九五年私立済生学舎に入学しあくる年に卒業。一八九六年淋巴腺のなかにハンセン病と結核の合併せる像を発見。東京市養育院に雇員として勤務。ハンセン病伝染の危険を政府に進言し、東京市養育院内にハンセン病患者専用の回春病室ができた。一九〇三年在京山口県医学総会でハンセン病の調査報告をして、この会の会長で衆議院議員山根正次が「らい予防法案」を議会に提議することを全会一致で決議する動因をつくった。中央政治の有力者へのはたらきかけに長じる。一九〇七年、第一〔区〕府県立全生病院医長、一九一四年全生病院院長。一九三一年国立療養所長島愛生園初代園長。一九五一年文化勲章。一九五七年長島愛生園を退官。一九六四年（昭和三十九年）五月十四日岡山病院で死去。

強制隔離の実施に勢力をふるった。そのために、患者とその家族を苦しめた。その反面、ハンセン病の伝染をふせぐためにつくしたことは否めない。彼はその生涯をハンセン病にかたむけ、患者を愛することも深かった。

彼の真剣さにゆずって、その学説がもはや修正さるべきことが知られてからも、彼に遠慮して強制隔離廃止をとなえる人がすくなかった。

森田竹次（もりた・たけつぐ）

一九一一年（明治四十四年）十二月五日、福岡県柳川市に生まれた。日米戦争開始後の一九四二年六月十五日長島愛生園に入る。旧制中学中途退学といわれるも、確実ではない。敗戦後には患者運動にうちこみ、実行とむすびついた数々の記録と評論をのこした。著書に『偏見への挑戦』『死に行く日にそなえて』『全患協運動史〔正しくは斗争史〕』。一九七七年（昭和五十二年）四月十六日、多磨全生園で死亡。

愛生園の患者社会は、私のおとずれた一九五〇年代には政治の中心に共産党がいたため、園の外の日本にくらべて共産党の気風にゆとりがあった。ここで会った森田竹次は、器量をもつ思想家であり、その作品は、患者の評論中の白眉であった。つよい感情にささえられ、ひろく目くばりがきいていて、今もたよりになる記録である。

矢追日聖（やおい・にっしょう）

一九一一年（明治四十四年）十二月三日、奈良県生駒郡富雄村に生まれた。本名矢追隆家。一九九六年（平成八年）二月九日、おなじ土地で死す。立正大学史学科卒業。一九四三年東京から実家にひきあげた。農業にうちこむ。敗戦を、神国なるが故の神の裁きとうけとめ、敗戦の日、一九四五年八月十五日に大倭教の立教宣言をおこなう。日本が世界を征服して日の丸を立てるのではなくて、神意にそうて平和社会がまず日本にできて、時の流れによってやがては世界にひろがってゆくというすがたがあらわれた。

「大らかにして和やかな姿をもつ社会なんです。」

（矢追日聖『ながそねの息吹〈ことむけやはす（二）〉』野草社、一九九六年）

「先祖の神さん、つまり人格神を言うのに、天津神さん国津神さんという二つの名称があるんですけれど、天津神さんというのは、それは全部渡来してきた、よそからきた神さんなんです。

古代人が浜に立って海を見たときに、空と海の水とが向うで一緒になっている。水平線から舟が見えてくる、見えてきたときに丁度、天から海の方へ舟で降りてきたような形に見えるんで、外国からおいでになった民族、それが全部天津神さんということになるんです。

そして元々この大和の秋津島におられた人間、この土地におられた人が国津神さんということなんです。神さん、神さんというけれども、我々と同じ人間なんですけどね。

だから外国からこられた神さんを、天から降ってきた、いわゆる高天原から天降ってきたように古典は説明してますけれども、あれはみんな渡来人なんですよ。言いかえたら外国人ですね。」

「だから大倭教は団体をつくらない宗教法人なんですね。宗教団体とは私は認めません。団体をつくったら団体我というものが出てくるんですね。そうしますと団体そのものが本当の純然たる宗教的な集まりじゃなくしてね、企業家の集まりになってしまうんです。」

「それで団体をつくらない宗教活動という場合、一体自分はどういう方向にいけばいいんかと、これが私の問題でした。」（同前）

矢嶋良一（やじま・りょういち）
一九〇五年（明治三十八年）六月五日、群馬県吾妻郡吾妻町に生まれた。慶応義塾大学医学部卒業。助手兼全生病院医官として、一九三二年から栗生楽泉園勤務。一九四九年に栗生楽泉園長。一九六三年多磨全生園長。一九七六年退官。一九九四年（平成六年）八月十八日逝去。
医学部学生のころから故郷の草津町湯之沢部落居住のらい患者にミス・コンウォール・リー女史がみとりをつづけていたことを知り、感動した。全生園で臨床経験をつんだ後に草津の国立らい療養所栗生楽泉園の創設にあたり、初代医官として内務省から発令された。七十歳での定年退官まで、この道を歩く。官僚の型からはずれた、のびやかな気風で、はなしのおもしろい人だった。

山岸巳代蔵（やまぎし・みよぞう）

一九〇一年（明治三十四年）八月十二日、滋賀県蒲生郡に生まれた。老蘇小学校高等科卒業。京都の絹織物問屋大橋商店に奉公。その後四、五年、行方不明となり、おそらくは左翼運動にくわわっていた。東京で警官に尾行され、逃げこんだのが養鶏場だったというわさもある。アナキズムとしたしみ、一燈園の共同体の運動にくわわったこともあるという。一九二二年帰郷して養鶏にうちこむ。寒冷育雛、省力を特徴とする養鶏法を編みだし、一九五三年には山岸式養鶏会をはじめた。彼は金もうけを目的としてはいなかった。あつまった人たちに、養鶏のあいだに考えてきた人間社会の新しいありかたをつたえ山岸会をつくった。それはイデオロギーをなかだちとせず、農業と牧畜のなかですでにつかっている言葉によってくみたてる、人間同士のむすびつきの提案だった。戦争の十五年間に私をすてて生きることになれた農民にとって、金本位であたらしく設計する農業生活はわずらわしく感じられ、山岸のとなえる無所有共同のくらしかたは納得のゆくものだった。自分の土地を山岸会にわたし、共同生活に入るものはふえてゆき、山岸会はのびてゆく。しかし急速な増加は内部混乱をおこし、傷害事件がおきて、週刊誌に中傷のまとされ、警察につけまわされ、一時山岸巳代蔵は、共同体からはなれてかくれていた。

彼の考えは一九五四年に発表した『ヤマギシズム社会の実態』に手がかりがある。それは、東西古今の書物からの引用（これは大学生と大学教授、大学出の雑誌編集者や新聞記者の専売）がなくて、ゲームのルールである。七日間一堂にあって外に出ないで、このゲームをつづけると、山岸会の考え方がなんとなくからだの底からわいてくる。第一夜、第二夜は、なんだマルクスもわからんでこんな文法のはっきりしない本がよめるかと主張していた大学生、風呂がきたない、めしがまずいと非難していた都会出身の若者が、第六夜くらいにひっくりかえって、無所有の理想がまだわからんのかといいたけだかになって、のこりものにつっかかってくる。満州事変以後の十五年を集約する劇を見るようだった。第二夜くらいにもうこんなところにはいられないと、窓からとびだしてオートバイで逃げさった十代の少年二人をつなぎとめる力は（私の参加したとき）まだこのテキストにはなかった。一九六一年（昭和三十六年）五月三日山岸巳代蔵は死んだが、創唱者ぬきで、共同体はさかんである。

論楽社（ろんがくしゃ）

京都岩倉にあり、こどもたちのたまりとして活動をはじめ、やがてひろく社会についての公開講座、島田等『次の冬』『病みすてられた人々』などのブックレットの発行に手をそめる。らいの旧法廃止以後も、元患者の生き方につよい関心をもつ若い人たちを支援している。一九八〇年創立。

（木村聖哉・鶴見俊輔『「むすびの家」物語——ワークキャンプに賭けた青春群像』岩波書店、一九九七年）

＊同書の「注記」として、木村聖哉と分担して執筆されたもの。本書では鶴見執筆のもののみ再録した。タイトル「「むすびの家」の人びと」は、黒川創編『鶴見俊輔コレクション2　身ぶりとしての抵抗』（河出文庫、二〇一二年）収録時に付されたものに従った。

II

病いと社会とのかかわり

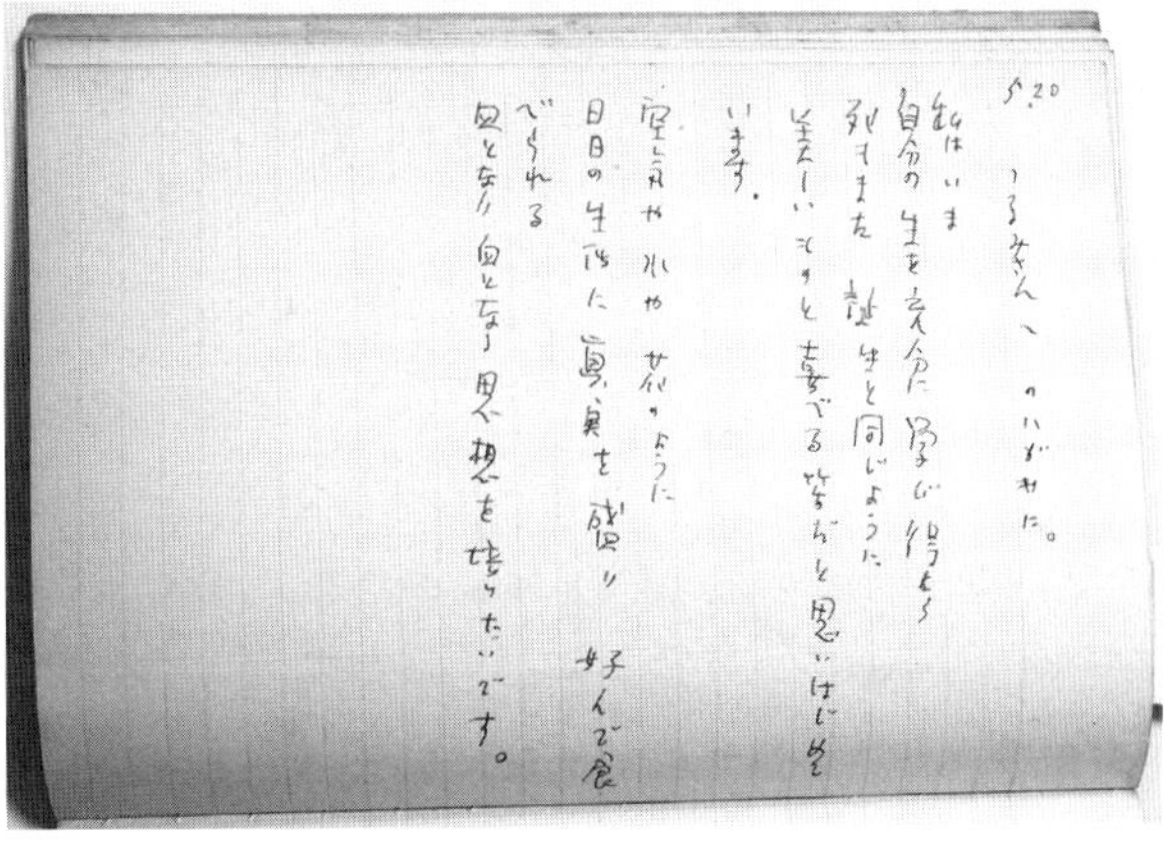

志樹逸馬の自筆ノート『感想録　七』1958年5月20日の記事（個人蔵）。鶴見俊輔に送ったハガキの文面が書きとめられている。やがてこの内容は、「わたしはいま　つるみさんに」と題して、原田憲雄・原田禹雄編『志樹逸馬詩集』（方向社、1960年）に収録された。鶴見がこのハガキを受け取った時のコメントが、「病者の眼」（110頁）にある。

戦争のくれた字引き（抄）

戦争は私に新しい字引きをあたえた。
それは、旧約にたいする新約として、
私のもつ概念の多くを新しく定義した。

1　社会

正直に言って、私にとって、社会は隣家のようなものだった。その存在は、うたがわないが、その中に自分が存在するのではない。そこに起る一々の事件は、そのまま私にひびいて来ない。社会の利害と、私の利害との間に、直接の対応はなかった。私は社会にたいして好奇心をもち、遠くから、細部については想像をまぜて見とり図をつくる他なかった。だが、下から見なければ展望のきかないものがある。それが、社会だ。

軍隊の組織に、雇員としてつとめ始めたとき、私ははじめて、自分の上に社会の重みを感じた。階級によって食べる場所がちがい、交通の道具がちがい、衣服がちがい、言葉がちがい、性行為の対象とする女もそこでは階級ごとに厳密に分けられていた。

しばらく私は、ドイツと日本とを往復する封鎖突破船にのり、中間の基地におりてからは、ドイツ関係の事務をしていた。事務というのは、ドイツ兵士専用の慰安所をつくることで、その場所の選定のために島の中を歩いた。どこでも、目星をつけた家には、軍が入って接収してよいと言う命令をうけて、この島で一番大きい土地をもっているという女地主にあいに行った。ひどく暑い日のことで、女地主は五十くらいの顔色のわるい肥満した中国人だったが、後にボーイがひざまずいて、大きな扇をあやつっていた。冷水をコップに一杯もって来さして、「どうぞのみなさい、どうぞのみなさい」とくりかえし、すすめた。用件をきりだすと、異存はないと、それだけ言った。この土地では普通みられない、無愛想な、そうかといって敵意をひめている様子もなく、われわれを問題にしていない態度だった。

女地主の本邸を接収し、そこにドイツ人の慰安所をつくった。女の人をあつめてくるのに骨が折れるはずだったが、その仕事には混血児の松本という同僚があたってくれた。この土地に残っている白人の中から、どこからともなく、必要なだけの人数をそろえて来た。彼はもと帝国ホテルにつとめていたそうで、新婚の奥さんは、ミルク・キャラメルの写真ポスターにつかわれた評判の娘なので、そのミルク・キャラメルの広告をみるごとに奥さんのことを思い出すと言っていた。〔中略〕

松本と私とは、他の十数名の雇員、判任官とともに、内田司政官の官邸にとまりこんでいた。海軍事務所では、内田司政官は、情報関係をうけもっており、とくに濠洲にむけて大量潜入させる予定のスパイの養成にあたっていた。私は、二十人ほどいる内田司政官の部下のうち、最下級のものだったので、司政官の鳴らすベルに応じて、雑多な用事を引きうけた。そのうち、必ずしなければならないのは、退庁時に課内各人の机の下をまわって、くずかごを集めることで、そのくずは、退庁後に原住民の給仕と二人で部隊うらのかまどで焼いた。部隊内でのくずはかなりたまるものだし、南洋の太陽は六時、七時まであついが、日本軍人のいない場所に半時間ほどじっとして火を見ていられるのはきらくだった。この仕事を除くと、あとは、不定の仕事ばかりで、人手の足りないところを手つだった。新聞雑誌の包みをつくっていたこともあるし、陸軍の部隊むけの手紙の配達をしていたこともある。会計もしばらく、まかされていたが、ここの会計は、二つの部分に分れ、実に細かくつけておかなくてはいけない部分と、全然つけなくてよい部分があった。つけなくてよい部分は、金庫をあけて、百グルテンごとの札束から何十グルテン抜いておいたかを、札束をまいている帯に記入しておけばよいのだった。この部分は、艦隊本部から来る機密費と軍令部から来る機密費によってまかなわれていた。機密費を使ってなされる事業については、内田司政官自身の起草した公文書が何号も書かれ、ファイルされていた。それによると、相当数のスパイが、この島内で養成されているのであった。最も高等なスパイは、とくにかくされた場所に養ってあって、一人は山間のB市、もう一人は高原のS部落においているのだと、司政官は私に話した。白い司政官旗をたてた特別の自動車にのって、司政官のおともをして、B市まで行ったことがあったが、自動車には当時、それこそ機密のルートを通してしか入手できないモルヒネが数箱あった。それは、B市の女性が、特別の体質で、毎月の苦痛をやわらげるためにモルヒネを必要とするのだと言うことで、モルヒネをもらってどんなにその女性が感謝したかが帰途の話題だった。高原の女性の方には、ついていったことがないが、司政官は、そこからは、自作の裸体画をいく枚か持ってかえって来た。

濠洲進攻は、その開始とともに使えるスパイ数百人を必要とし、その供給資源を内田司政官は探索しているのだと言う。やがて、軍令部から大幅に人員増強があって、新着の高等官を試験官としてこの方面の人間の応募が行なわれ、面接がなされたが、採用見込みまでに到達したものは大部分が女性で、やがてはドイツ兵慰安所に送りこまれたもの、士官慰安所に送りこまれたもの、さらに特設の高級将校慰安のための別邸非常要員とされたものなど、別々の経路で質的変化をとげた。採用された男子は、さらに慰安施設の見まわりに使われた。

情報部のこういう性格については、海軍事務所内でも察してはいたらしく、他の部局の同僚に会うと、それとなく皮肉をいわれた。内田司政官のスパイ養成機関は、H工作という名の下に進められ、いくつもの現地艦隊司令部をふくめての秘密工作の系統にぞくしていたが、そのH工作の〝H〟がどういう語源をもつ暗号なのか、私たち部下のものには理解できなかった。〝ハイヤー・ポリシー〟（高等政策）の頭文字をとったという説もあったが、

「人が一人、棒のように立っていて、もう一人こっちに棒のようにたっていて、その間にこう橋をわたして結ぶから、Hという字になるんだ」

という説もあった。こういうするどい解釈をたてるものは、海軍省に長くつとめていた年輩の判任官から出るのだが、判任官というのは、帝国大学出身でないために将来ともに下積みの生活を続ける他なく、毎年毎年新入の帝大出に自分の頭上をこされる不愉快が底にたまったあげく、

上役の仕事にたいする深い観察力を持っていた。そうした万年判任官のたまりにまざって、話をきいていると、自分の役所を見る眼も、やはりかれらと同じ場所にすえられて、低い場所から上目づかいに人を見る風が身についてくるのだった。

内田司政官は異常な能力の人だった。最上級の将校が中央から視察に到着したとき、その応接は、部下にまかせず、彼の直接の指揮下におかれた。彼は自分の居間をそのために開放し、養成しているスパイを、上官に供した。

彼はそういう時、誰と誰とを会わしてよいか、会わして悪いかについて、適切な判断をもっていた。謹厳な長官は、自分の管理している区域では決してくつろがぬことを行動綱領としているが、その区域外に視察に出たときに、内田司政官のような人の特別の配慮をたよりとする。ときたま、彼の居室で艦隊の長官がくつろいでいたとき、丁度外から、同じ艦隊の先任参謀が訪ねて来たことがあったが、司政官は、旧友らしく親しげに入ってこようとした先任参謀を自分の居間のトビラ一つでくいとめ、自分で町を案内することを申しでて、先任参謀と一緒に歩いて家を出て行った。そういう即座の才智のはたらきは、まさにそれによって文官が軍隊の中でゆるがぬ地位を占めうる唯一つの道である。

司政官の官邸が、この目的に提供されたときには、松本は女性に連絡する仕事にあたり、私は、酒の用意とか、衛生器具の用意とかにまわった。一行が大勢で、私個人の部屋まで占領されているときなど、ろう下で、園丁のアブドラハマンと床に坐ってベルのおされるのを待っている。あつさで開ききりの窓から、男女がたがいの民族的アクセントのある英語をきれぎれに交換しているのがきこえ、それをろう下で待機してきいている自分の感情が、変質し化石して行く。私は自分の欲望の達成をもはや願わず、他人の欲望を達成する導管となって、それなりに、その状態を楽しんでいた。

朝は、憲兵にとがめられないように、別の時刻を見て、人力車をたのんで人をかえさなければならぬ。将校の命令で酒食の用意をする私たちと、原住民のボーイとを、女性たちは、将校の立場にたって見ていた。朝の食物について特に註文をつける女性もいた。将校はつねに島民よりは白人の女を要求するし、白人の女性は将校には許して、われわれに対しては戦前と同じく黄色人種にたいする威厳をもって対している。強い者がつねに強い者と結んで行く鉄則の実例を見る気がした。

こういう夜の勤務のあと、内田司政官は私にとくに優しくして、内ポケットから、二十円ほどくれた。それは、必ず、他の同僚のいないところでなされ、他の同僚はまたひとりのときに、もらうらしかった。二十円、三十円というふうに額は一定でなく、もらう間隔も不定期だった。ひとりのときにもらうことは面白くないことなので、もらった場合には必ず、同僚の雇員にはいくらもらったと話すことにしていたが、それでもなお、いやな気がした。もらうごとに市場のはずれの非人のたまりに行って、来るものにお金をわたした。(1)らい病の患者を市内にはなしてある状態なので、顔かたちがくずれている者が多く、これは象皮病というのだそうだが足が象の足のように大きく固くはれている者がいた。

軍は、大きくならい病院を経営管理していたが、それは金アミの中に患者をいれておいて、にぎり飯一日に二個わたすだけの設備で、毎月、相当数の死者が出ていた。それでもこの島内のらい病患者を収容しきれるどころではなかった。市場で小銭をわたしだすと、十重二十重にとりまくほどたくさん来て、みんなにわたしているうちに、自分が上品でない興行をしていることを感じたが、それを自分の習慣としてとりあげた以上、やめることはできない。奉仕する動機も、奉仕する行動の形式も、ともに、適切さにかけていたが、ともかく、きめたことだから、それを機械的に何十度となく儀式のようにした。〔後略〕

（『文藝』第十三巻第十二号、一九五六年八月）

（1）象皮病はフィラリア症の特徴であり、ハンセン病の症状ではない。路上にはさまざまな病者がいたことがわかる。

日本社会をはかる規準

現在の日本国家の中で、社共連立内閣がすでに成立している小社会がある。その社共連立内閣は、小社会内部の保守勢力からかなりの信頼をもたれ、安心して自治制度の長期的計画をたてることができる状態にある。このような小社会が、瀬戸内海上の一つの島にあるハンゼン氏病者の療養所愛生園である。

『愛生』（岡山県邑久郡裳掛村虫明、長島愛生園慰安会、月刊、八十円）は、国立の療養所の一機関誌として見るとき、注目にあたいする。

現在のような社会形態は、療養所の機関側とのあつれきなしに成立したものではない。園長にたいする反対も、戦後は非常に強く、今日も強い。一時は園長排斥運動もあり、この運動の指導者が、この機関誌に多くの論文および作品をのせて来た。こうして、長島愛生園の憲法は、「本会ハ長島愛生園長指導ノ下ニ自治相愛ノ精神ニ則リ会員相互ノ福祉増進ヲ図ルヲ以テ目的トス」（自治会旧規約第三条）から、「本会は会員相互の信頼と協力による民主的自治機関にして、人権を守り、ハンゼン氏病に対する一切の偏見を除去し、健全な文化の発展と、療養生活の向上につとめることを目的とする」（新規約第三条）へとかわった。自治会の役員選出の方法も、互選から、立候補制にかわった。（佐治早人「新規約実施への書簡」による）

こうした動きにたいして、光田健輔園長は、対立者としての役割をあたえられる。園長にたいする批判は、たとえばその天皇崇拝への非難として小説にもえがかれる（豊田一夫「御下賜の公孫樹」）。しかし、この種の非難をもりこんだ作品や論文をこの数年来のせつづけて来た療養所雑誌の態度は、日露戦争下にあっても非戦の言論活動をやめさせなかった明治の絶対主義政府を思い出させる。園長を非難した作品は、しばしば、園長自身によって、表彰状をあたえられている。生涯をハンゼン氏病治療にささげて八十歳をこえた光田健輔園長は、明治時代の日本をつくった偉大な保守主義者たちがどういう人々であったかを、われわれに教えてくれる。この小社会の内部における進歩勢力の安定は、光田園長らの長年月にわたる努力によって達成された一般社会からの遮断によるところが多い。そして、この遮断の方法が、今日、より若い世代の療養者たちによって批判されている点でもある。

終戦後、新薬プロミンの出現によって、患者たちは、実社会復帰の可能性を信じるようになって来た。この点で、患者と園当局とのあいだに、見とおしの違いがあるようだ。だが、より若い人々は、実社会に復帰するまでの準備の場として、新しく療養所を考えるようになって来ている。「病者の夢であるが、遠き将来にでも、たとえ身に病のきずあとを残しても、療養の上無菌となったものは自由に解放されるときがきたならば、しゅうあくなる容姿ゆえにうける心の苦痛にも、宗教による精神的療養が併合されていたならば、死にまさる苦しみを越えて来た体験に加えて、如何なる困難にも打ちかてる社会人となることができると思う」（大野進「療養生活と宗教」）。このために怠けぐせがつかぬように生活上の必要がなくとも島をたがやして働こうとし（豊田一夫「療養作業」）、高校が新設されたのを機会に勉強する（野谷寛三「人間形成のために」）。サークル活動も、一般社会よりも真剣であり、長つづきする。

ハンゼン氏病者の生活条件は、一般社会にくらべて暗く重くるしい。女はこの病気にかかりにくいので、男女の比は十対一であり、園内には性の抑圧が底流となっている（島比呂志「療園における性の問題」）。夫婦となったものも、他方の立居が不自由になるにつれて、よりはげしい労働をになわされることになる。また幸いに、軽快退園することができるようになっても、うけいれてくれる場所が今日の日本にはない。かつての妻は再婚し、親は死んでいるという場合が多い。親戚や友人はたよりにならぬ（島比呂志「永田俊作」）。

このような条件の下で、毎日は絶望の連続であるように見えながら、患者たちは、今日の日本の一般社会人に見られぬ確実な仕方で明るい方向に顔をむけてたっている。ここには一般社会に見られぬ、相互扶助の習慣があり、成人教育のサークルがある。自治組織もまた、日本の一般社会がかつての開戦責任者の一人岸信介をもう一度総理の座につけたのにくらべて、歴然と数歩すすんでいる。

ひとりの患者は、不確実な仕方で生きつづけている一般社会人にむかって、自分のポジションをしっかりと自覚し、次のように書いている。「三木清の文に、人生問題の解決のかぎは、確実性の新しい規準を発見することにあるというのがあります。私は、この文ほど新鮮でなまなましく感銘をおぼえる文はほかにありません。なぜならば、この文にあるところの「規準を発見する」そのこと自体が私たちの生活の中にあるのだと思うからです」（仲垣峻「青年期における生活の認識」）。

日本の社会のゆがみについて痛烈な反省をしいられた敗戦期がすぎて、一般社会がこころよい居ねむり状態にもどろうとしているとき、日本の社会の本質にたいしてはっきりと眼をひらき、凝視することをやめない者は、ハンゼン氏病患者ではないか。

妻にまだ二指あり洗濯してくれる　野崎文夫(1)

（「サークル雑誌評　日本の地下水」『中央公論』第七十二巻第五号、一九五七年四月）

＊「サークル雑誌評　日本の地下水」は思想の科学研究会による連載。タイトル「日本社会をはかる規準」は初出誌の見出しに従った。

（1）文中に言及のある作品は、大野進「療養生活と宗教」、仲垣峻「青年期における生活の認識」を除いて、『愛生』第十巻第十一号、一九五六年十一月に収録されている。この二作品も、鶴見俊輔「選評」中で引用されている。本書二一五頁以下を参照。

病者の眼

「私は今、自分の生を充分に学び得たら、死もまた生誕と同じように美しいものと喜べる筈だと思いはじめています」これは、長島の愛生園にいる友人の志樹逸馬氏からもらったハガキの一節だが、こういうことをすなおに書くことのできる人は、私たち文筆業の者には少ないだろうと思った。

同じ長島の愛生園の森田竹次氏は、志樹氏とはまったく別のスタイルの戦闘的な文章を送って来た。それによると、今度の衆議院選挙で、岡山県第一区から出た共産党候補は、わずか七五〇〇票しかとれなかったが、しかし邑久町では二七九票を獲得した。この大部分は愛生園における得票だと言う。日本の一般社会では総選挙は進歩派の大敗に終ったが、ハンゼン病者の部分社会では、進歩派はますます結束をかたくしている。というのは、ここで結束して日本の社会制度を批判する拠点をつくっておかないと、一般社会の反動化のシワヨセが、ハンゼン病者の世界にかかってくるからである。昭和三十三年度の国家予算では、軍人恩給は一一〇七億円にふえているのに、ライ予算は総額十五億にすぎぬ。一般社会では中間文化とか、テレビ文化とか、家庭電化が言われているのに、ハンゼン病の療養者は、真冬にかじかんだ手で（多くは指のない手で）桃太郎時代とおなじように、水で洗たくをしなくてはならない。しかも、新薬プロミンの出現以来、患者死亡率は戦時の二十五％から一・五％にへり、発病後の平均寿命もかつては十年と言われたのがこれよりさらに十数年のびている。早期のプロミン投薬を得た者は、実際には全快しているが、現在の日本の一般社会の状況では、職を得る可能性にとぼしく、空想の中では社会復帰をのぞみつつ、実際には社会復帰恐怖症となっている。こうした園内の新しい事態を掌握し、その解決にむかって外部に働きかけるということがそのまま、日本の社会制度にたいする根本的な批判になっている。

（「東京新聞」一九五八年六月二十日朝刊）

根拠地を創ろう

十五歳の頃、私のいた学校の博物室に、ガラスケースに入った一本の鉛筆があった。それは、百年まえにソローがつくった鉛筆だということだった。ソローは、その頃のアメリカでは指折りの鉛筆づくりの名人だった。だから、しばらく時間をまとめて、鉛筆づくりに専心すると、そのあとは完全になまけて自分の考えにふけって暮せた。これは、時間の中に設計される根拠地の思想といっていいだろう。鉛筆をつくっている時間が、ソローが生きたいように生きるほかの時間をささえる根拠地となる。

私のいた学校のすぐ近くに、ソローが住んでいたという建物の跡があった。ウォルデンという湖のそばで、そこに行くと、記念碑もなんにもなく、名所案内の木札ひとつなしに、ただ石ころの山があった。そこでソローは、生活に必要なことをすべて自分だけでする暮しの計画をたてて、一年あまり実行してみた。石ころの山は、空間の中に設計されたソローの根拠地の跡なのだ。人にたよらず、そこで自給自足できる場所。それをつくることは、ソローの時代にくらべて現代ではもっとむずかしくなってきている。だが、もっとむずかしくなっているからこそ、ソローのような生きかたは、今日の文明に対して百年前よりももっと大きな意味を持つようになった。

ソローはいつもその根拠地に住みつづけていたわけではない。奴隷制度を支持する国家には税金を払わないということから、牢屋に入ったりしているし、エマーソンの家に居候をしたり、徒歩旅行を各地に試みたりしている。人と共に人の中で暮す時に、彼をささえたのは、文字通り自分の手で自分の暮し全体をまかなうことのできた根拠地時代の思い出だったろう。

ソローの思想を、根拠地の思想と呼ぼう。ソローにおいては、それは個人的な根拠地の思想だが、それ以外に集団的な根拠地の思想もまたあり得る。個人的な根拠地は短かい期間を支え得るにすぎない。長くそこに住めば発狂するか停滞するかしかない。長期にわたっての人間の最終単位は個人ではなくて集団である。十六年を生きぬいたグアムの兵士は三人（後には二人）一組だった。現在の社会をかえてゆこうと考える人にとっては、個人の密室にとじこもるのではなく、根拠地となり得る何らかの集団に頼らざるを得ない。抵抗の拠点は具体的な集団の形としてしか考えられない。明治以来の新興宗教は、長つづきしたものは、それぞれ、集団的な根拠地をもっている。一昨年、大本教の節分に参加した時、数万の人が午後から夜明けにかけて一堂にじっとすわりとおしているのを見て感動した。大本教のふところ深く、そこにじっとすわりとおしていれば、政府の一時の弾圧はとおりすぎてしまうという実感を、大正期、昭和戦中の信徒がもつことは、うなずける。ヤマギシカイの根拠地・春日山の社会は、自分の所有感念《ママ》をすててこの社会に入ろうとするすべての人々にひらかれている。ここは、創立者の山岸巳代蔵が養鶏と農業の技術者であったために、自給自足の経済ができている。集団的な根拠地の思想の条件をもっともよく満たしている運動だと思う。この運動の運営方法について私はまだ知らないことが多いが、どんなにつかれはてても、ここに住みつくことができるということが安心感を自分の中に植えつけているという意味で、春日山は私にとっての根拠地だ。

このごろ、ハンゼン氏病がなおるようになり、なおった人々の社会復帰がおこなわれるようになった。社会復帰といっても、ひとたびに療養所から出て思うところに就職するのはむずかしいので、途中の中間駅のような家をつくって、そこにとまって職さがしできるようにしようという努力を、クエイカー宗のフレンズ国際奉仕団の学生たちと神道一派である大倭安宿苑《おおやまとあすかえん》の人々が奈良で続けている。私の友人で数年前になくなったS氏の未亡人に、この仕事を助けていただけないかと手紙をだしたところ、こんな返事をもらった。

S夫人は、完全に治癒しており、東京にはたらきに出ることを四年ほど前には考えていた。ところが、キリスト教徒のある人に、「せっかく癩になったのに、ここから出て行くのですか」と言われて、胸をつかれる思いがした。せっかく癩になった、その機会を大切にしたい。自分は今では治ったが、癩になったということの意味を根本から生かすためには、自分がこの療養所内にとどまって、患者のおてつだいをしてゆきたい。だから療養所のあるこの島から出ることはできない、ということだった。

奈良につくられる家は、中間駅のようなもので、S夫人のいる療養所のようなところが、もっと本格的な根拠地だと言える。しかし、療養所は、そこに住むようになったという自然条件によってでなく、そこに住むことを選ぶという行為によって、本格的な根拠地となったのだと思う。

家もまた根拠地になり得る。しかし、それは、ある仕方でその家をえらぶということによってだ。自分の生れついた家から、自分のつくろうとする、またつくり得た家がどのようにちがうかが、これまで（神島二郎流に言えば）独身者主義的な仕方でとらえられてきた日本の進歩主義の「進歩」とはちがった意味が、保守主義者も納得することのできる「進歩」の指標になる。そうでない仕方で、血縁のものだけがたよりだという仕方で家にかえってゆくことは、昭和八年代の転向思想史のサイクルをくりかえすことになるだろう。

附記。この文章は、市民学校[1]での竹内好氏の提言に啓発されて書いたもので、竹内提案への感想のようなものである。

（『思想の科学』第五次第二十三号、一九六四年二月）

（1）一九六三年十月、竹内好は、「中国と日本」というテーマで思想の科学市民学校に四回出講した。

病気の観念の変革

病気についての観念の歴史を見ると、日本の思想史に、実にすばやく変わっていく側面があることに気がつく。

明治の末から大正時代まで、結核は、なおらない病気だった。この事情は、昭和にはいってからも、戦後までつづく。

松田道雄の『京の町かどから』は、なおらないとわかっている結核を治療する医者の苦しみを描いている。この現実が想像の世界に移されると、結核は、なおらないゆえに、せめて空想の世界ではすくいを与えられるようにと、たえず新しく美化されてきた。明治時代では徳冨蘆花の小説『不如帰《ほととぎす》』の浪子、大正時代では竹久夢二の描いたやせて目の大きい少女たちが人々をひきつけ、昭和にはいると映画女優の及川道子が、肺をやんでいるとの理由で、多くの健康そうな女優たちにまして全国の少年少女のあこがれのまととなった。及川道子はほどなく結核でなくなったが、その人気はこの病気ときりはなして考えられない。

明治のはじめからつくられた紡績工場が、農村から女工をつのり、結核をそこからひろめていったことは、細井和喜蔵の『女工哀史』に書かれている。結核を得て郷里に帰った少女たちは、近所の人たちからいやがられ、ひっそりとくらして死んだ。このような結核患者に対する恐怖と差別は、いまではなくなった。それは、ストレプトマイシンその他の化学療法の登場によるものだ。結核への恐怖と差別がなくなると同時に、竹久夢二の絵も及川道子型の美少女のイメージも消えてしまった。

やがて、われわれは、ガンについての観念の変革をみることになるだろう。だが、それより前に、観念の変革がくることを予想されるのは、ライについてである。

ライは、先祖のした悪事のむくいが子孫につたわってできた病気と考えられ、家ぐるみ遠ざけられてきた。明治二十二年にフランスの宣教師テストウィドが御殿場に復生病院を、明治四十二年にイギリスのリデル嬢が熊本に回春病院を建ててから、本格的な治療がはじめられた。しかし、そのころは治療によってなおるみこみがたたないので、公立（のちには国立）の療養所をつくって患者を親兄弟からひきはなして暮らさせることになった。日本人の医師として、光田健輔、岩下壮一の活動した時代である。一般社会からの隔離政策のゆえに、ライの患者は、今世紀はじめの十万人（推定・三万人ともいわれる）から、現在の一万人までへった。これは国家の政策上、また衛生学上には成功と考えられるが、そのかげには、患者と患者につらなる人々の苦しみの歴史があった。

この病気が、天から与えられた罰と考えられてきたために、患者を出した家のものは、なるべく患者のことをかくそうとし、たとえば姉妹の結婚にさしつかえるという理由で、患者との連絡をたつことが多かった。こうして患者は、親兄弟、友人からきりはなされて本名とは別のかくし名前の下に生きた。

戦後の日本にもたらされたプロミンとDDSなどの新薬による療法は、この病気がなおらないという観念をうちくだいた。ライの研究者である京大教授西占貢によれば、神経をおかされて手足が不自由になっている場合でも、伝染しない場合があり、こういう場合について、一般社会の側で認識を改めなければならないという。ところが、一般社会は、ライで手足が不自由になったが、いまはなおっている人にたいして、現実に伝染性のあるトラホームや結核以上の恐怖と嫌悪をもっている。

手足が不自由というだけなら、小児マヒの場合でも同じだ。中年にはいって小児マヒでたおれたルーズベルトは、政治家として再起不能とうわさされたが、やがてうば車に乗って壇上にあらわれ、米国史上のもっとも有能な大統領の一人となった。小児マヒ患者にたいして米国人の示した寛容を、ライにたいして日本人が示すことに、何の不思議もない。

この病気にたいする観念をきりかえる時期が近づいている。療養所内には、菌の見出されない患者が多くなっている。このことの認識の上にたって、療養所そのものが、一般社会ともっとしたしくむすびつけられるように、努力がつづけられている。同時に、なおった人々が社会復帰するための運動が、患者協議会によって進められている。

昨年の末、大倭教という神道の一派が、奈良市中町大倭にある所有地の一部をさいて、ライのなおった人々の社会復帰への一つの拠点にすることを申し出た。この計画は、キリスト教のクエーカーの運動団体である国際労働奉仕団の学生たちがたてていたものを、大倭教の教主・矢追〔の〕日聖が聞いて一緒にやろうということになった。大倭教は土地をさしだし、学生側は住宅建設と技術と労働を提供している。ここには、神道とキリスト教の宗派をこえてのむすびつきがある。それはライという病気に関する観念の変革という共同の事業にたいする宗派をこえての献身である。ほんとうは世界のどの宗教も、戦争、貧困、病気など人間の苦しみを防ぐ仕事に力をあわせるべきなのだろう。

世界のライ患者は一千万人と推定され、そのうち九五〇万人がアジアにいるといわれる。昭和三十七年に日本ではじめられたアジア救ライ協会の運動は、日本からアジアにむかってなしうるもっとも重大な協力になるだろう。海外にむけてのはたらきかけとともに、われわれは、自分たちのうちにあるこの病気の観念の変革をなしとげる必要がある。

(「毎日新聞」(大阪本社版)一九六四年三月二日夕刊)

『隔絶の里程』に寄せて

これまで書物をとおしてでは、きれいごととしてしか書かれていなかった長島愛生園の歴史を、職員と患者の理想において見るだけでなく、両者のあいだにあった何度ものあらそいを、はっきりと書きいれることをとおして、あつみのある記録として、さしだされたという感銘をうけました。

それまでただきいていた昭和十一年の長島事件(1)、私と親交のあった田中文雄が昭和十五年に不逞分子の首魁として昭和十六年に退園を申しわたされ相生港に追放されやがて三ヵ月後に再入園を許された事件、昭和二十八年の光田園長辞職要求事件(2)などについて、この記録を読んではじめてくわしく知ることができました。

対立する職員と患者の双方を、ともにまるごとの人間としてえがくことに成功しており、患者自治会の政治的器量と文学的手腕を感じました。おたがいのあいだにあらそいのあった集団の歴史として、これほどすぐれたものを、ごくまれにしか読んだことがありません。

（昭和五六、一二、九）

（『愛生』第三十六巻第三号、一九八二年三月号）

＊長島愛生園入園者自治会編『隔絶の里程――長島愛生園入園者五十年史』（日本文教出版、一九八二年）の刊行に際して寄せられた感想文の一つ。タイトル「『隔絶の里程』に寄せて」は初出誌の見出しに従った。

（1）一九三六年、定員超過による窮乏生活に不満を募らせた長島愛生園の入所者たちが、自治の確立や園長らの辞任を求めて蜂起した事件。その結果、自治組織の設置が認められた。

（2）国のハンセン病隔離政策推進に影響力を持つ長島愛生園園長・光田健輔（一八七六－一九六四）に対し、一九五三年、急進派の一部の入所者が、園長辞職要求を起こした事件。事件は収拾されたが、その後も園を二分する事態となった。

『国の責任――今なお、生きつづけるらい予防法』解説

古い現実は、新しい現実の新しい一部分である。

島比呂志・篠原睦治共著「今なお、生きつづけるらい予防法」という副題をもつ本書は、この考えを、私たちの前におく。

この重要な主張を、あらいながしてしまう力が、今日も、私たちの社会につよくはたらいている。

いつも何か新しいものへ。

らい予防法は廃止された。これは、大きな事件である。しかしその事件はもう終わったとして、眼は別のことにむかう。だが、らい予防法のもとにつくりあげられたこの社会の習慣は、のこり、かわらぬこの習慣の故に、ハンセン病もと患者にとって、隔離の事実は消えない。法律による強制をうしろだてとしない隔離が、現在の日本の新しい現実である。

この新しい現実とどうとりくむか。それが島比呂志・篠原睦治共著『国の責任——今なお、生きつづけるらい予防法』のさしだすプログラムである。

長年月にわたって不当に強制隔離されてきたハンセン病患者が法律上の自由を回復し、国は、強制隔離に対するつぐないをおこなうという趣旨で、らい予防法を廃止した。つぐないは、もと患者が社会復帰するときにも、もとの療養所内にとどまるときもおなじく、なされるべきである。

補償として、権利として認められている療養の予算は、在所しようが退所しようが、その違いによって変化するものではないと考えるのだが、間違っているだろうか。もし退所することによって、その権利が認められなくなるというのであれば、それは同一被害者に対する、不公平な補償ということになる。なぜ社会復帰に対してのみ、このような不公平が、何の疑問もなく通り過ぎていくのであろうか。

(「支援方策とは何か」)

入所者もまた、国民健康保険証を得るということは当然であろう。にもかかわらず、現実にはそうなっていない。保険証がないために、一般病院の医師から「お前、日本人か」

と言われて口惜しい思いをしたもと患者がいるという。

もと患者の多くは、優生保護法下の優生手術、らい予防法の二つの法の犠牲者となり、老いて子も孫もない境遇におかれる。自分自身に責任のないこの境遇に対して、国はどのようなつぐないを講じるのか。

障害をもつ平均年齢七十三歳の孤独の老人が、一九九八年三月四日厚生省発表の一時金一五〇万円で、どうして社会での生活をしてゆけるのか。それでは社会復帰を許さないことに実質上なるのではないか。

官僚には、長年つづいた習慣の惰性がつきまとう。らい予防法廃止以前からつづいているこの惰性ととりくむには、くりかえし機会をとらえて、もと患者の側からの権利の主張がなされる必要がある。島比呂志はその役を自分にわりあてた。

医官の側からの大谷藤郎、行政の側からの菅直人のふみこみによって、法は新しくされた。その新しくされたはずの法律が、生きてはたらくためには、医者と官僚よりもひろく、このことに関心をもつ多くの市民の力が必要であり、それらをふるいおこすために、島比呂志、篠原睦治のように、この問題と長年とりくんできた大きな視野をもつ人々の活動が、かなめである。

（島比呂志・篠原睦治『国の責任——今なお、生きつづけるらい予防法』社会評論社、一九九八年）

隔離の中に生きた人たち——畑谷史代『差別とハンセン病』

日本人は忘れやすい。これは、明治以後の国家本位の学校制度に根がある。小学校から大学までの試験本位の昇進で、その時の試験を終えると忘れる。自分たちのした戦争についても、その終わりに原爆を落とされたことについても、忘れる。

しかし、忘れないことを保つ人はいる。一九〇七年から九六年まで、九十年にわたる隔離の中に生きた人たちは、自分たちが閉ざされていることを忘れない。隔離が法によって廃止された後も、外の社会の偏見によって隔離は続いている。むしろ、法律上もはや隔離はなくなったという常識が、今も続く隔離を支えている。

この本はその常識からめざめたひとりの記者が、信濃毎日新聞社に在職しながら大学に入り直し、自由な時間に元患者からその生活史をきいた記録である。話す人と、聞く人とのあいだに育った信頼が、現代日本にまれな考える文体を生み出した。もっとすぐれた書評に値する仕事である。

（「朝日新聞」二〇〇六年三月十九日朝刊）

＊タイトル「隔離の中に生きた人たち——畑谷史代『差別とハンセン病』」は『鶴見俊輔書評集成3　1988-2007』（みすず書房、二〇〇七年）収録時に付されたものに従った。

Ⅲ　深い場所から届くことば

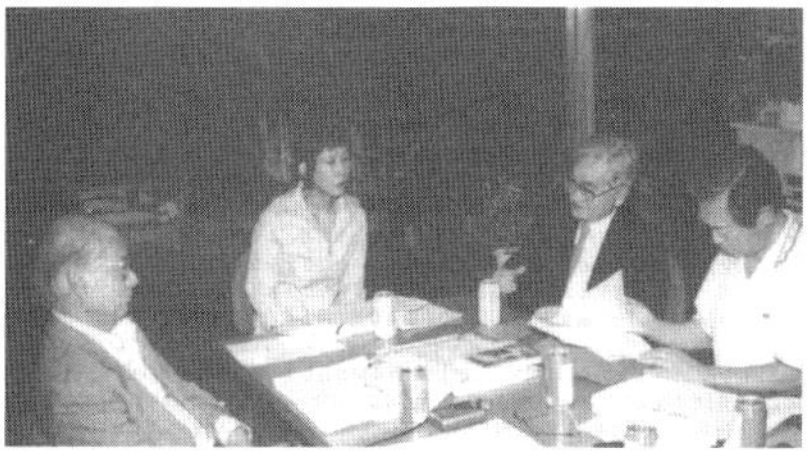

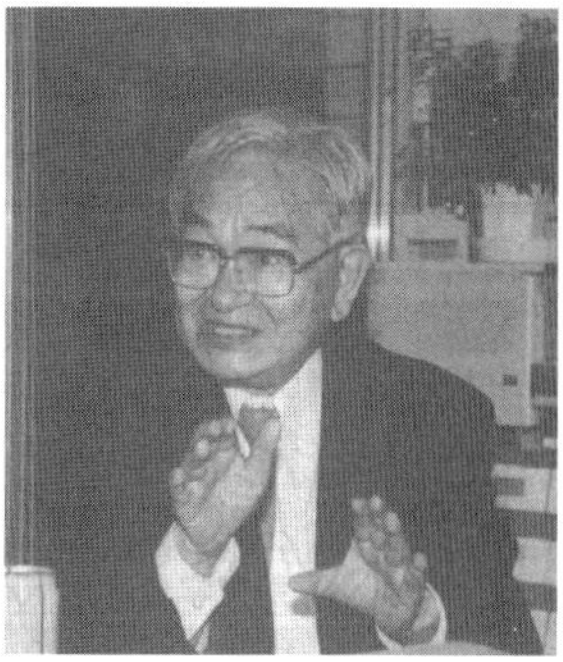

2001年7月6日、皓星社『ハンセン病文学全集』編集会議にて。左の写真は、左から加賀乙彦、能登恵美子（皓星社編集部）、鶴見俊輔、大岡信。ほかに國本衛、冬敏之、山下道輔も参加した。「言葉の歴史性と重さについて」『耳木莵《みみずく》通信』第1号、皓星社『ハンセン病文学全集』編集室、2001年8月15日、Web掲載、https://www.libro-koseisha.co.jp/top17/mimizuku01.html（最終閲覧日：2023年10月11日）。

島比呂志の世界

この文集〔『生きてあれば』〕におさめられた三つの創作は、作者にとって切実な三つのテーマとむすびついている。「りんご」〔正しくは「林檎」〕は、くずれた外形をとおして人の志を見てとろうとするハンゼン病者の努力、たがいの志によって深くむすばれる一種の象徴的な人間関係としてのハンゼン病療養所をえがく。「死のクロアゲハ」は、そのような象徴的なたかまりから足をひっぱってひきおとそうとする肉体的、家族習慣的契機をえがく。「星塚町全景」は、科学・技術の進歩によってすでにかちとられた成果がハンゼン病者におしみなくわけあたえられ、病者が現在のこの日本に可能な仕方での地上理想郷をつくる設計図である。

これら三つのテーマは、ハンゼン病者の生活の中に交互にあらわれ、たがいにあらそう。創作の三つの主題は、作者の生活記録の中に、もっと未分化なかたちで、いりまじって登場する。

プロミンという新薬の発見によって、ハンゼン病はかなりの程度までなおることとなった。もともと、これは遺伝病ではなく、また伝染率もきわめてひくい病気なのである。「いったい、病気になったからといって、肉親と死別に等しい生別をしなければならない理由が、どこにあるのだろう」(「生きてあれば」)。ところが、理不尽な措置がとられ、ハンゼン病者を肉親にもつ者は結婚もできなくなって未来をとざされ、病者自身はこの措置になれて抗議する気力をなくしてしまう。

こうした無気力からぬけだす方法は、シンボリックな仕方でつくりだされる新しい人間関係である。手紙に、健康者のペン・フレンドシップにはみられない、エネルギーがこめられる。囚人とハンゼン病者のあいだに生じた結びつき。「○君は刑期が終ったら、癩療養所で働かしてもらいたいとも書いてあった。わたしは、かれのざんげの手紙を読んだとき、全身を震わせて泣いた。わたしは、感謝とげきれい励の手紙を書いた。その後、一面識もない二人であったが、強いかれの要望によって、師弟の関係を結んだ。癩者と囚人の師弟——、世の人々が聞いたら、笑うであろうか」(「秋たちぬ」)。マミという猫に、子供をつくれない病人夫婦の愛がそそがれる。その猫も死んでしまったところに、遠い一人の読者——十五歳の女子高校生から、子供になってあげたい、十分親孝行したいと思います、という手紙がくる。だが、このようにシンボリックな人間関係は、われわれの文化の底にある家族主義によってつきくずされる。血のつながりだけが、しぜんの愛の流れる方向であり、その方向にながれぬ愛情はにせのものに感じられるときも来るのだ。両親姉妹が遠くにあることがくやまれ、自分たちが子供をつくることのできなくなった状態がくやまれる(「おしめ」)。なすの花にさえ、しっとを感じる。「わたしは、もっともっとつつましく、可憐だと考えていた茄子の花が、あのつやつやした巨大な実を、しかも、一個のムダもなく結ぶという事実を聞いて、急に激しい憎悪を感じはじめた」（「茄子の花」）。だが、究極のよりどころとして、作者は、外の世界にいたときには実現できなかった深い愛にめぐまれている。ふるさとをはなれて鹿児島敬愛園にむかう途上、十年前結婚にさいして妻の父から言われた言葉がよみがえってくる。「こじきになって、橋の下で生活しても、別れるんじゃないぞ、いいか、お父さんが望むことはそれだけだよ」（「風を呼ぶ頃」）。さらに、外の世界で同居していたころの嫁姑の憎しみが、園内外にはなれればなれになってから愛情に転化するなりゆきがえがかれているが、これはあるていどのシンボリックな関係の介在なくしては、愛情の成立が難しいことを教えている（「母へ」）。健康者の世界で実行されている直接的な形の家族主義は、かならずしも、幸福な状態をつくり出してはいないのである。

プロミンによっても回復させることのできない重病者の姿がえがかれている。手足に感覚がなくなり、目も見えず唇に靴をあてて左右を区別し、足にはかせている、妻にさきだたれた薫水さん。この人が、全力をうちこんで句集を出すのである（「杖」〔正しくは「青松園のひとみ」〕）。「綾井さんは指のちぎれた掌にゴム紐の輪をかけ、それにペンをはさんで字を書いていた。それゆえ、彼独特の字は、一見してそれとわかるものであった」（「アイリス」）。誰にもわかってくれないアマミ大島のトクノシマの方言で気持ちよさそうに誰彼にはなしかけ、誰彼の区別なく「お父さんや、茶、召そうれ」と茶をすすめる八十一歳のおばあさん（「阿母《あんま》」の死」）。人間にとって、どれだけ表現が大切であるかを感じさせる。理解されなくとも、自分の情念を象徴にこめて自分の外につきだすこと。この努力を放棄しないかぎり、生きるにたえるだけの生活がひらけてゆくのだ。

この文集の中にかわるがわるあらわれる象徴主義、家族主義、社会主義は、今日の日本社会におけるリカレント（じゅんかん的）な主題である。だが、それらは、ここではもっとつきつめた仕方で追及されている。十年ちかく前に野間宏は「日本の最も深い場所」というすぐれたエッセイを書いて日本共産党の役割を論じたが、ハンゼン病療養所もまた、日本の最も深い場所の一つであり、ここから送りとどけられたメッセージは、日本の文化と本格的にとりくもうと思う者にとって、ハンゼン病者固有の問題を越えて、普遍的な意味をもつ。日本文化の根本問題が、ハンゼン病療養所の問題として展開されることによって、かえって明白な仕方であらわれている。

（島比呂志『生きてあれば』大日本雄弁会講談社、一九五七年）

この詩集に

死んで
どこの土になろうとも
またそこから芽生えるであろう
生命というもの
もう一人の私が停っている地上を思う
（「畑を耕《こぼ》つ」）

このように書いた詩人は、戦中と戦後のとぼしい時代の愛生園に生きた。そこでのくらしは、今日（一九八四年）の日本の都会のくらしの対極にある。かけはなれたところ、だが、それは、今の私たちのいるところをしっかりと照らす鏡となっている。

（志樹逸馬『島の四季――志樹逸馬詩集』編集工房ノア、一九八四年）
＊同書の帯に推薦文として寄せられたもの。

この時代の井戸の底に

私は、この時代に生きているのか。

このことにうたがいをいだかせるのが、トロチェフの詩だ。

一九九八年四月（今私がこれを書いているとき）の日本。ここに私は、生きているのか。トロチェフは、ここに生きているのか。

数日前、タクシーの運転手から、きいた。


今、植物園のむこうの枝垂桜がさかりです。私は、役得で、どこの桜が見ごろか、わかります。次の日曜日には、そこの土堤で、ボランティアの人が、野点《のだて》の会をしますから、そこにゆくつもりです。毎年、その時に、行きます。五百円で、お茶をのんで、だんごを食べるんです。

そのとき季節を感じます。季節にふれると、今のくらしからぬけだします。これがいいです。

この人のはなしに、心をひらかれた。季節を感じるということは、日付のある人生からぬけだすことなのか。春夏秋冬の句を示す俳諧歳時記は、この時代からぬけでる道しるべのようなものか。

この自足の人に教えられて、次の日曜日に、私は、鴨川べりのお茶の野点の会に行った。東京から帰って京都に住んで五十年、はじめての経験だった。

雪だるま

くるしい
ながい
ふゆ
まだつづく

白い　しずかさと
うつくしさを
ダイヤ　の　ほし　みつめている

だれか　つくった
かわいい
雪だるま
くろい　くちで　わらって
よろこんでる
まだ　つづく　ながい
ふゆに……

そこにおかれた雪だるまが、星の光をうけている。それは百年前のロシアをてらした光であり、おなじ星から光が、日本の道ばたにおかれた、おそらくはこどものつくった小さい雪だるまにとどいている。

「花嫁のようなさくら、雨、雨、雨」のような一行に、ロシア〔正しくはギリシア〕正教のイコンの聖母があらわれる。

どろに　よごされる
あしに　ふまれる
かわいい　さくらのはな……

作者の父は、第一次世界大戦の終ったあと内戦のなかで、ロシアの軍艦をうばって日本に逃げてきた公爵であり、この人の母は、少女のころ、日本の映画の初期に、主演女優として二つの長篇の主人公を演じた。この母の母は、ロシアの公爵の娘で、ポーランドの伯爵にとつぎ、第一次世界大戦で死にわかれ、娘二人をつれて、天勝一座の客員として日本に流れてきた。その後、貧しいくらしをへて、自分の孫にライの症状があらわれたとき、自分には症状がないにもかかわらず、孫をひとり日本の療養所におくるにしのびず、一緒に入居し、丸木小屋のような家で、孫にロシア語をおしえ、フランス語を教え、英語を教えた。この人は、日本語をよくしないので、孫のトロチェフは、近所とのつきあいのなかで日常の日本語をおぼえた。彼のよくする第四の言語で、トロチェフは詩を書いた。この本『うたのあしあと』は、『ぼくのロシア』につぐ、彼の日本語第二詩集である。

第一詩集『ぼくのロシア』は、詩人大江満雄の世話で、一九六七年に昭森社から出版された。当時の日本では、ロマノフ王朝を正統と信じ、ロシア〔正しくはギリシア〕正教の信徒であるこの人の思想は、前時代の遺物として見られたであろう。ソ連邦のなくなった今、ベルリンの壁のなくなった今はどうか。十二年後の今、大江さんの縁につながる詩人森田進の手によってトロチェフの第二詩集『うたのあしあと』が出る。

ここには、ロシア帝政がなくなってから八十年、極東のくにの小さな木造の家に、祖母とふたり、旧ロシア貴族の信仰を守って、無国籍者として生きつづけた、ひとりの人間がいる。

トルストイも、ドストエフスキーも認めず、好んでプーシュキンを朗読して孫にきかせた、老女のゆたかな声のひびきが、耳によみがえる。

これは、ひとりの世界人の詩集であり、ここにあるのは、未来の日本語だ。

血縁によって彼は貴族であるが、彼が貴人であるのは、血縁によってではない。手術のために片脚をうしなってからも、義足で、山野をかけめぐり、新薬の力で病気の束縛から自由になってからは、バイクでひとりで東京まで出てきて、みずからのつきあいをつくり、しかも孤独をつらぬいてこの日本の同時代を生きる彼の心組みによってである。

ほこりとまざる町のうれしさ

この一行は、京都の祇園祭をうたった詩の一行だが、その表題となった「七月一七日」は、ニコライ二世と家族とがシベリアのスウェドロウスクの町で一九一八年に殺されたとおなじ日である。

出版のお世話になった加藤幾恵様に感謝。

（コンスタンチン・トロチェフ『詩集・うたのあしあと』土曜美術社出版販売、一九九八年）

個人的な思い出から——『ハンセン病文学全集』刊行によせて

『北條民雄全集　上・下巻』を読んだとき、今まで読んだことのない作品の重さを感じた。

十五歳でアメリカに移ってからも、その記憶はのこった。一年して少年の特権で自分の中で日本語が退いて英語にかわってからも、日本語とのつながりを保ちたくて、ハーヴァード大学でセルゲイ・エリセエフ教授のゼミナールに入って、日本語史、日本語文法史などの一対一の講義を受けた。そのゼミナールを共同で受けもっていたのが、三十そこそこのエドウィン・ライシャウア講師で、この人はまだまだぐらぐらしている私の日本語と英語がむすびつくのを手つだってくれた。そのための作業として、はじめはライシャウア先生の提案で黒板勝美『国史の研究』の一章を英訳した。これは私にはむずかしいばかりでおもしろくなかった。あとになって黒板勝美は大正期の日本史家としてめずらしくエスペランティストで、偏見にとぼしく、若い羽仁五郎を育てたということを知ったが。

そこで次には私のえらんだテキストということで、私は『北條民雄全集』をもってきていたので、その中で「いのちの初夜」はながいために敬遠して、「間木老人」をえらんだ。これは完訳した。日米開戦のあと連邦警察につかまったときに、それまで書いたものをとられてしまったので、今はのこっていないが、六十三年たって、あのときに北條民雄の作品を、数ある日本の文学作品の中から選んだのは、よい選択だった。

『ハンセン病文学全集』の編集会議で、歌人大岡信、小説家加賀乙彦と同席したとき、加賀さんが北條民雄を高く見ておられることを知った。北條民雄は家の人びととの関係が回復されていないという。(1) この文学全集を出すのを機会に、北條民雄の文学碑を立てたいという提案を加賀さんがされた。

ハンセン病患者・元患者であること、さらにハンセン病に関わることは、国境をこえる。このことに注目したのは詩人大江満雄で、彼は『亜細亜詩人』の主宰者として、理論からではなく、助けあいをとおしてハンセン病がアジアをむすぶと主張した。大江さんはふみこんで、草津の療養所にいた白系ロシア人トロチェフの日本語詩集『ぼくのロシア』を昭森社から出した。医学的根拠のなくなった隔離政策をついにくつがえすことのできたのは、日本におこった新しい変化である。

---

(1) 北條民雄生誕百年にあたる二〇一四年を機に、親族の了解を得て、北條の本名「七條晃司《てるじ》」が公表された。二〇一九年から、出身地の徳島県阿南市では命日を「民雄忌」として「北條民雄を偲ぶ会」が毎年開催されている。

もともとハンセン病者隔離は、日本が欧米近代諸国の仲間入りをしたという誇りを示すために明治末につくった法律である。

ハンセン病患者への医療施設は、日本を訪問したイギリス人リデル女史らの手ではじめて実施できた。そのように国境をこえる起源をもっていたが、日本の政府はリデル女史の働きとは逆の働き方をして、日本をおとずれる欧米人の眼からハンセン病患者をかくそうとした。隔離は、新薬プロミンが効果をあらわして、伝染のおそれがなくなったあともつづいた。

隔離の中で、明石海人の短歌、志樹逸馬・島田等の詩、森田竹次の評論、藤本としの記録は書かれ、それらは療養所の外の日本文壇とちがう気風をそだてた。倒れてゆく先輩から後輩にうけつがれる伝統がここにあった。

藤本としの『地面の底が抜けたんです』をもとにする結純子の一人芝居が、大阪、京都、金沢で上演された。この上演の興行をしたのは、地元をふくめて、かつて隔離法に抗して、元患者たちとの交流を続けた関西の学生・元学生である。

元患者は今も郷里の人々に受け入れられていない。それが、隔離法廃止以後の問題である。なぜ郷里に受け入れられないかを非難することはやさしい。われわれがかかわれば、やがては元患者の親類もかかわるんだろうと考えて、自分が一歩をふみだすようでありたい。一人芝居のにない手は、隔離法の下で、その歩みを続けてきた若者たちだ。回復した元患者にあかるい声をかける、そのことは、私たちの誰でもが、他人をまたずに、自分ひとりでできる。

（「図書新聞」第二五六〇号、二〇〇一年十二月一日）

＊タイトル「個人的な思い出から——『ハンセン病文学全集』刊行によせて」は、『鶴見俊輔書評集成3　1988-2007』（みすず書房、二〇〇七年）収録時に付されたものに従った。

『ハンセン病文学全集4　記録・随筆』解説

一

何人もの人の手びきがあって、私は、ハンセン病文学に出会った。

藤本としの文章を私に教えた人は、デモで会った飯河梨貴（一九一四－一九九七年。「交流《むすび》の家」初代管理人）であり、聞き書き『地面の底がぬけたんです』（一九七四年　思想の科学社）をつくったのは、私の学生だった那須正尚だということもあって、早くから著者のことを知っていた。近ごろになって、同志社で那須正尚の一級下だった木村聖哉が麻生芳伸とともに、『地面の底がぬけたんです』を劇にして、ひとり芝居を上演する仕事をはじめた。私の家の近くの寺で、結純子（東京生まれ。いくつかの劇団をへて、石牟礼道子の「道ゆきのえにし」、高村光太郎「智恵子」、宮沢賢治の「祭りの晩」、岡本かの子の「太郎への手紙」など自ら構成した作品を各地で公演。「地面の底がぬけたんです」は二〇〇一年大阪・京都・鳥取で初演）の演じるのを見た。結純子は、はじめに、自分は藤本としてではないとことわり、彼女の演じるもうひとりの人として芝居は進行する。やがて、病気にむしばまれて体が不自由になるところから、私にとって、彼女は藤本としその人に見えてくる。自分の内部のその反応に、私はおどろかされた。

そのように、患者と役者がいれかわる。このことは、ハンセン病患者との「交流の家」を、まわりの社会（日本）の反対を押しきってつくったワークキャンプ（FIWC）の学生たちの内部にもおとずれた変化だろう。変形した体をもつ元患者を今も受けいれない日本人に、自分の内部におこった習慣変化をひろげる糸口となる。

それは私が大学の教師をした二十二年間の中でも恵まれた年月だった。その恵みは、私にとって元学生たちそれぞれの住む現地での協力を得て、藤本としの作品を日本の各地にもってゆくことをとおして、今もつづいている。学生運動としてまれな形である。

ハンセン病とのつながりを私にもたらしたのは、詩人大江満雄（一九〇六－一九九一年。『大江満雄集』上下二巻　一九九六年　思想の科学社）で、彼は、患者の詩を集めた詩集『いのちの芽』（一九五三年　三一書房）を出した。

この病気が日本とアジアとを結ぶというのが、大江の直観であり、その直観は何年もあとに、中村哲が医師としてパキスタン、アフガニスタンにおもむいてハンセン病の治療にあたる動機と深いところで通じている。中村哲は、アフガン戦争の下で、医療をとおして、アメリカと日本とを見つづける。日本からこういう人があらわれるということが、世界の中の日本の意味だと思う。

こういう心の向きは、日本の古神道を説いて、学生たちのつくるハンセン病回復者の家を支援した大倭教の法主・矢追日聖（一九一一‐一九九六年。敗戦の日に大倭教を立教。大倭紫陽花邑を運営）、この運動の指導者だった柴地則之（一九四一‐一九八九年。FIWC関西委員会委員長〈一九六二‐一九六三年〉。卒業後、大倭教の運動に参画）たち、学生たちの群像を呼びさます。このワークキャンプは、日本の学生運動の中できわだったひとつの流れをつくった。藤本としの『地面の底がぬけたんです』は、半世紀に近いこの運動の中心にテキストとしておかれている。これをもとにしたひとり芝居は、藤本としの記録から、新しい力をひきだす。

二

明石海人の「日記」には、病気をもちながら家庭にいた時代から、ひとりとなって病院に通った時代、療養所に入ってからの時代がある。

自分のこどもがなくなったことを、葬式が終わってから突然に知らされ、父、母、妻、そして自分自身に対して怒りがじりじりと湧いてくる。その怒りをおさえることはできない。毒蜜のような夕闇が土からにじみだし、野のはてには、遠いしあわせのようにひとの世のあかりがまたたいていた。

失明が近づく。

「「俺も愈々《いよいよ》盲になるのか。」さう思ひながら、自分をとり囲む色相の世界——庭先の花や、草や、空や、雲に、儚い愛着の思ひを籠めて、訣別の眼差を送つたのもこの頃であつた。縁側にさしてゐる柱の影や、畳を這つてゐる蟻の姿など、何んでもないものがはてしない深さと美しさをもつて、脳の髄に沁み入つた。アルバムに小さく並んでゐる母や妻や子供の顔に、喰入るやうに見入つたことも幾度であつたか。

私の周囲の光は、影は、像《かたち》は、色は、私の眼の昏《くら》むのに反比例して、次第に鮮かさと美しさを増してゆくやうであつた。

晴れ渡つた秋も終りのある日、深く澄んだ蒼い空が次第に夕暮の薔薇色に移つてゆく暫《しばら》くを、裏山の松の梢越しに瞶めてゐると、嬉しいとも、悲しいとも、楽しいとも、苦しいともつかない、おそらく私が曾つて経験したあらゆる感情が、一瞬に迸つて、脊柱の端から脳の髄までを、ぢーんと貫いた。

いつか私は涙をさへ浮べてゐた。聖書にも、経典にも、曾つてつひに一度も心からの親しみを感じることの出来なかつた私に、将《まさ》に喪はれようとする肉身の明の最後の光に、神は自らを現し給ふたのである――そんなことを思ひながら、蒼然と暮れ落ちてゆく大地に、私の限りない愛着を感じてゐた。」

この日記は自宅療養時代からはじまって、短歌にむかってゆく道すじを伝える。

北條民雄の日記。作品が構想される療養所の日常を察することができる。昼すぎ、向こう側の重病棟に面会人がきている。病人の父母であることは一見しただけでわかる。

「二人は息子の寝台を両側から挟んで、女親は危く涙を落しさうな顔つきで、息子の顔を覗き込んでぼそぼそと話し始めた。男親は小さな、瞼毛の深い眼を細めながら、松の枝のやうな両掌をひろげて、息子の顔面に集る蠅《たか》を取りにかかつた。息子は両親の顔を見上げながら、少年のやうな微笑を歪んだ口辺に浮べてゐる。

至極通俗な親子の情の発露ではあるが、しかしかういふ風景もこの世界では殊更に美しく感ぜられる。たとへ親子であつても、何の恐れも不安もなく重病室へ這入つて来る者は非常に少いのである。親子の感情も夫婦の愛情も、癩の前には他愛もなく打ち毀《こほ》されてしまふ。さういふ例をわれわれはもう数知れず知つてゐる。それ故よしんば通俗なものにしろ、かうした情愛のある風景を見せられると、涙ぐんでしまふのである。

恐らく、人間といふ動物の冷さを、誰よりも深く癩患者は心の中に浸み込ませてゐるであらう。しかしそのゆゑに、誰よりも癩者は人間の愛情に敏感であるであらう。ほんたうに人間と人間が愛し合ふことの美しさを、その温かさを知つてゐる者は、多分癩者に違ひない。」

三

日本が韓国を取ったということは、ハンセン病患者の世界に、二重の抑圧をもたらした。

崔南龍《チェナムヨン》「徽」は、父と子どものあいだに、クサビのように病気が打ちこまれた、そのときの子どもに起きる、心の働きをうつす。

「この糞たれ奴、お前さえいなければ、おれは何時でも死んでやるんだが……」

そう父にののしられて育った南龍は、十二歳のときに父を失った。母を知らずに大きくなった彼は、父しか知らない。彼にはむずかしい病がある。父の「糞たれ」という呼び方には、この子をのこして死ねないという、深いきずなの感覚がこもっていた。

病院に行くのはいやだとがんばっていた彼は、父の残した靴を見たとたんに考えがかわった。父は死んだのだ。町の踏切りで叔母に手をふって別れた。こどもの心の中の反転が描かれている。強いきずなは、お互いが死んだ後も、人を支える。

安述蓮《アンスルリョン》「永い道」。療養生活二十余年は、著者にとって生涯の大半である。この二十余年、彼女は、日本国の戦時から戦後をすごした。それはこの療養所内の患者一三〇〇人を六百五、六十人まで減らすほどの苦しい年月だった。

「人間もこのような事態に追い詰められると、余りにも憐れすぎて、自然がその解決策として、人間そのものを適当に整理するに違いないと期待もしたくなって来ます。」

「戦争中はともすれば事ある度に、滅私奉公、一億一心総けっ起せよとかで、私たちはそれに従って本当に身命を投げうって働き、その果て過労と栄養失調にたおれていった者が多く、生き残ったものもその体に多大の障害を受けたのであります。私もその一人ですが、今更国籍を云々し、言を左右にする関係者は余りに無責任で、文明の名に恥じる処置と言えるのではないでしょうか。」

林乙龍《イムウルリョン》「不自由寮」は、新薬プロミンの出現が、これまで自分を殺して終わりまで耐える互助相愛の世界をくずしてゆく力となる、その相の下に彼は療養所を見る。進歩が崩壊を導く。これは戦後日本の社会史全体への別の見方を示唆する、鋭い社会評論である。

具南順《グナムスン》「一人の女」は、大風子油をヤミで買ってもらって打ちあった時代から、プロミン出現以後の時代への変化をえがく。光明園に百人に近い韓国人患者がいることを発見して、自分のことを忘れて涙が流れてきたという。病状が安定してきたので、きめなければならないことができた。後遺症のある体をもって社会復帰するか。この島を永住の地と思い定めてここで結婚するか。彼女は現地結婚をえらんだ。

「此の三月で、私は八回目の結婚記念日を迎えましたが、毎年その日はささやかな食膳を飾って、私たちはお互いの生命をたしかめ合っています。」

「勿論同じ材料で大した変化はないと言えばそれまでですが、ともかく二人の食膳ですからいろいろと型を変えて並べる事が、女の一つの楽しみです。それに私たち韓国人は調味料の使い方が全く異なるのですから、その夕食はほんとうにお美味《ママ》しくいただけるので、私は他人見にはコッケイな位大いに張切っています。」

そして。「愛する自信があったらわずらわしい独身寮よりは、少しでも人間らしい生活が夫婦寮では出来るのではないかと考えたのです。」

権裕成《ゴンユソン》「若い人」で、作者は、新婚の夫婦を目の前にして、この二人はやがて外の社会に出てゆくだろうが、そのあとにくるさまざまのことを思いうかべて、それにふれずに、お祝いの言葉をのべる。

前に退所した別の回復者からの手紙が、心の中にある。

「此の間僕はハンセン氏病に罹ってね、入院していたんだがもうすっかり良くなった、そう人前で言える日が一日も早く来る事が望ましいのですが、そうした事は当分望めそうにもありません。」

朴学信《パクハクシン》「遠い記憶」。一九四三年十一月十八日、警察に呼び出されて徴用に行けと言われた。家族に会ってからと言ったが、許されなかった。釜山から関釜連絡船に乗せられ、下関についた。鉱山で働き、ある日逃亡する。働きながら金をつくった。そのうちに日本敗戦の日がきた。しかし、金が足りず、帰国できなかった。一九四七年に、あかいアザができ、やがて体に広がった。一九四九年六月三日、岡山の「光明園」につれられてきた。

金玉先《キムオクソン》「収容所で」。夫と二人の子から離されて光明園に入った彼女は、途上、韓国人の患者に韓国語で声をかけられたことから、力をあたえられた。七十人あまりの韓国人がこの光明園にいることを知らされた。

全快を祈って十一年たった。今では夫と子どものもとに帰る望みは絶たれた。小島の生活は、神が自分にあたえた試練と感じる。

李成城《イソンソン》「韓国人と蔑まれて」。不自由寮に移されてから、日本人Kとけんかになり、「韓国人のくせに生意気な」「韓国人は韓国へ帰れ」と言われて組みついていった。Kは始末書をとられただけだったが、自分は冷たい静養室に入れられた。その後失明し、視力回復の望みはない。

「日本に渡って来て三十有余年、祖国と日本の歴史の歯車にからまれて結局は失明の身を孤島に一人生きている事の悲しみがひどく哀れになって来ます。」
厳《オム》二峯《イボン》「強制収容」。自分が強制収容されたのは、誰かが密告したためだった。お世話になった老人が自分のところにきて、「これが、お前とは最後の別れのように思われてならないんだ。この別れの日をお前の命日として祈ることに定める」と言って、にぎった手をはなそうとしないのに困った。

一九四七年九月二十三日に光明園についた。はじめに注射されたときに、「アッ畜生！ やりあがったな」と声を張り上げるところだった。注射して自分を殺してしまうのだと思った。そのころまでは、いったん療養所へ行った者には、未だかつて帰ってきた者もなければ、なんの沙汰もなかったから、そのように信じられていた。

一九四八年秋のプロミンの出現は、大きな変化だった。三週間プロミン治療を受けただけで鼻がとおるようになった。千斤のおもりをつけてあったような脚が軽々とし、赤黒く腫れぼったい顔は色がさめ、顔中薄いビニールか何かを張ったような感じもなくなった。

三年もすれば社会復帰も夢ではなかろうと思うようになった。
張《チャン》 徳順《ドクスン》「正子の死」。社会復帰していった娘が、自殺した。遺書もなく、青年と自分の写真が残されていた。おそらく、自分が病気の島で育ったことを理解してもらえなかったのであろう。あるいは青年の両親に。
「母がハンセン氏病だということで、一人の人間が生命を断たなければならない、そういう社会の在り方について、私は激しい憤りを感じます。正子の死によって受けた傷跡は私の胸に歳月を重ねるに従って、その黒い影はより濃くなって行きます。」

卞 春子《ビュンチュンジャ》「二十三歳」。十五歳で光明園に入ってから八年。赤い斑はなくなり、いつでも退園できる状態と言われている。

母の家をおとずれると、「母ちゃんは生れる時から貧乏して来たんだから。」と笑っていたが、自分は三晩泊まって療養所に帰ってきた。

「あれほど思いつめて家へ帰りながら、言い出せなかったのですから、母の元へ帰る事はあきらめなければなりません。」

「人間らしい生活、その夢がたとえ一か月又は二か月で破れても、私は自分の力で何とか生きて行きたいのです。」

姜裕賛《カンユチャン》「ぼくの収支簿から」。二十八歳の土工として、退所の準備をしている。そのための収支決算の公開である。

収入　　二、〇五〇円。

支出　　二、〇五〇円。

その中の交通費一五〇円は、両親がいないので、ひとりの姉と叔母を訪問するためである。姉のつれあいである義兄は小さい土建業をやっていて、ハンセン病に理解があるので助かっている。ただし義兄の母への遠慮で、病気のことはその母には知らせていない。

「自分の力で生きたいが、しかしいっそのこと止めてしまおうかとも思う。ここにいれば生活は保障されているし、わざわざ苦しむために社会復帰をしなくても良いのではないかと思う。」

「とも角人間らしい生活のために、ぼくの最善をつくしたい。」

川野順の「母国訪問記」は、作品集『荊』の韓国語訳出版を機会に、三十七年ぶりで韓国に戻ることができた記録である。

日本が国ばかりでなく韓国語をも奪ったために生じた「四十三年の言葉の空白」を作者はかみしめている。彼は病気のために盲目であり、ながい年月日本語に慣らされてきたため、わずかに韓国語をききわけることができるばかりだ。

韓国に兄だけが健在。母はなくなっている。母の墓前で、しきたりどおり飲んだり食べたりしたが、彼は心が晴れない。

夕方になって、兄嫁（この人とは初対面）から母の死についてゆっくり話をきき、「なぜか重荷を降ろしたような気持ちになって、故郷の街での一夜を迎えたのであった。」

光栄に満ちた一週間だった。しかし、心の片隅に残ったのは、「父母から貰った名前で呼ばれることなく、母国に来てまで川野順という名前で呼ばれたことであった。このことはライに対する偏見が無くならない限り、どうにも仕様のないことではあるが、いつまでも眠れぬわたしを苦しめつづけるのであった。」

四

日本人の日常の時間の中に、ハンセン病が割って入ると、生活意識は、別のものとなる。

高屋緑樹「嘘」は、K重工業の係長として働いていた彼に、この病気がおとずれたときのこと。取締役に辞表を出したが、嘘をつきとおす。

「私は自分の病気のありのままを打ちあけて聴いてもらいたかった。しかしそれは口が裂けてもいえなかった。」

下河辺譲「別れ道」。つとめていた新聞社の活版部から身を引く。妻とこどものいる彼に、医者は言う。「病身だから結婚は避けるべきだったんだよ。」

水川圭子「流れの中より」。親子四人で岡山の国立療養所に入る。父はここでなくなり、母は脱走に失敗して犯罪者となる。外の社会で暮らしていたとき、つきあっていた人から、「結核なんかこわくない、らい病はこわいけど」と言われた言葉が、耳にこびりついた。

吉成稔「盲目夫婦」。洗濯の歴史。表現の歴史。それは日本史として書かれたとき、あるいは世界史として書かれたとき、それぞれ考える力をひろげる。しかし、この記録は私史として、こどものころから一転して療養の時代をとおして自分の洗濯の歴史を跡づけ、自分の意識の変化に光をあてる。執筆について、点字による表現と読書が、自分に新しい時代をもたらしたことを伝える。

川野順「渦の中に」。療養所の中での離婚というむずかしい問題をえがく。

旗順子「十九歳」は、冷静な筆で、自分の精神の動きを書く。

「当療養所には老若男女千二百人しかいないのです。ですからこの数字でもわかるように対象となるべき男性の数は少ない――故に私たちの考えは現実的となった――三段論法式ですけれど、こんな有様でした。病気が病気だけに私たちの対象は健康者に向けられなかったのです。」

「騒音の中で十九歳の私は何かを考えようとするのですけれど、」

長沢志津夫「退園の日に」。一度行ってみたいと思っていた興津の清見寺の石段をのぼる。「自分自身で探しあてた場末の旅館に旅の一夜を過すということが何か恐ろしいような嬉しいような気持で一杯です。」

福家孝志「正男ちゃんと僕」。五歳の弟が発病して園にきた。「正男は自分の来た道をどんどん走って行った。後を追っかけて行くのがかわいそうでたまらなかった。わずか五歳なのにこんな島に来さすなんて。正男は病気でこの島に来ているとは思っていない。遊びに来ていると思っているのだ。」

重見一雄「遍路」。へんろさんが高熱を発した。その人に長く宿をしたことから、うつったあとのなりゆき。

伊藤武「足跡」は、逃走の試みをえがく。その後がどうなったかを知りたいが、そこはとばして、その逃避行の伴侶が、現在の私の妻であると書いてある。

飯倉峰次「いばら」は、戦中の一九四五年の正月に発病して、草津の楽泉園に入ってからの戦争末期の日々をえがく。敗戦後もハンセン病患者には戦中とおなじ扱いがつづき、ついに一九四七年に患者の不満が爆発する。

水田広「奉仕作業」もまた、一九四二年の夏、小学校五年生のときにつれられてきて以来、一九四七年に患者の人権闘争が起こるまでの、奉仕作業の苦しさを語る。

宮島俊夫「金看板」。敗戦まで、ハンセン病療養所を支配してきた光田健輔園長を金看板として、光田排撃運動を弾圧する運動の始末記である。

藤本とし「足あと」、「くだける」、「アカシヤの土堤」、「生きている」、「光芒」、「ある朝」、「謎」、「音と声から」、「秋」、「福音」、「盲友」、「ほしかげ」。これらの作品は、飯河梨貴がさがしあてて、那須正尚に知らせ、聞き書き「地面の底がぬけたんです」口述筆記の糸口となった。

島田等「「治る」かなしみ」。島田等は、すぐれた詩をのこした。詩は別の巻に収められるが、書評という形での散文をここに収める。

島比呂志「マミの引越」、「おしめ」、「マミの死」、「留守居」、「アイリス」、「蛍狩り」、「「阿母《あんま》」の死」、「生きてあれば」。島比呂志は、療養所の時代と社会復帰の時代とをくぐって両者を批評するすぐれたエッセイを書いた。隔離の時代に先がけて同時代を批判し、隔離法廃止以後も、現代に形をかえて日々習俗としてのこる隔離を批判しつづけた。

もう一度、はじめにもどる。編集部の努力で、広く細かく資料を見る仕事が先行した。その選にもとづいて、私はこれらの文章を読んだ。

私の眼にふれたかぎり、患者の随筆と評論には、同時代の日本の論壇とちがって、自分の背負わされた問題と取り組みつづける一貫した姿勢がある。この故に同時代の日本の総合雑誌にはない世界にこの人たちの文章は生きている。国家から閉じこめられたために、かえって人間の問題と取り組んでいる。

隔離のつづく時代の中にあって、ワークキャンプの学生たちは、閉じこめられている人たちとともに動くことをとおして、彼等もまた人間として生きる機会をあたえられた。そのことは私にとってもひとつの恵みだった。

(『ハンセン病文学全集4　記録・随筆』皓星社、二〇〇三年)

『ハンセン病文学全集10　児童作品』解説

日本人は均質だと言われる。おなじ日本語（標準語）を読み書きし、国家に対して従順だという点ではかるならば、その考え方はあたっている。しかしそれは、明治以後の一四〇年たらずの年月をへて、二〇〇三年の日本人（日本列島に住む人）について言う場合である。

一四〇年前よりさらにさかのぼれば、そうは言えない。江戸時代よりもっとさかのぼれば、日本人の均質性にはさらに疑いが濃くなる。

日本国内で、社会からへだてられてきたハンセン病患者は、その均質性から離れた特質をそなえている。この人びとの使う「社会」という言葉は、こどもが使うときでさえも、自分たちの住む施設の外のことである。

この巻におさめられたこどもの文章は、同時代のこどもたちの文章とちがう。

それは、このこどもたちが、外の社会（おなじ日本）のこどもたちにくらべて、故郷、母、こどものころについて、自分の心の中にある残像をしっかりと保っていることからくる。

天野祐吉氏の広告論を読んでいて、広告の影響から現代日本文化は、残像のないことを特色にするというくだりが胸におちた。

たしかに、広告は、テレビでも新聞でも、車内のつり広告にしても、その都度の効果を目的にしている。その一日、二日、ながくても半年くらいのうちに、買うか買わないかと決めることがあればそれでよい。

「人間らしく生きたいな。人間なんだから」というようなサントリー・ウイスキー広告のように、私にとって半世紀近く心に残っている広告は例外である。

本来、広告とは違う目的をもった学校というものも、小学校一年と二年とは受けもちが違い、その後も一年きざみ、そして小学校、中学校、さらに高等学校、大学と、それぞれの年度に先生の心にある答をあてっこのようにして○×を繰り返し、大学卒業のときに、○×終了を迎える。これもまた、残像のない文化で、二十年近く机に向かってすわり続けた習慣の他に何を残すか。

日本のこどもは、現在、残像をはっきりもたないことに特色をもつ。刻々、かわってゆく環境の刺激に対して、刻々自分をかえてゆく用意がある。父母とすごす時間にとぼしく、友達と近所で遊ぶ体験にも恵まれず、テレビなどの広告に次々に反応する流儀が、こどもの生活の内部深く食い入っている。

ハンセン病文学全集・児童作品の巻は、外の社会の児童作品の巻とは、その点でちがう。

たとえば、後述のような理由で収録できなかったが印象深い次の作品を紹介する。

小学四年生の作文。彼女は、入所の日の朝、父を起こしに行く。父を起こそうとして泣きそうになり、いったんやめて、便所に入って泣く。もう一度、父の部屋に行き、父を起こすと、

「泣いたのか」

ときかれ、

「ころんだのよ」

とこたえる。二人がお互いにわかっていて、ごまかすやりとり、下手な芝居が役者の芝居を超えて胸に迫る。

母親は荷物をそろえており、遅れるといけないから早くごはんを食べるようにと言い、みんなで出て行く。

やがて旅を終えて、療養所に着き、父は事務所の人と話をして、やがて帰ってゆく。

窓から見ていると、父は戸を閉めて外に出ると、泣いていた。付き添いの友人に慰められている。

このこどもにとって、父母はこういう人であり、故郷はこういう所として長く心にとどまる。

別の娘は、朝、連れだって小学校に行くつもりで、近所の友だちの所にゆくと、友人の母から、

「家の子はもう学校に行ったよ」

と言われ、戸を閉められる。

その記憶は、社会の記憶、故郷の記憶として、隔離法廃止後も彼女の心に残るだろう。

故郷、両親、友人、仲間は、「社会」の中でのそれぞれの同じ言葉と違って、このこどもたちの心の底にとどまる。生涯の自分の精神の形成に資するだろう。

面会

去年　お母さんは
僕を坊と呼んだ
今年は
坊がKにかはつてゐた
笑へさうになった
ふと　お母さんの顔を見ると
じつと涙ぐんでゐなさる
つと目をそらして
足もとを見た

（高二、Y・K）

これは一九三七年につくられた詩である。療養所内のこどもには、都会の小学生とはちがって、早くから生活詩がある。
しかし、生活詩からそれて言葉自身のつくる世界に転生した作品もある。

初雪

さら〳〵小雪
牡丹雪
初雪　こ雪
牡丹雪
　さら〳〵降つて
　花がさく
（M）

これは、一九三〇年十一月十五日の発表である。

詩の巻にその作品をおさめられている志樹逸馬が、小学生として全生園〔当時は全生病院〕につれてこられたのは、このころのことだった。その回想によると、こどものころから彼は多くの先輩に読書の手引きを受けた。その何人もが早くなくなった。志樹逸馬はその人たちに教えられながら、当時の文壇の流行とは別の詩をひろく読んだ。日本の帝国主義を批判したために早くから日本の文学青年に見放されたタゴールの詩などが、園内のこの少年の読むところとなり、同時代の日本文壇とはちがう哲学詩の言葉を彼の中に開花させた。

志樹逸馬のうけた教育には幕末、吉田松陰が獄中でひらいた塾と通じるところがある。

同時代の日本の学校制度とはちがう心の交流がここにはたらいていた。

明治のはじめにアメリカの東部から東京にきたE・S・モースは、『日本その日その日』の中で、日本のこどもたちが、年長の者が年少の者を世話しているのを見て、アメリカの都会にはないものとしておどろいている。

その気風は、やがて日本の都会ではおとろえてゆくが、療養所の中には残っていた。このことが、児童作品を見るとわかる。

友達のきずな、姉妹・兄弟のきずなは、外の社会よりも、ここではいきいきとしている。

高度成長が一九五五年にはじまったとして、それから五十年が現代である。この半世紀の日本文化とはちがう特色を、ハンセン病療養所の児童文化はもっている。自分の心の中に記憶の残像を保ちつつ、その上に自分の感覚をつみあげてゆくという特色である。

日本の都会の児童が、「早く、早く」という母親の言葉にせきたてられて、こども自身の納得をとびこえて、情報を積み重ねてゆく流儀とはちがう。

法律の上で、九十年の隔離を廃止されたあとも、すぐさまに、こどもは社会の同年輩の文化と地続きになることはむずかしい。社会から受けいれられてゆく途上で、幾山河もこれから越えなければならず、その際に、自分自身のつよい自我が、日本社会の均質的な自我に押し負けないで生きつづけてゆくことを祈る。

＊付記　二〇九ページの「石賀先生」は、戦争中、セルマ・ラーゲルレーブの『エルサレム』と

いう反戦小説を訳して岩波文庫から出したイシガオサム（石賀修）[1]であり、彼自身良心的徴兵拒否で捕らえられた。戦争中、ジャワ島の海軍の酒保で『エルサレム』を読んで私は勇気づけられた。見知らぬひとりからもうひとりへの思想の受渡しだった。

追記として。

本巻に収録された作品は園内の機関誌、単行本からの採録ではあるが、著者探しは非常に難しかった。理由については、①社会復帰をしており、かつ消息が不明である、または本人は死去し遺族の消息が不明である。②著者にその作品を書いた記憶がなくなっている。③授業の一環として書かされたもので発表されたことを知らなかった。④作品は残されているが、ペンネーム等の使用により作者が確認できない。⑤作品を掲載することで子供（著者）及びその家族へ被害が及ぶ可能性がある。という調査結果が編集部から報告された。その結果収録を予定していながら、掲載を断念した作品もいくつかある。

作者が確認できない作品は、底本に名前があってもイニシャル表記、また掲載の許可は得たが匿名を希望する作品を「匿名」とした理由がそこにある。

（1）イシガオサム（石賀修、一九一〇‐一九九四）は、一九四五‐一九五六年、医事係職員として星塚敬愛園に在職していた。

（『ハンセン病文学全集10　児童作品』皓星社、二〇〇三年）

伊藤赤人の作品

俳句は、すばらしい形だ。その俳句でさえリズムにのってしまうときがある。そこからのがれて、五行歌を考える。五行歌にも、うっかり詩形にのせられて、心にないことを書くときがあるだろう。しかし、日本国中を席巻する俳句ほどではなく、和歌ほどではなく、リズムからはずれるリズムを求めて書く人として、伊藤赤人を考える。

毀《こわ》して
仕舞えばいい
なまじ形が
残っているから
捨てられないんだ

怨念を焼いた
火屋跡に
タンポポが
可憐に
咲いている

花がゆれ
蝶が翔んだ
そのとき
風が
見えた

言葉が言葉につながってゆく調子にのせられないで、考えてゆく。その目標を、伊藤赤人の作品に感じる。満天下の詩人がふたたび戦争詩にむかうときが来るとしても。

術もなく佇んでいる
エトランゼの私

（伊藤赤人『望郷の丘』市井社、二〇〇四年）

Ⅳ　回想のなかのひと

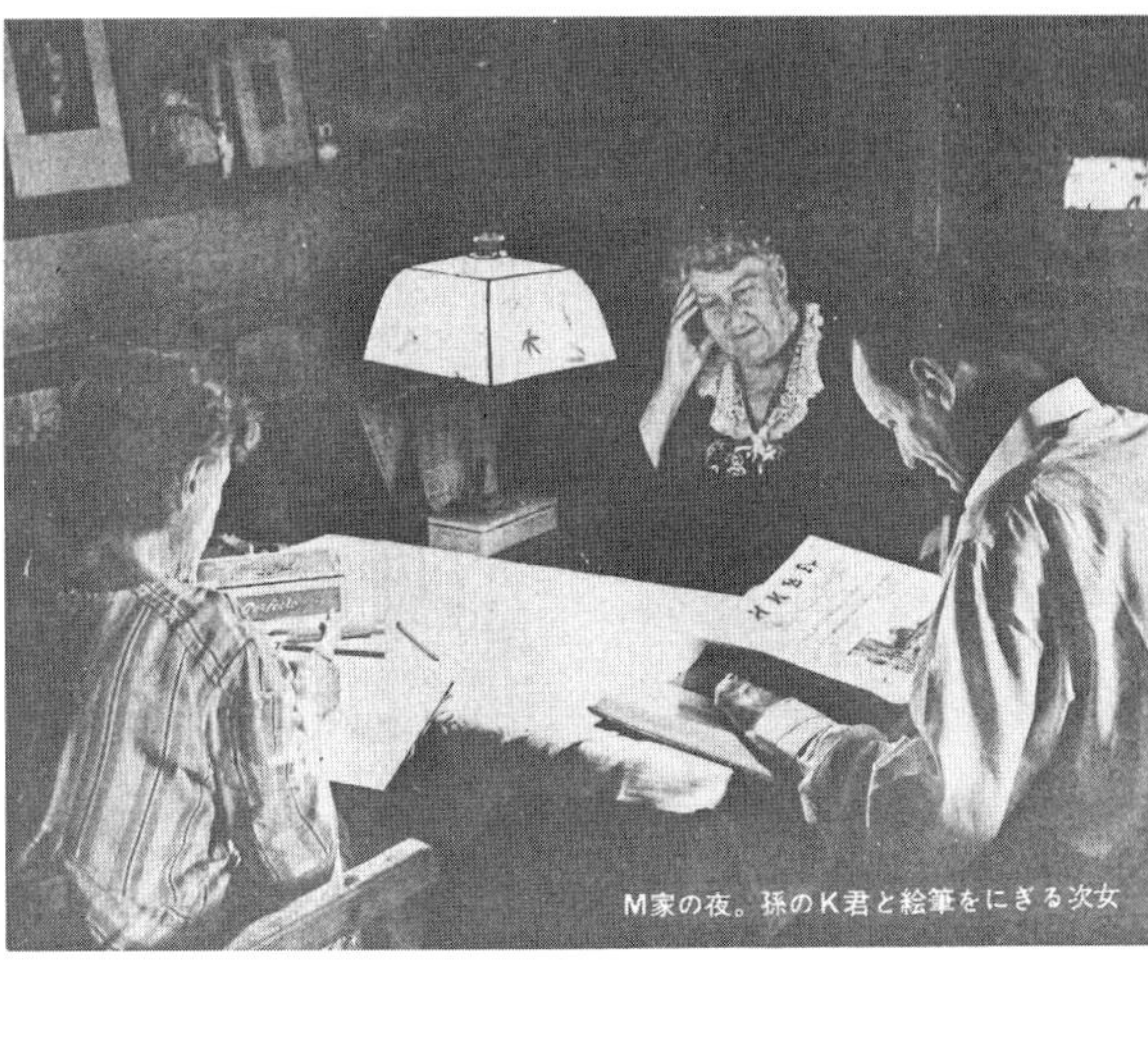
M家の夜。孫のK君と絵筆をにぎる次女

栗生楽泉園のコンスタンチン・トロチェフ一家。右から、トロチェフ、祖母のアンナ、叔母のニーナ。「山荘に生きる帝政ロシア——亡命貴族三代記」『太陽』第 1 巻第 3 号、1963 年 9 月。撮影者不明。

若い友の肖像（抄）

友人にめぐまれてきたので、自分の考え方は、いつも深いところで、友人の会話からうけた衝撃から回復しようとする努力に根ざしている。最も自分と違っている人、自分を最も深く傷つける人が、最も深い影響をあたえた人である。そういう影響について、いつか、しっかりと考えて、自分の負い目を明かにしたい。この文章では、この数年に知合いになった新しい仲間について書くことにする。〔中略〕

志樹逸馬夫妻　詩人の大江満雄氏を訪ねたとき、そこで癩者の原稿を多く見せられ、その中の何人かと文通することを始めた。そういう幾人かの一人が志樹逸馬氏で、文通しはじめて一年ほどしてから、岡山県虫明まで行って会うことができた。癩院の中では、左翼右翼の対立が多いらしく、病院の支配者をのろう声をきいた。病院長の光田健輔氏は、八十余歳の老人であるが、創立以来の苦労を知らずに、僅かの不足に自分を悪漢呼ばわりする左派の連中を、きちがいだといって片づけていた。志樹さんは、共産主義に対する心底からの同情をもちながら、院長を汚す激しいやりとりに参加しなかった。キリスト者である。左翼の言い分の正しさを理解し、支持しながら、その理解と支持の姿勢において、キリスト者らしい静かなものをもっていた。

この病院の中の最も古い患者、右翼の巨頭である人の伝記を、志樹さんは書いてくれたのだが、その伝記の主人公にも今度会うことができた。両手は丸くかたまり、両足は切断され、両眼は失明し、鼻もなく、のどに穴があき、言うことはよくききとれない。この人は、園の創立以来、光田院長の片腕となって道路の建設、果樹園の建設のことに献身し、率先して、自分の身体を実験に供し、断種手術をうけて、その無言であることを人に示して、説得のいとぐちをひらいた。園内に、綴方運動の機関誌をつくって、仲間が自分たちの力で自から慰める方法をすすめた。この人は光田院長のあらゆる言動を支持し、神のように思っているが、自分自身は、園内の若い者から置きざりにされ、孤立した存在となっている。この人の像を、静かな理解を以て描くことで、志樹さんは、この患者西木延作さんだけでなく、併せてこの園の指導者光田健輔氏を描き、もっと広く人間社会における先駆者の運命を描いている。与えられた条件をそのまま受け入れず、自分だけの新しい道を拓こうとする人は、やがて自分の考え方に固執することによって、時代の要求から遊離し、自分を先駆者としたと同じものによって、反時代的な変物として笑いものにされる。案外に、与えられた条件に何の改作を加えることもなかった人が、かえって、よく最後まで時代の変化に順応して行くことができることがある。前の時代の進歩が誰によってて、どんな仕方で達せられたかを、忘れた者は、新しい者の側に立って、共に、古い者に対して悪罵を浴せることはできない。

癩者の閉された世界の一つの窓からでも、彼に許された限りでの展望を世界に対してもち、公平な理解に達したいというのが、彼の願いである。志樹さんの詩作には、日本の現代詩人に稀な、公平な理解の精神がある。

志樹さんは、小学校のとき発病していらい、癩院に、二十余年暮している。父母兄弟とも別れ、子供のときから精神の孤立に馴れてきた。孤立した精神の達した地点は、左右に分れ、分裂している群を越えて、いちいちの点について善悪の判断を保ちつつも、相手に対しての理解への試みを棄てないという立場である。この病院の中で彼が孤立しているのと同じく、現代の世界においても彼は孤立していると思うけれども、その孤立は、より高い結びつきを指さしているものと思う。

志樹さんは、小学校きりしか出ていない自分に、どんなふうに思想がつくられたかを話してくれた。入園した子供のときの自分の前に、文学好きの青年がいた。小説など書いていたが死んで行った。その人が自分の中に、新しい価値のありかたを教えた。自分としては仕事を残すことなく、ただ自分の生きる姿勢、自分の気概だけを隣りの一人（偶然に自分の隣りにきたもう一人の少年）に伝えて死んで行く者の系列。癩者の文化は、そうした、人から人への身ぐるみの伝承によって支えられて来た。私は今、志樹さんの傍に同じように優しいまなざしの夫人のあることを、

（1）志樹逸馬「庶民列伝　第八回　病人　西木延作の生活と思想」『中央公論』第六十九号第六号、一九五四年六月。

祝福したい。癩園を離れるとき、志樹さんは桟橋まで見送りに来られたが、舟が遠くなるにつれて志樹さんの姿は、すでにこの時代を超えた人のような面影をおびてくるのだった。

(『婦人公論』第四十巻第一号、一九五五年一月)

山荘に生きる帝政ロシア——亡命貴族三代記

ちいさな異邦人

戦争が終わって一年あまりたったころ、私はひとりのロシア人の少年に出会った。この少年は、考え方も、感じ方も、すべてが別の世界からきた人のようだった。

何が、このような少年をつくったのか。

そのなぞは、やがて解けた。彼を育て、彼の心の中に、今はない別種の文明を育てた人に会うことができたからだ。少年には、おばあさんがいた。

少年とおばあさんとは、東日本の山の中に住んでいた。人々とは、ほとんどつきあいもなく、祖母は、自分の中にたくわえられたロシアの教養のすべてを、孫にそそぎこんだ。

それは、名人たちが一生涯かかって、たったひとりの人に自分の秘伝をさずけていったという、中世の芸能の伝承方式を思わせる。いうなれば、世阿弥《ぜあみ》の「花伝書」の世界だ。

彼らの家をたずねてみると、部屋の一つ一つには、ギリシア正教の祭壇がつくられ、イコン（聖像）がおかれている。

彼らのむかしの暮らしにくらべれば、今の暮らしむきは、非常にとぼしい。しかし、彼らは、簡素なものを組みあわせてこの家の内部に、気品と豊かさのある二つの世界をつくりだした。だれでも、この家にはいると、これは別の世界だということがわかるのだ。

M夫人。これが、おばあさんの名である。

トルストイの隣りに住む

その家の壁には、ポタペンコ、レスコフ、ソロヴィヨフ、ダニレフスキー、マミン・シビリアク、グリガロヴィチ、ババルイキン、ペチェルスキーなど、十九世紀の作家の著作が並んでいる。滅びさった帝政ロシアを代表する作家たち。

M夫人は、アレクセイ・トルストイはいいが、レフ・トルストイはきらいだという。アレクセイ・トルストイといえば「白銀公爵」や「イワン雷帝の死」などで知られた十九世紀なかばの作家（「苦悩の中をゆく」「ピョートル一世」を書いたのは同じくアレクセイだが、二十世紀の作家で別人）。富裕な貴族（公爵）の出で、ロシアを美しくうたいあげた点が、夫人の好みにあったのだろう。それにひきかえ、レフ・トルストイは「民衆の中へ」の運動にひどく接近した思想をもっ

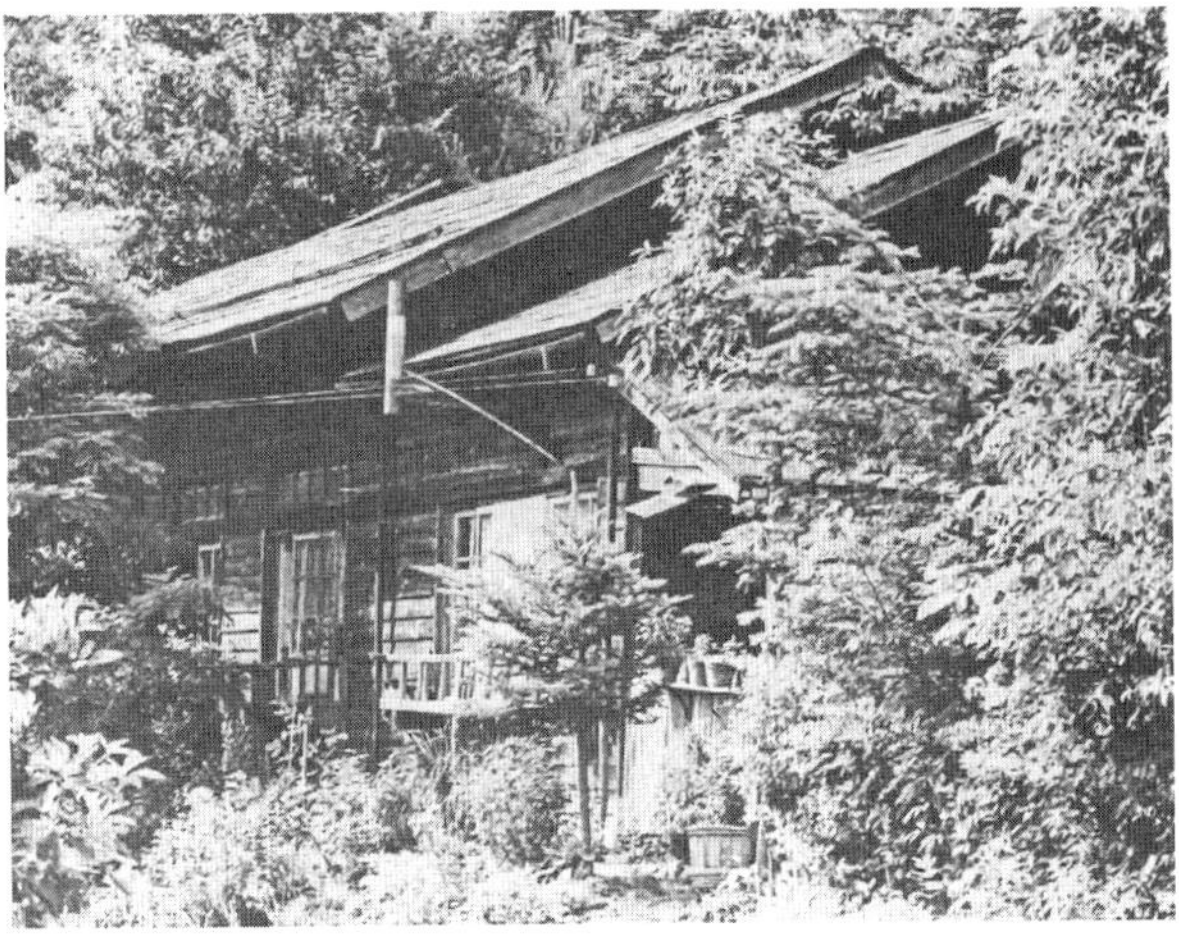

木立に囲まれた山荘。なんのかわりもない日本風の家の中に、
まったく別の、もうひとつの世界がひそんでいる。

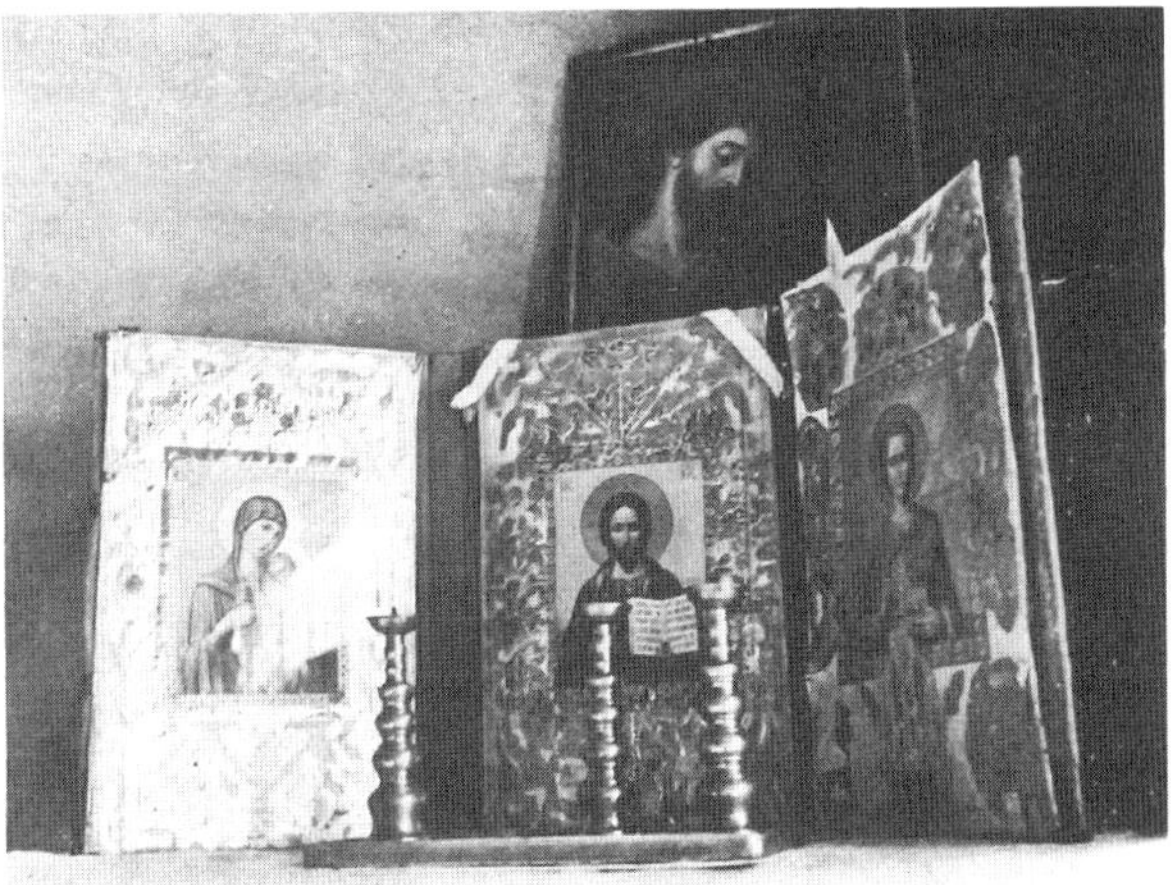

家の隅の祭壇。イコン（聖像）は金箔紙を切って縁取りされ
ている。M夫人は、朝晩欠かさずこの前にひざまずく。

ていた。そしてまた「復活」や「アンナ・カレーニナ」などの名作を残しはしたが、隣りに住んでいたことのある夫人の目には、かれが言行不一致の人に見えてならなかったというのである。

コラージュの中の栄光

また、この家には部厚い雑誌がある。『ニーヴァ』（麦畑）というロシア語の絵入雑誌で、一九〇四-〇五年の号は、ロシアの側からみた日露戦争の空気を伝えている。日本軍に処刑される前に、神にいのっている捕虜の絵が出ている。かつて日本で教えられたのとはまったくちがい、今のロシアで教えられているものとも、まったくちがう、英雄たちの絵巻物が、そこにある。

これらの蔵書は、一家が日本にきてから、すこしずつ集めたものだという。ロシアに住んでいたころのものは、本にかぎらず、何もない。

家族のアルバムが数冊ある。そのロシア時代の部分は、すべてグラフ雑誌から再構成したものだ。映画記事やさし絵などから、これは自分の夫、これはいとこ、というふうに似ているものがさがし出されて、あたらしい脈絡の中に並べかえられる。自分の家に、むかし飼われていた犬まで が、こうして生きかえってくる。

このように、どんな物事をも、自分の欲するものに見たて、読みかえていく巧みさが、この人たちに明るさを失わせないできた。

「戦争と平和」の主人公たち

この人たちは、どのようにして日本にきたのか。それは、やがて、この人たち自身によって書かれる時がくるだろう。ここには、わたしが聞くことのできた、いくつかのことをメモから書きぬいておく。

壁に、軍人の肖像画がかかっている。もちろん複製で、バルクライ・ド・トーリ将軍をえがいたもの。彼はナポレオンがロシアに侵入した当時の陸軍大臣であり、ロシア防衛軍の総司令官だった。この将軍が、この一家の遠祖である。

トルストイはこう書いている。

「当初の予定では、ロシア軍はドリッサの陣地に踏みとどまるはずであった。が、総指揮官の椅子をねらっていたパウルーチが、とつぜん全精力をふるって皇帝を動かしたので、プフールの計画は、ことごとく放棄せられ、大局はバルクライに委任されてしまった。しかし、バルクライも絶対の信任を得ることはできなかったので、その権力は制限された。軍は分裂して指揮の統一を欠き、バルクライは不人望であった」(「戦争と平和」第十篇)

そのためか、バルクライは、ボロディノの大会戦の直前に、総司令官の地位を去った。あとをついだのは、機動作戦に長じたクトゥゾフ将軍である。

しかし、真実のバルクライは、けっしてトルストイのいうような人物ではなかったとM夫人は

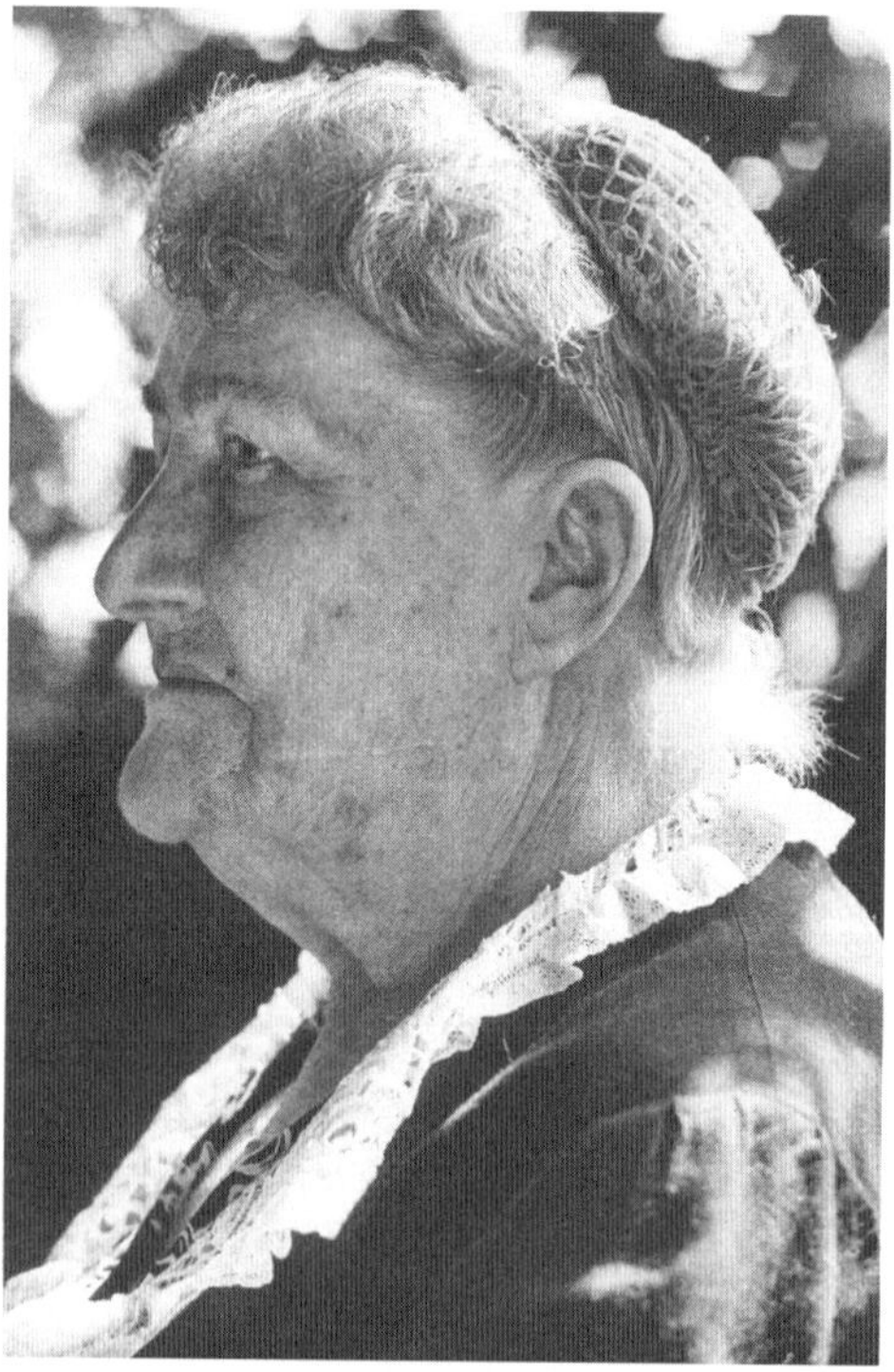

M夫人。堂々とした風貌の中にも、ロシア貴族の気品が感じられる。澄んだ瞳が印象的である。

いう。

また「戦争と平和」の主人公の一群を生んだボルコンスキー家は、トルストイ自身の祖父の家をモデルにしたものだそうである。そして、もう一つの主人公群を生んだロストフ家は、M夫人の祖母の家をモデルにしたものという。だが、ここでも、ニコライ・ロストフは金のためにマリア・ボルコンスカヤと結婚したり、それまでの愛人だった貧乏なソーニャを家庭教師として家にかかえておくというような人物にえがかれている。

長塚節の「土」は、今日でも郷里では、かえりみられないといわれるが、同じような事情が、この人たちに「戦争と平和」をうけいれる余地をなくしているのだろう。

ひとりぼっち

M夫人は、今年八十二歳という高齢である。ロシアの古い暦では一八八一年が終わろうとする十二月三十一日午後十二時に公爵家の長女として生まれた。父は、もうこの世にはいなかった。ロシア皇帝の閲兵の時、近衛騎兵隊の士官だった彼の乗馬が急にあばれだし、ほうりだされた彼は、大ぜいの人が見守る中で、石の柱に頭を打ちつけ、即死したのである。

母は再婚した。

こうしてM夫人は、ひとりぼっちのプリンセスとして、帝政ロシアの社会にむかえられる。だが、帝政そのものが、最後の時に近づきつつあった。

一八九四年、彼女は登校の途中、皇帝アレクサンドル三世の亡くなったことを聞いた。その日学校は休みになった。考えてみれば、この人は、生命をまっとうした最後のロシア皇帝だった。

少女のころから、M夫人は舞台にあこがれていた。結婚後は思うにまかせなかったが、夫に死別してから、本格的な舞台生活にはいった。

ところはニジニ・ノヴゴロド（いまのゴーリキー）。そこの国立人民劇場で三年間、舞台に立った。その後、彼女はモスクワに出る。そこで、ポーランドの伯爵Mと結婚したのである。

処女地の町

ポーランドは、当時ロシア皇帝を首長にいただく、ロシア帝国内の自治領だった。

M伯爵夫妻は、ポーランドにある所有地にうつっていった。その所有地の森林は、パリでカルタ遊びに財産を使いはたしたポーランドの貴族から、夫が十万フランで買いうけたものだった。が、そこを鉄道がとおるようになって、七百万ルーブルの高値をよんだ。キエフ、ワルシャワ間にあるバラノヴィチという鉄道分岐点がそれである（現在ソ連領）。

M夫妻は、そこにたくさんの家を建てた。いまでいう月賦の建売り住宅である。買ってくれたのはおもにユダヤ人とポーランド人だった。

もとは、ぜんぜん家のないところだったが、そこには、やがて七千人が住む、あたらしい都会が誕生する。

夫人は、この町に二つの教会を建てた。一つは夫人の宗教であるギリシア・カトリック教（ギリシア正教）の教会、もう一つは夫の宗教であるローマ・カトリック教の教会で、こちらには、のちに付属の孤児院を設けた。夫妻は、いつも連れだって、二つの教会へ交互に足をはこんだ。

天勝にひろわれる

第一次世界大戦がはじまり、夫は戦地におもむき、死んだ。夫人は、娘をつれて日本に旅行する計画をたてた。朝鮮まできたとき、ロシア革命のしらせがとどいた。持っているお金はすべてただの紙くずになった。引返そうとしたが、満州のハルビンまできてお金がつきた。

ふたりの娘をかかえ、途方にくれているうち、幸運にも、そこに日本の奇術師、天勝の一座がきていた。夫人が女優の経歴を話すと天勝は彼女に演技する機会をあたえた。

一九一七年、夫人とふたりの娘は、この一座とともに、日本にきた。

夫人と娘は、ロシア・バレエの公演をはじめた。スラヴィナ劇団の名で、その巡業地は日本全国におよんだ。

M夫人は、自分で脚色し、振付し、出演した。東京の明治座で上演された「狂恋のサロメ」は、夫人の書きおろしたものという。

おさないふたりの娘は、母親をとおしてロシアの演劇を身につけた。長女のキティー・スラヴィナがやがて一座の中心になる。

小山内薫とともに

当時、日本映画産業は草創期にあって、外国人タレントを欲していた。一九二〇（大正九）年、松竹キネマが発足した時、総大将の大谷竹次郎は、西洋の技術を根本から移殖することを計画した。撮影技師長には、アメリカ映画で、すでに地歩を得ていた日系米人ヘンリー・小谷がむかえられた。そして、西洋演劇の研究者で、日本の新劇の創立者でもある小山内薫を理事におよび、俳優学校の校長に任命した。

田中純一郎の『日本映画発達史』によれば、その俳優学校の講義内容は、つぎのとおりである。擬態実習（小山内薫）、整容運動と西洋舞踊（アンナ・スラヴィナ――M夫人の芸名）、脚本講義（久米正雄）、扮装術（松本幸四郎、市川左升）、美術史と音楽階梯（斎藤佳三）、写真術（玉井昇）、映画劇史（東健而）、表情心理学（松居松葉）、主事（人見直善）。

小山内と小谷は、日本のこれまでの芝居のしぐさを、そのまま映画のスクリーンにもちこむことに反対だった。M夫人が、素人の日本人から、未知の演技力をひきだす調教師として信任されたのも、そのためだった。鈴木傳明といえば、昭和初期に、今の石原裕次郎をしのぐほどの人気をさらった俳優だが、その彼も、当時は夫人の受講生の中に、名をつらねていたという。

光に立つ女

一九二〇（大正九）年十一月、松竹蒲田撮影所から「光に立つ女」が世におくられた。題名は、M夫人の娘キティーを指したものである。監督は村田実、キティーの相手役は根津新で、キティーの妹も出演していた（M夫人の記憶ではこの前に「極光の彼方」という作品もあるそうだ）。

一九二三年。暑いなかで、キティーは「いちじく」という映画をとっていた。そこへ関東大震災がおそった。未完成のフィルムは、全部焼けてしまった。

キティーは結婚した。夫は、ウラジオストクからロシアの軍艦をぬすみ、亡命者をのせて、関東大震災のすこし前に日本にたどりついた軍人である。

不幸はきびすを接して

当時、満州では、バイカル地区コザック出身のセミョノフ将軍が日本軍と連絡をとり、白露軍を指揮して、赤軍と戦っていた。

M夫人は、話がそのころにおよぶと、

「セミョノフサンノ　カオ　ミマシタカ。ウー、ウー、ウー」と、ひどいという表情。

彼女は、金塊事件などで私腹をこやしたというわさのある、このセミョノフを信用しないのである。

キティーの夫も、近衛士官だった。だが、余技として、ロシア国民楽派五人組のひとりで、やはり軍人だったキュイから、ピアノを習っていた。その素養が、日本での暮らしをささえることになる。彼は長崎に住み、ジャズのバンドでピアノをひいていた。

ふたりが結婚したのは一九二八（昭和三）年である。やがてK少年が生まれた。M夫人は演劇界から身をひき、家で孫の養育に専心した。

K少年は一家に笑いをもたらした。だが、それも長くはつづかなかった。

まず、少年の父が死に、母は再婚して家を去った。そしてまもなく、その母も、この世を去った。

M夫人は、洋服の仕立てなど、自分の力のうちにあるあらゆることをして、孫をそだてた。K少年の目には、おばあさんは、世界をささえる巨人のように映った。

祖母と孫の世界

このふたりをささえているのは、ギリシア正教の信仰である。トルストイにたいする批判も、ここにゆきつく。

「トルストイは、ロシアの信仰をこわしました。そして、共産主義への道をひらきました。ただ自分の頭がいいというだけのために、ロシア人に文化をあたえた教会をこわしました。ロシア文学が、どこから流れてきたか。それは、教会。それを、トルストイは、こわした。トルストイは、愛を教えたが、ロシアの敵をつくったのです」

M夫人の言葉の要約である。

十年前、劇的な調子をつけて、プーシキンの詩を朗読してくれた夫人も、最近は床に臥すことが多い。私の何度目かの訪問の時のことだったが、かすかな足音とともに、一匹のネコがやってきて、夫人のベッドにはいあがった。夫人は、ながい追憶の物語から、急に話題を移して、胸にうずくまるネコの背中をなでながら、

「オマエガ　イチバン　シアワセノヒト。ナンニモ　ミナカッタ。ナンニモ　キカナカッタ。マイニチ　オイシイモノ　タベテ　ヒニ　アタッテ　イル」

祖母の忠実な弟子であるKは、日本語で、つぎのような詩をかいた。

カミノキセキ

カイガン　ダカ　モリ　ダカ
ハタケ　ダカの　ウエニトンデイル
オモイ　クモカラ　オチル
ギン　の　イト

ホウボウニ　ヒビク　カミナリハ
テンカラ　ソノトキ　チカヅク
カミ　の　チカラ
カミ　の　アイ　ニ　ミエル　アノ　アオゾラ
アノ　シロイ　シロイ　クモ　の　シタニ　ツヅク
ヤマ　と　ペルシヤキモノ　の　ハタケ　は
オヒサマ　の　アタタカイ　キン　の　チカラヲ　イタダイテイル

このような信仰をもって現代を見る時、世界は、つぎのように彼の目に映った。

きみと山

山のぼりの　すきな　きみ
たかい
　かたい
　　つめたい
がけを　のぼりたい　きみ
きみは　てっぺんから　せかいを

みながら　おもう
　「おれ　キング（王）だ！」
山とのたたかいの　あと
しゃかい（社会）での　きみは　あり（蟻）だ

（『太陽』第一巻第三号、一九六三年九月）

＊写真、キャプションは初出時に掲載されたもの。いずれも撮影者不明。

長女キティー・スラヴィナ。M夫人の血をうけて、大正末期に日本映画の主演女優として活躍。多くのファンが、その風貌にあこがれた。彼女はまた、ロシア・バレエのほか、日本舞踊にも一派を開いた。左下は鏡獅子を踊る彼女で「週刊ジャパン・タイムス」(1939年2月23日号)の表紙を飾ったものである。

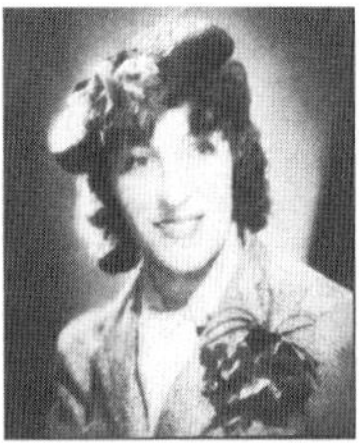

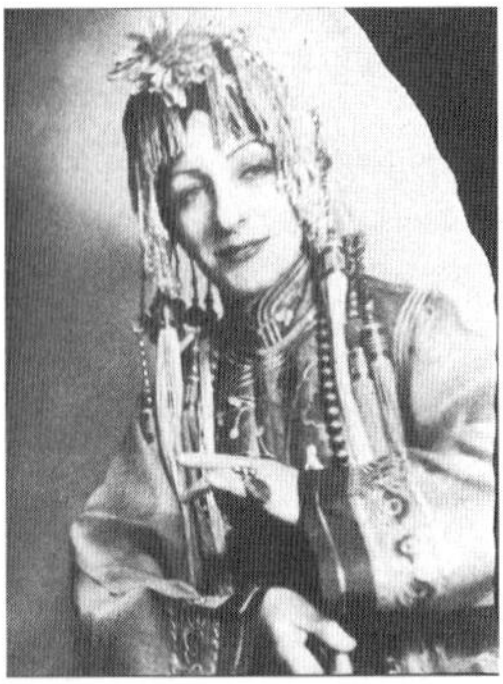

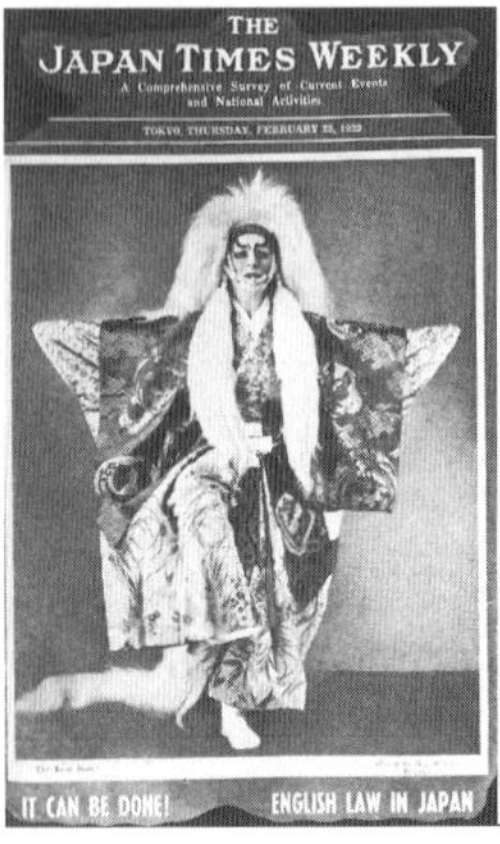

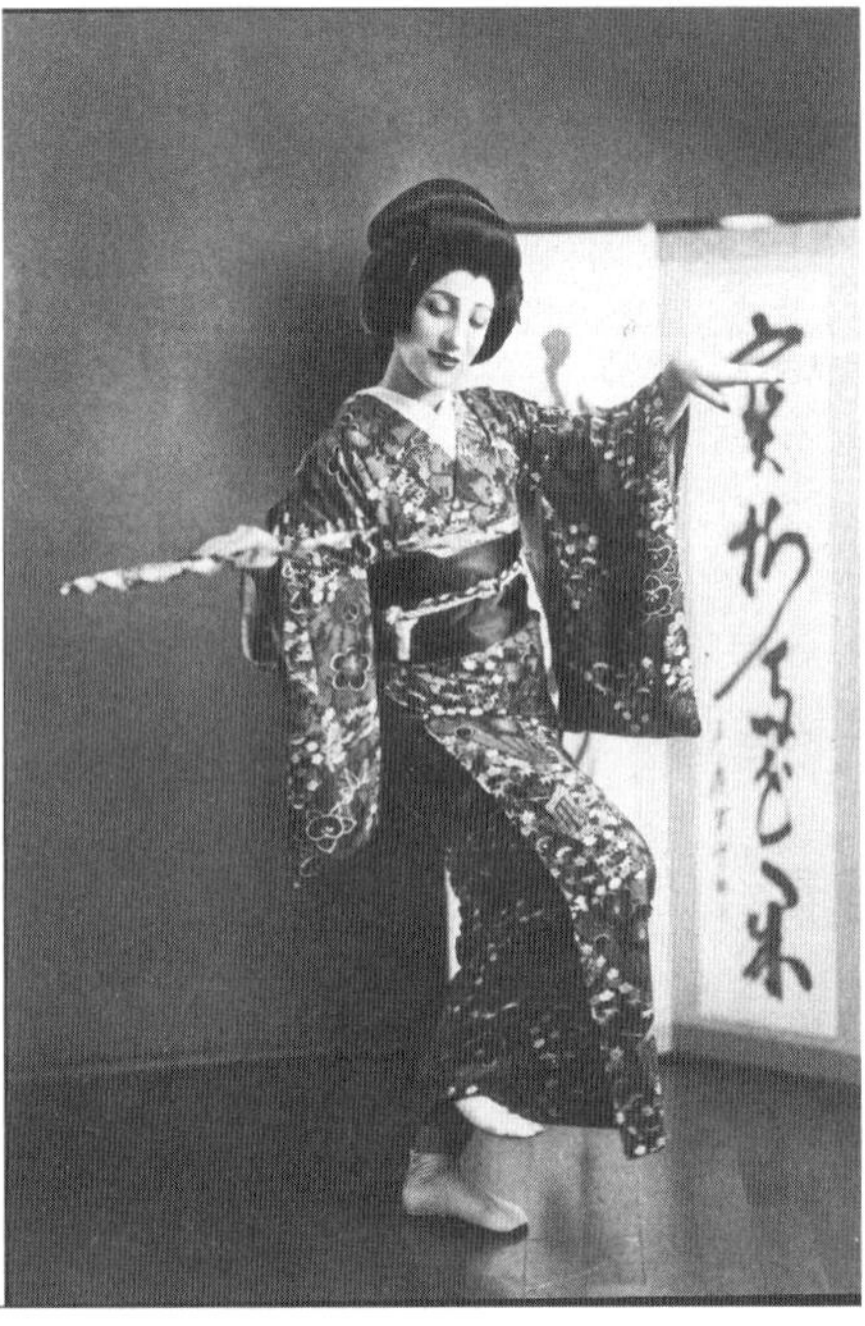

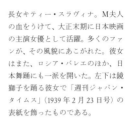

(『太陽』第1巻第3号、1963年9月。撮影者不明)

アルバムの中の伯爵家の栄光

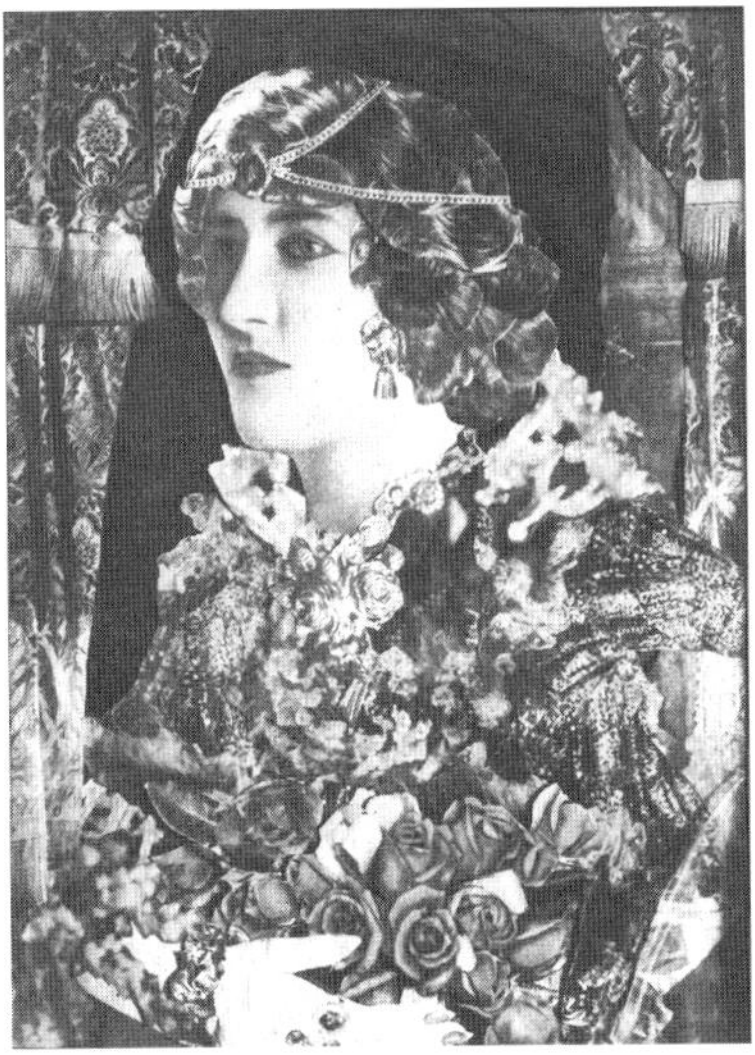

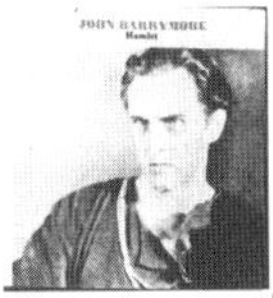

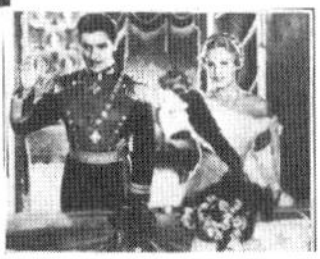

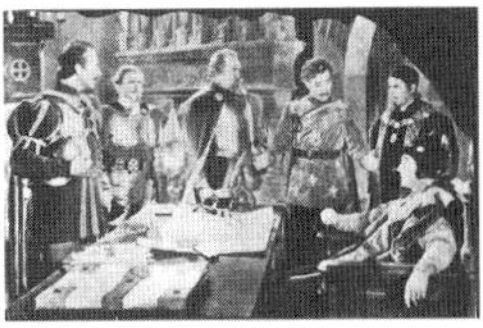

上は雑誌の切抜きで飾られたM夫人像と映画 Hamlet, Prisoner of Zenda, If I Were King のスチール。ロシアにいたころの写真が、すべて失われてしまったため、夫人は誇らしい過去を、ここに写された情景の中にまさぐり、定着させながら今日までを生きた。下は来日当時の母子。向かって右からM夫人、長女、次女。右は8歳のころのK少年だ。

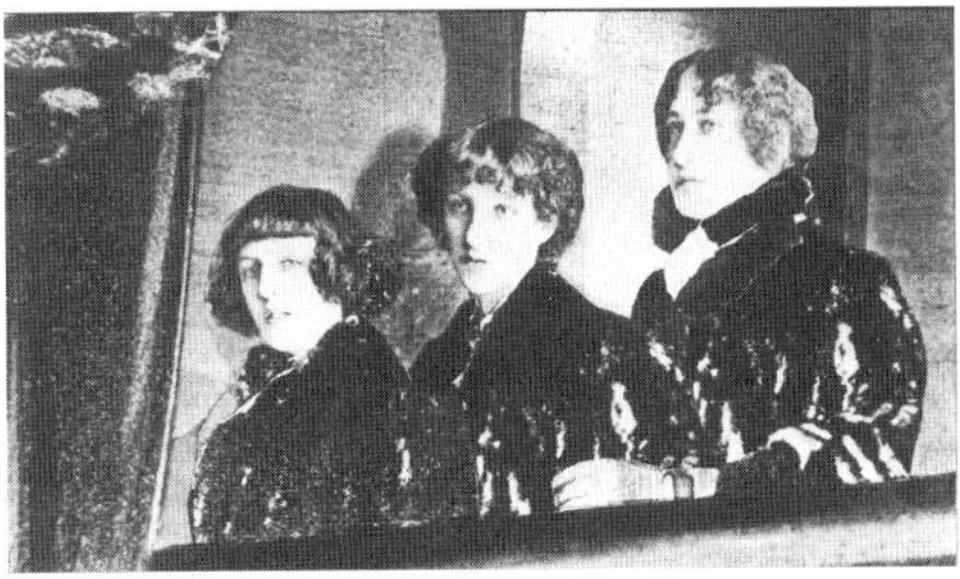

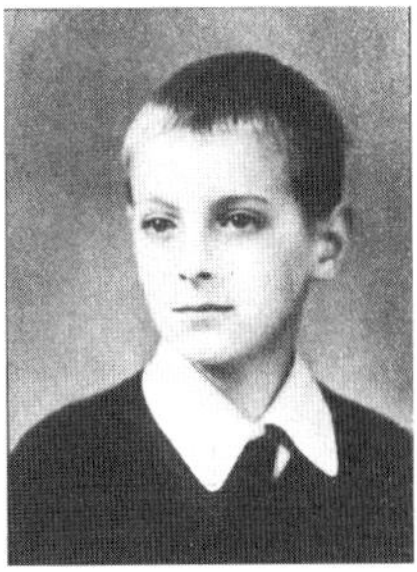

大江満雄の肖像

大江満雄は、私に大きい影響をあたえた。このことに感謝している。

はじめてこの人に会ったのは、石川三四郎が敗戦後にひらいたアナキズム研究会（はじめは新宿の中村屋で準備会があり、後には本郷三丁目の韓国民団の建物でひらかれた）で、彼の家をたずねてゆくと、そこに原稿の山がおいてあって、それは全国の癩療養所からよせられた詩のたばだった。あとになって『いのちの芽』（三一書房、一九五三年）という本になったもののもとの形である。

幾編かを見せてもらい、そのころ『芽』という名に改題されて出ていた第二次『思想の科学』にのせてもらった。作者から承諾の手紙をもらい、そのやりとりのなかで友人ができた。長島の愛生園をたずねたのは、この文通によってできた友人・志樹逸馬に会うためだった。彼はその後、京都でつづけていた思想の科学研究会のサークル「庶民列伝の会」に岡山県長島の愛生園から一篇をおくってきた。(1)

このことより前、敗戦からまもなくのころ、私は、リトアニア人の医者に電話で呼ばれて、白系ロシア人の少年が県の医官と会う時の通訳をたのまれたことがある。大江満雄につれられて、山室静とともに草津の癩療養所をおとずれた時、前の時のことを思いだして役所の人にたずねると、そのロシア人は、今もいるということだった。

大江さんとふたりで、この人の家をたずねた。かつての少年は、今はもう少年ではなく、祖母といっしょに住んでいた。その家に一歩入ると、そこは帝政ロシアだった。

占領軍兵士ののこしたグラフ雑誌『ライフ』が「戦争と平和」という映画をとりあげた時の写真をきりぬいたものとか、手製の聖像とかが、丸木小屋の壁面にかざられており、書架にはプーシュキンの著作とポタペンコの著作が何冊もおかれていた。トルストイは御法度《ごはっと》だった。トルストイ家は、この祖母の娘のころ、ヤスナヤ・ポリヤナで隣人であり、この人の著作からロシアがあかくなったと彼女はかたく信じていた。彼女はロシアの公爵の娘であり、やがてポーランドの伯爵の夫人となった。若い夫は第一次世界大戦に出て戦死し、傷心の彼女はおさない娘二人をつれて旅に出た。旧満州にいた時、ロシア革命がおこり、もっていたルーブル紙幣その他はねだんのないものとなり、故郷の土地も邸も失った。娘のころ劇に出たこともあるのを手がかりに、そ

（1）一七五頁の注（1）を参照。

のころ巡業していた手品の天勝一座にいれてもらって、演技をして日本にたどりつき、そのあとは窮乏生活に入った。

松竹にひろわれ、撮影所の学校の教育部長に就任し、洋服の着かた、洋食のたべ方、洋室の中でのたちいふるまいをおしえた。鈴木傳明たちが、その生徒であったという。彼女の娘は、キティー・スラヴィナという芸名で二本の映画に主演した。これらのことを、私はあとで田中純一郎の『日本映画発達史』で確認した。

もと女優だけあって、祖母は、八十歳を越してもいきいきとしており、彼女の好きなプーシュキンをロシア語で朗読してくれた。大江さんは感激して彼女をだきしめた。彼女もよろこんで、とっておきのヴォトカを出してきた。

現代ばなれした、こういう不思議な時間を、私は大江さんとともにした。

彼女の娘は、おなじく日本に亡命してきたロシアの公爵と結婚して一児を生んだ。公爵はやがてなくなり、彼女は、アメリカ人と再婚してアメリカにわたり、そこで死亡した。

とぼしい生活の中で、おさないころにその子は癩に感染した。病気があらわれたのは、すでに母が渡米してなくなり、彼が少年になってからで、敗戦直後、私が彼にはじめてあったのはその時だ。

草津の癩療養所の所長は、少年がひとりで療養所に入ることに不安をもち、ついてきた祖母の求めるままに、彼女をも癩患者とみなして、一所にくらせるようにした。このようにして草津に、帝政ロシアの一角ができた。

祖母は、この少年を、一対一で教育した。ロシア語の読み書き、ロシア貴族らしいフランス語の読み書き、英語の読み書き。日本語だけは少年は小屋の近所の人々から自分でまなんだ。そのたどたどしい日本語で、少年は、詩を書き、大江さんはその詩集を出版する手助けをした（C・トロチェフ『ぼくのロシア』昭森社、一九六七年）。

大江さんは石版工出身であり、大正から昭和のはじめにかけて、プロレタリア文化運動に入った。大江さんの中に、はじめのころからあった、さまざまのものへの共感は、マルクス主義によって指導されるプロレタリア文学運動のうつわにおさまりきれなかった。戦後に、昭和初期の形のままに復活した左翼文学の運動は、大江さんの仕事とふれあうところはあっても、その一部になることは大江さんの底にある方向性と一致しなかった。大正時代から接触するところのあった石川三四郎の仲間に入ったのは、そういう事情からだろう。目白にあったロゴス教会がはじめた文化運動もまた、牧師山本三和人が大江さんに示した共感の故に、大江さんの活動の場となった。

戦後について書く前に、戦時の大江さんの仕事にふれたい。

この文章は、大江さんの詩集・散文集にあわせて発表されるので、大江さんが、戦争に協力した詩人であることは読者にあきらかである。その事実を知った上で、戦時の『辻詩集』の中に大江さんが「四方海」を発表したことを見てほしい。この詩集の中の、他の詩人たちの安手な宣伝詩にはふれない。この『辻詩集』を読んだ人の中には、この中に詩を発表している永瀬清子のように、戦時下に大江さんの「四方海」を読んで自分の作品にうしろめたさを感じ、心をうたれたと戦後に書いた人がいる。(2) 他にも何人かの読者を、戦争のもっとも心くじける日に、勇気づけたであろう。

戦時に大江さんは、マライ語に関心をもち、アジアの言語としての日本語について思いをめぐらした。この想像力の中に、今日も、可能性がふくまれていると思う。

言葉についてだけではない。病気についても、それが人を結びつけるはたらきをもつことに大江さんは着目した。癩への打ちこみは、彼にとって、この病気がアジアの共通の病気であるという認識にうらうちされていた。癩の療養所をまわって、それぞれの場所の詩を書く人とはなしあい、その詩についての感想をのべ、発表の手だすけをした。主に療養所の雑誌をとおしてなされたこの活動の他に、彼は、『亜細亜詩人』という詩の雑誌を構想した。癩をやみつつ詩を書くということと、すぐれた詩を書くということとのつながりを彼は信じていた。

『思想の科学』に近づいたことも、そういうシロウトとクロウトのつながりについての彼の信仰からであり、さまざまの思想の流れの合流するところに自分をおきたいという彼のみずからの位置づけによるものだった。

一九五〇年ころから大江さんは思想の科学研究会の例会に常時出席されるようになり、本郷の「ルオー」というカレー・ライスの店で毎月ひらかれていた思想の科学研究会のサークル「記録の会」にあらわれ、やがて、本郷学士会館でひらかれた市井三郎の主宰するもうひとつのサークル「明治維新研究会」の常連となった。この会の合宿にも参加し、手製のクコ酒をふるまったり、茶の道具を持参して野点《のだて》で仲間をもてなしたり、矢立てをつかって詩を書いてみせたり、いろいろの趣向で仲間をたのしませた。

このサークルが『共同研究・明治維新』（徳間書店、一九六七年）を出した時、大江さんは長年にわたるかくれキリシタン研究を発表した。

大江さんははやくからころびバテレンに関心をもち、そこに芽ばえている日本文化への同化をつめたくない眼でながめ、これとは別に、島原の乱以後の禁教に屈せずに権力に対して身をかくして土俗化した形でキリスト教を守った人びとへもあたたかい共感をもった。この別々の道に別れたものへの同時の共感が、大江さんのしんしょうだった。それが思想の科学研究会を長い年月にわたって支える大江さんの心のかたむきだった。

（木村哲也・渋谷直人・鶴見俊輔・森田進編『大江満雄集――詩と評論』思想の科学社、一九九六年）

（2）二十三頁の注（1）を参照。

神谷美恵子管見

神谷美恵子は、聖者である。

このことを感じたのは、一九三八年夏、私がアメリカに行って、半日、彼女の家に招かれたときのこと。夕食までに時間があるので、外を散歩するのにさそわれた。

私は、日本で小学校をふくめて、三つの学校から放逐され、中学二年終了で、学校から離れた。もし、今日招かれているこの家の当主、前田多門だったら、かつての父の同窓生だったよしみで、

「お父さんに迷惑をかけちゃ駄目だよ」

と教訓を与えるだろう。美恵子は、前田多門の長女で、私より七歳年長だったが、教訓めいたことを言わない。私と、おなじ目の高さで、話をした。

どんな人とも、おなじ目の高さでつきあう、これが聖者の風格と感じられた。やがて彼女がハンセン病患者とつきあうときにも、フランスから来た同性愛の哲学者フーコーを案内して日本を

旅行するときにも、彼女は自分の態度をくずさなかっただろう。

そのとき、十五歳の不良少年とのあいだに、何の話題があったか。今おぼえているのは、ヨハンナ・スピリが話題になったことだ。「ハイディ」をはじめとして、他の作品にも彼女は通じており、スピリが作家としての広さをもっていることなど。もうひとつの話題は、少し前になくなった『紫苑の園』の作者松田瓊子《けいこ》のことだった。

何十年もたって、そのころ彼女がかよっていたクエーカーの学校に出した二つの英文の論文を読むことができた。彼女はすでに、日本のキリスト教の狭さにふれている。日本人のキリスト教信者は、日本に来たアメリカ人宣教師の狭さを受けついでおり、そのために起こったこととして説明している。神の恩寵はキリスト教信者よりも広く、キリスト教を信じない者にも与えられるというのがそのころから彼女の信仰だった。この論文をすでに書いていたこの人に私は出会ったのだった。

この考え方は、晩年まで、つづく。キリスト教会から破門されて、レバノンからニューヨークに移ったハリール・ジブラーンの詩を、彼女は好んで訳した。

これらすべてに接したのは、彼女が亡くなってから、『神谷美恵子著作集』と補巻が出てからのことだ。さらに、こんなことがあった。

戦争が終わってから、私は、結核の療養のため、ひとりで軽井沢に暮らしていた。そこに神谷美恵子の母親（前田多門夫人）から電話がかかって、自分もひとりでいるから、晩御飯を食べに来なさいということだった。沓掛に近い、その家に行って、夕食をいただいた。

そのとき、彼女は、娘のころ、群馬県から出てきて、わたしの母に助けられた話をした。それを話すことが、この招待の目的だった。

話は娘のことに及び、ここは美恵子がひとりで戦前、結核の療養をしていたところで、その病気は、隣の野村胡堂家の長男の日記を、彼の没後に借りてきて読んだからだという。これは医学的にはありにくい。しかし、前田夫人は、そう信じていた。

これからは、私の推測。前にふれた松田瓊子は、野村胡堂の長女で、兄である長男一彦につづいて結核でなくなった。野村家と隣あわせで、子供同士親しく行き来していた前田家の長女美恵子は、そこから結核になったので、一彦の没後発病したとしても、一彦の日記を読んだからではないだろう。

しかし、一彦に傾倒していた美恵子は、一彦の死が、人生の希望を変えた。自分の生涯をハンセン病の人びとに捧げようという希望は、ここから育ったものではないか。

この希望は、父前田多門の反対ですぐには実現しなかった。彼女は父についてアメリカに行き、おそらくそこで修得したラテン語によって、ストア派哲学者マルクス・アウレリウスの『自省録』を訳した。彼女は戦中、女子医専に入って自分の所信を実現する基礎をつくる。

やがて、粘菌の研究者神谷宣郎と結婚。神戸女学院でフランス語を教えた。女子医専卒業後、東大の内村祐之研究室で、精神科の診療に参加したこともあって、そのときの知識と見聞はヴァジニア・ウルフの評伝を書くときに役立ったと思われるが、彼女自身が、おなじような病的症状を内部にもっていたのかもしれない。

やがて、彼女は初期の子宮癌を経験し、このとき、夫の宣郎に、かねてからの希望だったハンセン病患者への奉仕に踏みきっていいかと許しを求め、長島愛生園に精神科医としてつとめた。父の多門は、かつて娘の初志をとどめたことについて、悔恨をもって、娘の死後、愛生園で講演をした。(1)

一九六〇年、米国大統領アイゼンハウアーが日本を訪問して、日本の首相岸信介から日米安保新条約成立のしらせを受けるという計画があった。これに対して、もと米国留学生十二名の連署で、この訪日は適切ではないという声明を出した。これはアメリカ大使館前で警察官にくばった。このとき私は、大阪の神谷美恵子に電話をして、署名に加わってもらえないかと頼んだ。彼女はすぐに承知し、「宣郎さんはどうですか?」と私がたずねると、「宣郎は臆病ですから」と答えた。

記憶が不確かなので、そのときのビラをファイルから出して見ると、神谷宣郎の名前は入っている。美恵子が説得したのか?

後記　参考。太田雄三『喪失からの出発　神谷美恵子のこと』(岩波書店、二〇〇一年)。この本

---

(1) 正しくは、一九五九年に前田多門が長島愛生園で講演したのち、病臥中の光田健輔を自宅に見舞い、「昔、娘が愛生園に就職したいと言ったのを反対してすみません」と言ったことを指している。神谷美恵子が存命中の出来事。神谷美恵子『新版・人間をみつめて』朝日新聞社、一九七四年。

の原稿は、英文ではじめ書かれた。やがて英文で発表されることを期待している。日本の哲学史が神谷美恵子の項目を欠くことに、私は、哲学観の片寄りを感じる。

（みすず書房編集部編『神谷美恵子の世界』みすず書房、二〇〇四年）

能登恵美子さん

皓星社が『ハンセン病文学全集』をすすめたとき、編集者として京都の私の家に見えた。そのときの能登さんの、この仕事に打ち込む姿が、私のなかにある。

ハンセン病はなおらないという伝説の中にまだ生きていた。薬ができて、なおるようになっていたのに、何百年も語り伝えられる偏見は、たやすく打ち砕かれない。いったん患者として扱われた人は、根拠のない偏見の中に閉じ込められて、長く生きることになる。

ハンセン病のことに打ちこむ人は、矢を射こまれたようにこのことに打ちこむ。英国から熊本に来て、全財産をこのことに投じ、生涯を捧げたリデルがおそらく最初の人で、その後、日本人からそういう個人が現れた。能登さんは、そういう人の一人だ。

この矢を抜いてくれと叫びたいときはあっただろう。しかし、矢を抜いてもらわない生涯を生きた。ハンセン病患者（じつはもう患者ではなくなった人をふくめて）の遺稿を求めて療養所を訪れ、手書き原稿をさがし、長年にわたる努力を続けた。途中、病気にかかって中断を強いられたが、社長や同僚のあたたかいまなざしに助けられて、職場に復帰し、仕事を続けた。

途中、予期しないものに出会った。それは、かつてここで暮らしていたこどもの綴り方である。今は老人ばかりになったハンセン病療養所に、かつては、つれてこられたこどもたちがいて、園内を駆けまわっていた時代があった。

そのこどもは、あるいは、今の老人の昔の姿だったかもしれない。

病室　　中三　青木茂美

病室に入るとどこかで
鶯の声が
だれかが笛でも吹いた様に鳴いた
静かな病室の室にも
明るい暖かい春がしのびよっている
私は冷えびえとした病室にたゝずみ
じっと父を見守った
父はいたむ手に
ぎっしりとホータイをまいている
ベッドにねたまゝ私を眺めて微笑んだ

きっと私の元気な姿が
父にとってはうれしかったでしょう
父は病む
やわらかい光が
ベッドを照らして居た
静かな朝だった

『愛生』昭和二十六年五月号

これらの姿がかなたに消える。しかし、これらの姿があったということは、失われることはない。そのために能登恵美子は働き、そのことを書きとめた。

二〇一一年九月十五日

(『射こまれた矢——能登恵美子遺稿集』皓星社、二〇一二年)

V

評論選評

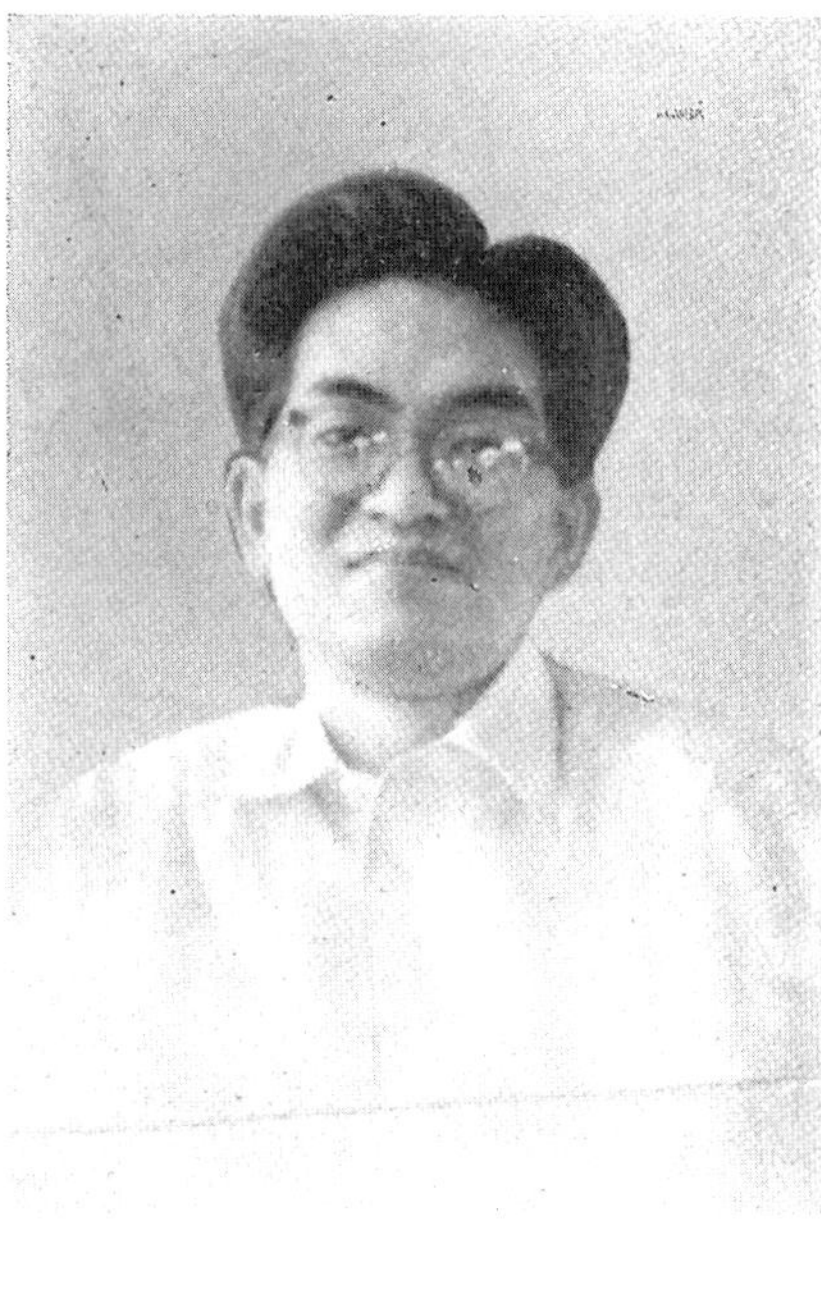

評論の選者紹介の写真。『愛生』第 10 巻第 11 号、1956 年 11 月。撮影者不明。

評論の選について（『愛生』第九巻第十一号、一九五五年十一月）

今度おくられて来た評論を七月の末によんでから、しめきりまで一月ほど、しまっておきました。その間に、評価を自分がかえるかもしれないし、不安定な評価をくだしたまま、作品の順位を発表してしまうのはよくないことに見えたからです。

私は生れてから一度も、他の人の文章の選をする役にあたったことがありません。はじめての経験なのでなおさら、自分の評価について安定性に達したかったのです。

評論というようなものにたいして、よしあしを区別するモノサシをつくることができるかどうか。この問題について、まじめにとりくんだ論文にぶつかったことがないと思います。作文の先生は作文の先生としての規準をもち、それは教科書のあたえた漢字を縦横につかいこなすという規準であるが、その規準による選集は明治から今日までいくつも出ているし、そういう選集の序文を見れば、評価の根本についての理論がわかります。大学の研究室は大学の研究室としての規準をもって論文の資格審査をするが、それは研究室の主任のよしとする諸学説をよみちがいなく引用しているかどうかによります。ジャーナリズムはジャーナリズムとしての評価の規準をもち、それは現在の新聞雑誌の割当てる小さな坪数の中で人の注意をひくかどうかにかかっています。

だが、それらの評価の規準となす《マ》から《マ》規準が、この場合、必要なのです。

生活綴方の文集を編むさいに、どんなモノサシで評価しているかが大いに参考になります。それは鈴木三重吉の選者だったころの、「いきいきと書いている」度合によることから、国分一太郎、無着成恭たちの選者としてとった「問題把握のたしかさ」の度合に向っています。だが、評論の場合は、生活の描写を目的とする綴り方とは少し規準がちがってくるのではないでしょうか。

今までのところでは、『赤い鳥』以来ほとんど五十年、実に多くの文集運動を通してこられた綴り方の評価理論（セオリー・オヴ・エヴァリュエイション）ほどのものが、評論の領域にはありません。それは、生活綴り方運動のような実践の歴史を、評論がもたないからです。

評論というのは、大学の関係者が書くもの。小説を書こうとしてたくみに書けぬことを発見した人たちが、あとで文筆学以外の職業に方向転換できず、小説以外の方法でしかも新聞雑誌につながって行こうとして書くもの。そういう習慣が現代の日本にはできてしまっているように思えます。そして、この習性に影響されて、生活綴方の五十年の運動も、ともすれば、評論よりも、小説の方向にひかれて行くのです。こういう方向でなくて、生活綴方の運動の中から、評論の方向にエネルギーが高まって行く通路もつくられて行ってよいと思います。

だが、これまでのところでは評論は、大学関係者だけが書く権利をもつ学会雑誌、ならびに、ジャーナリズム関係者だけの書く綜合雑誌を発表の場所としています。それらと別に、同人雑誌は全国に数多くありますが、詩人志望の人、小説家志望の人たちによって組織されているので、評論に力点をおきません。生活綴り方的な雑誌においても、小説、詩にむかって傾向を強く示しています。

評論に力点をおく小集団、同人雑誌ができることが、今後の日本の思想にとって望ましいことと思います。そういう小集団、同人雑誌の少ない現在、『愛生』の評論欄などが、日本の評論の形をいなおすための役割をになっていると思います。組合雑誌や、新聞の学芸欄以上に、現在の組合機関誌、団体雑誌、地域雑誌が、日本の評輪の未来形につながっているのだと思います。

評論専門家でない人による評論が、強く育って行くためには、評論の方法について、単なる素人として以上の自覚が求められます。生活上の問題をほんとうの意味でもっている人だけのもちうる、実践のうらうちする思索力が、評論の上に、生きて来なくてはならないでしょう。

今度、評論の選をすることになって、どの文章をも、私は、組合雑誌にある文章以上の注意をもってよみました。これらの文章は、組合雑誌の上で商品価値ある評論にくらべて、もっと強いものだと思います。

そして、これらの評論のもつ強さを、独自の強さとして育てて行くためには、組合雑誌に出ている評論を模範としないで新しい規準をつくることが必要なのではないかと考えました。

私はきびしく選ぶ方針をとって、入選一篇、佳作四篇としました。この選の規準に、皆様賛成していただけるかどうか、集まっているそれぞれの文章について、みなさんと御一緒に相談してきめることができたら、もっとよかったろうと思うのです。そうすることによって、専門的評論家でない人による高度の評論という新しい領域にふさわしい評価に達することができたのだと思います。

話しあって見たけれど、分らないことがたくさんあります。だがそれらを別として、入選、佳作の規準について簡単に書きます。

(1) 入選、佳作以外の評論をとって見ても、どの文章も、問題の把握はしっかりしています。したがって、商品として出ている多くの評論以上に、出発点は強いのです。

(2) 佳作に選んだ文章は、問題の把握だけでなく、みじかいワクの中で、問題の解決にまで成功しています。それだけでなく、問題の解決に達するまでの道具のくりだしかた、順序のたてかたが立派です。「その問題を解決するために」本質的なものに、早く入って行くこと、このことが、佳作とした文章をきわだたせています。

(3) 入選とした文章は、問題解決の方法が、その本人だけでなく本人から遠い所にいる全然別の人をも啓発するような力をもっているものです。私たちは、自分の問題を、そのままの形でいつも見ているために、かえってその深い掘りさげかたができないでいることが多いのですが、そういう時に、全然別の形で同種の問題がとりくまれている状況報告を見ると、自分の問題に新しい光が投げかけられることを感じます。

「特権意識と劣等意識」というこの論文は、病舎生活の条件を特徴づけることを目標とし、終始それととりくんでいながら、病舎とはなれたところにいる任意の人に目のさめる思いをさせ独特の力をもっています。ここに描かれているのは、日本の近代思想の根もとにある病患です。私は、昭和初期の共産主義者、自由主義者がどうして転向したかというテーマを、友人と一緒に共同研究していますがこのように、ハンゼン氏病の問題とかけはなれた主題の追求の方法をも啓発する力を、この文章はもっています。すぐれた思想的学績は、つねにこのような力をもっているのではありませんか。

入選(一篇)「特権意識と劣等意識」(愛生・森田竹次)/佳作(四篇)「看護問題について」(愛生・佐治早人)、「統一のために(続)」(敬愛・島比呂志)、「限定された扉を開くもの」(恵楓・大野進)、「療養所に於ける完全看護の盲点」(駿河・山中三郎)

選評(『愛生』第十巻第十一号、一九五六年十一月)

今度は力作ぞろいでした。

入選の数を、少なくきめておいて、いつもかならずその数だけ入選にするというのも、きかい的にすぎると思うのです。今度は、入選五篇、佳作二篇を選びました。

入選ときめた文章は、活字にして広く読まれることを希望します。第一席、上月充「療養所批判」は具体的な形をとらえ、そこから抽象的な議論にすすむことをくり返して論文を構成しています。論文構成のこのリズムを他の人たちにもわかってほしいと思います。療養所の本質が、歴史的に変化してゆくあとを実にしっかりととらえている。過去だけでなく、未来の像をその中からひき出している。この仕事は、長編の評論になり得る骨組みを持っています。

第二席　島比呂志「療園における性の問題」これもまた問題のありかをとらえるだけでなく、解決の方法を辛棒《ママ》づよく求めている方法のたしかさに感心します。

第三席　野谷寛三「人間形成のために」今後の発展を期待させます。

第四席　牧原雅雄「予算削減の影響」は、実情を知らない私に対して強い説得力をもつ文章でした。自分の体験について書きながら、その中からひき出してくる感情的な評価をおさえて、患者売店でしらべた資料にもとづき、客観化した形で主張を打ちだしている。このように、私小説的な側面と実証科学的な側面とが、むすびついて、このエッセイを構成しているのを見事と思いました。

第五席　佐治早人「新規約実施への書簡」は問題の重要性の故にとりました。

他に、高野房義「粗雑な請負工事について」は、なまの資料をならべることに終っており、資料批判の手続きがとられていない弱みがあります。ゴシップのまま、採用しているところがありますが、ゴシップはもっとしっかりつきとめ、ときほぐしてからでないとエッセイの材料に使わない方がいいと思います。

富士野義朗「傷病恩給は平等に」は、日本人に共通な、一般問題をとり上げている点ではよいと思いました。ただ問題の解決の仕方が特に活字によって、みんなに知らせなければならないほどの独創性を持っていないのが残念です。だがこのような一般問題を今後もとり上げて下さい。療園内の人が療園外の一般社会についてよりよく見ることができる、そういうアングルがあると思います。

仲垣峻「青年期における生活の認識」にはそのアングルについての確信があります。「三木清の文に人生問題の解決のかぎは、確実性の新しい規準を発見することにあるというのがあります。私は、この文ほど新鮮でなまなましく感銘をおぼえる文はほかにありません。なぜならば、この文にあるところの「規準を発見する」そのこと事態《ママ》が私たちの生活の中にあるのだと思うからです。」

大野進「療養生活と宗教」中にも、次のように忘れがたい文章があります。「病者の夢であるが、遠き将来にでも、たとえ身に病のあとを残しても、療養の上無菌となったものは、自由に解放されるときがきたならば、しゅうあくなる容姿ゆえにうける心の苦痛にも、宗教による精神的療養が併合されていたならば、死にまさる苦しみを越えてきた体験に加えて如何なる困難にも打ちかてる社会人となることができると思う。」

このような無比の健康人は、今日かえって療園の中できたえられていると信じます。

このような無比の健康人が、不健康な現代社会にでて活動する小説あるいは評論を書いてほしい。そういう一般社会へのよびかけを今後に期待します。

『愛生』以外のものをふくめて今までに五回[1]ほど評論の選にあたりましたが、今度ほどの力作にあうことははじめてでした。佳作としておした二篇もこれまでの例ならば、入選。佳作以外の二篇は佳作になったでしょう。

入選（五篇）「療養所批判（形態について）」（光明・上月充）、「療園における性の問題」（敬愛・島比呂志）、「人間形成のために」（全生・野谷寛三）、「予算削減の影響（治療面について）」（楽泉・牧原雅雄）、「新規約実施への書簡」（愛生・佐治早人）／佳作（二篇）「青年期における生活と意識」（愛生・中垣峻）、「療養生活と宗教」（恵楓・大野進）

選評（『愛生』第十一巻第十一号、一九五七年十一月）

入選の基準は、ひろく一般の人々に読んでほしいと思われるものということです。物事のとらえかたが、療養所以外の人々にもすぐ理解できるような普遍性を、もつところまでたかめられていなくてはなりません。

佳作としたものは、問題そのものが筆者にとって切実であるもので、しかしひろく一般読者にうったえるだけの普遍性を獲得していないものです。ただし大場氏の一篇だけは、療養所から独立した一つの社会的主題をとらえて、おしきって書いた態度を高く評価しました。このように、療養所外の主題について、一般の人々とおなじく切りこんでゆかれることを望みます。

望月氏の文章は、身辺の一事件からかきおこされたことはよかったが、その一事件の素描におわっていて、評論まで達しなかったように思われます。たとえばこの事件をどうするかという難問ととりくまれたら、しぜんに、この事件の底深くに入ってゆかれたのではないでしょうか。

島氏の文章は、自作にたいする批判への反批判の形をとっています。しかし、批評家にたいする反感は、もっと確固とした主題とむすびつけられて発表されるほうがよくないか。自作にたいする批評への反批判という私的な主題を追うのでなく、むしろ、この主題を土台として、もっと一般的な主題を問題とすべきではないか。たとえば、批評家と作家の関係についても。またたとえば、「敗北の文学とは何か?」という一般的な問題の解明。

身辺の具体的な、切実な問題からかきはじめる。これはよい。しかし、その問題を解きながら、もっと深く一般的なテーマにうちあたるようでありたいと思います。

伊藤氏の文章は、文体がととのっておって、立派だと思いました。ただ、その論旨が、主として

（1）本書には、この選評以前の鶴見による選評は二点しか収録していない。その他の選評は、現在では欠本となっている『点字愛生』のバックナンバーに含まれている可能性がある。欠本となった事情については、二三九頁の注（6）を参照。

て療養所内の人々にとってのみ重要だと考えられるむきがあり、佳作としました。しかし、今考え直してみると、この一作については、入選とすべきか佳作とすべきかについて、確信をもつことができません。療養所内の「匿名の思想」の代表として、入選作とすべきだったかもしれません。編集部で検討して、なお、一作は、『愛生』にのせるスペースにゆとりがあるようでしたら、この一篇も、活字にされるように推選《ママ》します。考えさせるものを多く含んでいる文章です。

入選（四篇）第一席「倫理の形成」（全生・野谷寛三）、第二席「絶望の文学」（愛生・森田竹次）、第三席「今日の憂鬱」（愛生・佐治早人）、第四席「返上したい救癩の語、その他二三」（楽泉・秩父明水）／佳作（四篇）「惰眠の弁」（全生・伊藤武）、「『敗北の文学』に異議あり」（敬愛・島比呂志）、「コーラス事件の教訓」（光明・望月拓郎）、「台北事件と相馬ヶ原事件の教訓」（愛生・大場一雄）

選評（『愛生』第十二巻第十二号、一九五八年十一月）

入選・佳作ともに愛生園の人達だけになってしまったことは、残念です。

入選作と、佳作との区別は、質によるちがいではありません。今まで入選されたことのある三氏の仕事を選外としたのです。入選作は三篇位にしてくれという依頼が前にあったので、このように区別しました。したがって、活字にして、広く、園の内外の人に見てもらうねうちのあるものとしては上記六篇全部が、それにあたります。

第一位におした根来育氏の「感情」論は、戦後の日本の評論の世界で、主流となって来た考え方の盲点をよくついていると思います。少しも背のびをしていない、実感の裏うちのある抽象的議論で、見事な文体だと思います。

入選（三篇）第一位「「感情」論」（愛生・根来育）、第二位「人間像」（愛生・大場一雄）、第三位「新良田教室の方向」（愛生・冬敏之）／選外佳作（三篇）「私の一票から」（愛生・佐治早人）、「事大主義と報復主義」（愛生・森田竹次）、「図書館の管理方法について」（愛生・豊田一夫）

選評（『愛生』第十三巻第十一号、一九五九年十一月）

今度よんだ文章の中では、根来育氏の「〈転換期〉という意味」がずぬけた力をもつ評論であると思いました。自然科学の問題、医者の問題を、思想史の中にくみいれてかくことはむつかしい仕事で、成功した例が少ないのですが、この文章はハンゼン氏病対策ととりくんで、一つの日本思想史をほりあげていると思います。実にすぐれた文章です。これからも書き続けて下さい。

森田竹次氏の「日本の悲劇」は重要な問題をとらえており、評価の仕方も公式的でなくしなやかであると思います。しかし、構成に失敗しているのではないでしょうか。エッセイは、はじめの二十行の中にかけがえのない問題を、かけがえのない仕方であつかっていることを示さなくてはいけない。現在の構成では、なかばすぎてからそれがはっきりしてくるようになっています。

滝真澄氏の「曲り角に立つ看護体制への希い」は、実行可能な計画の提出をしている建設的な評論と思います。

豊田一夫氏の「新園長に希む」は、らくらくと読ませる、うまい文章と思います。

大場一雄氏の「マスコミと長島」も力作です。統計から何をくみあげるかが問題なので統計をならべることでは評論としては重大なものにならないということに注意してください。

以上、愛生園の人たちの作品にすぐれたものが多いのですが、愛生園以外の人たちにももっと評論に力をいれてほしいです。
今度の根来氏の「〈転換期〉という意味」は、数年前の森田氏の「特権意識と劣等意識」以来の大評論だと思います。

入選（二篇）「〈転換期〉という意味」（愛生・根来育）、「日本の悲劇」（愛生・森田竹次）／佳作（二篇）「曲り角に立つ看護体制への希い」（全生・滝真澄）、「新園長に希む」（愛生・豊田一夫）

選評（『愛生』第十四巻第十号、一九六〇年十月）

愛生園からの投稿が中心になっていることを残念に思います。他のグループからの投稿がもっとあってほしいです。

前にこの欄でおねがいしたことがあるように、ハンゼン氏病だけのことでなく、もっと広く問題をもとめてエッセイを書いてほしいという希望がいくぶんか達せられたようです。

森田竹次氏の「偏見と差別」、今西康子氏の「ハンゼン氏病患者の関心事」は、日本社会のいくつもの問題の一つとしてハンゼン氏病をとらえています。このように広い視野からハンゼン氏病をとらえるという方法と共に、ハンゼン氏病とは全く無関係な遠いところにある別の問題をとらえるための強い視点として、すぐれた望遠レンズとしてハンゼン氏病者の位置を用いるという方法があります。この方法によっていくつかのエッセイが書かれていくならば、今までとは違う一つの大道ができてゆくのではないでしょうか。

根来育氏の「打ち込まれたままの杭」は、表現のあざやかさが主題の重さとマッチして美事な効果をあげています。根来氏は、読書新聞における論敵谷川雁をけぎらいせず、彼の方法から学ぶことに成功しているように思います。今年のエッセイは昨年の光田健輔論(2)とは違うスタイルによるものですが、昨年のものにおとらぬ出来栄と思います。私がこの欄をうけもつようになってから八年位になりますが、その中で最も印象に残っているのは、森田竹次「特権意識と劣等意識」、根来育「光田健輔論」、根来育「打ち込まれたままの杭」の三者です。この三つは普通の総合雑誌にみられるエッセイにくらべてより高いと思います。

豊田一夫氏の「国民年金法に思う」は、療養所の患者も、あたえられている作業賃金の中から国民年金への掛金をおさめたい者はおさめ得るというように、規則をあらためてもらって、もらうことによってハンゼン氏病患者の自主性がおかされないようにするという意見は、人間の生き方についての非常に重要な指摘です。

今度選衡した文章の中、根来氏、今西氏、豊田氏、森田氏の四つは、いずれも広く読まれる必要のある文章だと思うので『愛生』に発表してほしいのです。

入選（二篇）「打ち込まれたままの杭」（愛生・根来育）、「ハンゼン氏病患者の関心事」（愛生・今西康子）／佳作（二篇）「国民年金法に思う」（愛生・豊田一夫）、「偏見と差別——その発生と消滅について」（愛生・森田竹次）

評論選評（『愛生』第十五巻第十一号、一九六一年十一月）

すぐれた評論が集中してくる年があります。今年も、そういう年でした。入選、佳作あわせて

（2）根来育「〈転換期〉という意味」『愛生』第十三巻第十一号、一九五九年十一月。

五篇をおしましたが、それら全部をできれば、この雑誌に、すこし月をへだててでものせていただきたいと思います。五篇のどれからもおしえられました。

「コミュニケイションと創造」は、今日の論壇でのサークル論にたいする一つのまとめになっており、この議論のすすめかたには、療養所生活の記録がまったくでてきません。

これと反対に、「日本のライ行政は転換期に来ている」は、この中におりこまれた論者みずからの体験の記述が迫力をもつ論拠になつています。

どちらの方法がよいか。私は、どちらもよいと思います。これまでにあまり試みられていないという意味からいえば、将来の道がもっと開拓されることが望ましいです。

このように考えることは、「憶測」と「わい曲」」の論争点にふれることになります。療養所の患者が、みずからの体験の記述をまったくふせて、作品なり、論文なりを書くことは望ましいか。すぐれた作品・論文ならば、その中に療養所の事実がかいてなくともその底にかならず著者個人の身のおきかたがあり、そこに療養生活があると思います。

自分の身のおきかたを軸として作品なり評論なりを支える他に、書く方法はないと思います。しかし、著作の中に療養生活が事実として書きこまれているかどうかは、独立した問題と思います。永丘‐島論争(3)は、おそらくはこの主題をめぐっておこなわれた論争だろうと思いますが、日本の一般論壇におけるとおなじように、切実な主題から出発しながらおたがいにたいする私怨にまどわされて、主題からそれてからまわりする論争になったようです。

「「処刑前夜」を観て」は、明白な論点をもつ映画批評です。この文章をよんだことを忘れないでしょう。

「山本肇論」は、筆をおさえてかいてある見事な文芸批評と思います。

入選（三篇）第一席「山本肇論」（愛生・今西康子）、第二席「「処刑前夜」を観て」（愛生・今西康子）、第三席「「憶測」と「わい曲」」（愛生・森田竹次）／佳作（二篇）「コミュニケイションと創造」（愛生・根来育）、「日本のライ行政は転換期に来ている」（愛生・豊田一夫）

（3）心理学者の永丘智郎と星塚敬愛園入所者の島比呂志が『全患協ニュース』第一五九号（一九六〇年十月十五日）から第一六四号（一九六一年一月十五日）にかけて行った、ハンセン病文学の固有性と文学としての普遍性をめぐる議論のこと。

評論選評（『愛生』第十七巻第三号、一九六三年四月）

今年の評論は、はっきりと二つの流れにわかれました。第一の流れは、ハンゼン病患者が、社会で自分のおかれている境涯を一つの視点として、社会全体をうつそうとこころみることにあります。自分に固有の境涯を転位して、別のものの位相をうつそうとする――そういう努力が、もっともはっきりとあらわれているのは、今西康子の「差別――この不当なるもの」という文章で、これは在日朝鮮人の歴史です。いい文章だと思います。しかし、旧派というか。第二の流れ〔、すなわち〕あくまでもハンゼン病患者の境涯そのものをえがききろうとする努力から生れた二つの文章が、見落すことのできない意味をもっているので、残念なのですがこれを佳作としました。

藤本事件(4)を書いた森田竹次の文章「偏見・予断・処刑」は、論証がしっかりしており、このうたがわしい事件について当局がすくなくとも死刑執行保留をすべきであったと感じさせます。

豊田一夫の「惰民ではない」は、療養所職員にたいする論争として、公の場で続けらるべきもので、逸することはできません。療養所職員側の意見が修正され再提出されるための、きっかけをつくるだけの力をもち、論争を実りあるものとする姿勢にうらづけられています。

衣笠五郎の「療養所文学のもつ役割」は、日本の一般社会をつつみおおせた不毛なる安定ムードと療養所の文化活動がどんな仕方で現在交渉しているかを冷静に計測し、療養所文学の到達するであろう新段階を予測した見事な論文です。今西康子の文章に見える転位への努力が、ここにも見事に生かされています。近来の大評論と思います。このなだらかな文体は、これまでの『愛生』誌上の評論になかったものではないでしょうか。

入選（三篇）第一席「療養所文学のもつ役割」（全生・衣笠五郎）、第二席「偏見・予断・処刑」（愛生・森田竹次）、第三席「惰民ではない」（愛生・豊田一夫）／佳作（一篇）「差別――この不当なるもの」（愛生・今西康子）

（4）一九五二年ハンセン病患者とされたF氏が殺人事件の犯人として逮捕され、無実の訴えにもかかわらず死刑となった事件。裁判が療養所内の「特別法廷」で行われたことについて二〇二〇年、憲法違反との判決が確定している。現在では、事件の舞台となった熊本県菊池郡の名をとって菊池事件と呼ばれる。

評論選評（『愛生』第十七巻第十号、一九六三年十一月）

衣笠五郎氏の評論は、その中に情報がいっぱいつまっているという意味で第一席におします。私はこの文章をよんでほかの評論ではえられないことをたくさん知りました。

金沢氏の「社会復帰の一日」と今西氏のグラムシ書評とは、これまでの応募原稿とはちがう傾向なので、傾向の固定をやぶるという意味でおします。

今度の原稿全体をみると、療養所と外の社会との交通をよりよくすることが、一昨、昨年にひきつづいて大きな問題であることがわかります。この問題ととりくむ気力をもつ学生たちが、クエイカー宗の学生労働奉仕団の中にいるのを知っています。学生たちの労働力で、京都、奈良に近いところに休息の家をつくり、医者の無菌証明をもった患者がどこの療養所からでもきて数日すごし、京都や奈良などのお寺や庭園をみて歩くことができるようにできないものでしょうか。この紙面をかりて提案します。

入選（三篇）「療養所機関誌の再検討と今後の方向」（全生・衣笠五郎）、「社会復帰の一日」（愛生・金沢権助）、「『愛と思想と人間と』を読んで」（愛生・今西康子）／佳作

なし

評論選評（『愛生』第十八巻第九号、一九六四年十一月）

　森田竹次氏の『全患協斗争史』は、おそらく森田氏の力にみあうほどの重みをもった仕事であろうと思われます。そのあとがきのようなこの文章も、そのことをうかがわせますが、独立した文章としてこのあとがきだけを読むと説得力にかけているように思われました。

　吉成稔氏のハ氏病盲人の訴えは、ハ氏病にかかって手足が不自由になり、更に、めしいて、二重苦におちた筆者夫妻が、その不幸からたち上がって味覚の器官である舌を読書の道具にかえる不屈の努力をえがいて読者を感動させます。更に、テープマガジンの借出しについて、ハ氏病の患者にたいする差別をすてさせようとする努力は、筆者たちの個人的な体験をこえた大きな社会問題とむすびついていています。奥ゆきのある構成をもった論文といえます。

入選（一篇）「ハ氏病盲人の訴え」（愛生・吉成稔）／佳作（一篇）『全患協斗争史』を

書き終って」（愛生・森田竹次）

評論選評（『愛生』第十九巻第九号、一九六五年十一月）

十年ほどまえに松田道雄の書いた「常識の生態」という論文（筑摩書房の現代日本思想大系の中の「科学の思想」というのに入っています）(5)は、結核の療養について医者と患者の両方からの知的協力の上にたった療養学が必要だということをのべています。ハンセン氏病にとっても、同じことだろうと思われます。すでに松田道雄が結核療養とあかんぼうの育てかたの二つの準医学分野においてなしとげたように、医者と患者の知的協力の上にたったハンセン氏病療養学がつくりだされる時期に来ているのではないでしょうか。豊田一夫の「ハンセン氏病の治療」をよんで、そういうことを考えました。

信之城太郎の「アンプル・薬禍の波紋に思う」と豊田論文とは、主題も素材も結びつき得る性格のものです。療養所がちがうので、むずかしいかもしれませんが、これからは共同研究という形での評論が書かれてもよいと思います。小説とか詩だけでなく、評論においても、新しい形式の試みが、思想に活気をもたらすことがあります。

佐治早人氏の「朝日訴訟をめぐって」は、療養者一般の問題、いやそれだけでなく憲法という日本国民全体の問題を正面から見すえて堂々と論じた文章で、ハンセン氏病療養所を出て、日本全体を歩いている感じです。

入選（一篇）「朝日訴訟をめぐつて」（愛生・佐治早人）／佳作（二篇）「ハンセン氏病の治療」（愛生・豊田一夫）、「アンプル・薬禍の波紋に思う」（駿河・信之城太郎）

（5）「常識の生態——科学をはばむ常識」は正確には、『思想の科学』第三次第十二号、一九五五年四月に掲載された後、『常識の生態』河出新書、一九五六年に再録された。『現代日本思想大系　第26　科学の思想Ⅱ』筑摩書房、一九六四年に掲載されたのは「人命をあつかうもの——医者と裁判官」。

選評（『愛生』第二十巻第十一号、一九六六年十一月）

療養学というものは、医者と患者の双方がたすけあってつくるものだというのが、松田道雄氏の「常識の生態」でのべた意見です。ハンセン氏病の療養学は、この病気がなおるようになったという現実を前にして、医者と患者の（あるいは元患者の）新しい協力を要求しています。療養所の再検討という主題についての評論が多かったことは、当然と言えます。

多くの同種論文のなかから中園氏のものをえらんだのは、中園氏の文章が、もっとも明晰で堂々としているからです。この論文は、前に書かれたものの書きなおしだそうですが、一度書いたものを書きなおしてさらによいものにする能力は、文章のシロウトのレヴェルをこえています。

森田氏の国民年金批判は、法律のからくりについて、新しいことを教えてくれます。

今西氏の「ルソーに憶う」は、ルソーの『告白』を十年をへてよみなおした時の感想です。アランは毎年一度はこの本を読みなおすという本を数冊もっているそうです。そういう本格的読者が日本にもいるということを知ることができて、うれしいです。

入選者がいつも愛生園の人にかぎられていることを残念に思います。投稿者の九割が愛生園の方なので、しぜんにそういうことになってしまいます。

入選（一篇）「各園長殿――療養所の未来像」（愛生・中園裕）／佳作（二篇）〔タイトル不明〕（愛生・森田竹次）、「ルソーに憶う」（愛生・今西康子）

評論選評（『愛生』第二十一巻第九号、一九六七年十二月）

今年の評論は、この数年になく、おもしろく読みました。

「らい文学を考える」は、文芸作品の選考規準を批判する論文で、珍らしいアングルのものです。芥川賞選衡規準を批判する芥川賞作品が出たり、直木賞を批判する直木賞作品が出たりする可能性も考えられますが、その可能性はまだ実現していません。作品の入選規準および選評についての批判が、一つの懸賞論文のモティーフになるということは、前代未聞のことかもわかりません。

私は、この筆者の文学観に共感をもちます。しかし、一つ批判めいたものをつけ加えると、らい文学の停滞と言われているのは、実は戦後二十二年目を迎えた日本文化全体の停滞の一部分としてあるのではないか、ということです。この点で、少し視野をひらいてほしいと思います。

『白描』の作者とその周辺」は、せのびせずに作品と作者についていったスタイルに感心しました。あくまでも作品についてゆき、しかも結果としては批判が出ているという書き方です。明石海人の作風を療養所の歴史的段階の中に位置づけていることにも感心しました。美しい文体と思います。

論争的な文章幾篇かのうち「社会保険庁は年金法三十条の解釈を誤まっていた」、「為政の姿勢と位置について」、「煙草の肺ガン説の一考察」は、論争的文章の形式について工夫してほしいと思います。書き出しの十行ほどに、全体のドラマの伏線があるように書けているといいのですが。

入選（二篇）「らい文学を考える」（愛生・佐治早人）、『白描』の作者とその周辺」（愛生・今西康子）／佳作なし

選評（『愛生』第二十三巻第一号、一九六九年一月）

しまだ・ひとし氏の「強いられた問い」という文芸評論に、感動しました。この批評の対象となった品川清氏の詩集『山鳥の径』も、すぐれた作品なのでしょう。だが、この作品にたいする批評のスタイルも、あざやかです。

ライの患者が故郷からはなされ、故郷でないところで無名化して生きることを余儀なくされた状況を、近代化への逆流と規定し、その逆流の存在から「明治百年」祭による日本の近代化讃美に一つの告発をおこなったところに、批評の方法の独創性をみとめます。

故郷とは、自分がそこで自己を回復できる場所として、ライの患者に意識されているという指摘が、心にのこります。批評としての秀作です。

入選（一篇）「強いられた問い」（愛生・しまだ・ひとし）／佳作（二篇）「ライ患者の死生観について」（愛生・今西康子）、「「旗」という小説について」（愛生・森田竹次）

選後評（『点字愛生』創刊号、一九五六年五月）[6]

原稿お返しするのが遅れてすみません。すぐに拝見したのですが、その後、感想〔を〕書くのが遅れてしまいました。

三つの評論のうち、上村真治さんの「盲人の現在の位置」が秀れています。それは、身の周りのことの記述でなく世界の盲人歴史から説き起こしています。しかも、その部分が何かの本からの書き写しではなく公式の繰り返しでもない。良くできて、私の知らないことを幾つも教えられました。世界の盲人の推定人口が五二〇万から、五四〇万であること、古事記、日本書紀、万葉古今、新古今に盲人が出ていないこと、中国の古典にも出ていないこと、だがギリシャ神話、アラビアンナイトには出ていること、それらは、私には極めて新鮮な知識でした。そして、それらの資料の意味を教えてゆく仕方にも着実な足どりが感じられます。

また盲人であるというマイナスからそれ独特の新しいプラスに変るという自覚、マイナスを負う者としての前衛意識、さらに「はじめに言葉あり」という条件は盲人のみに当て嵌《は》まる精神史的条件であるという指摘は鋭いです。論理学者のカルナップはヘレンケラー女史の例をひきつつ、もっとも簡単な肌触りの感覚の言語の中にさえも人間の到達し得る全科学の成果を収めることができるということの論理学的証明をしました（カルナップ「ためしうるということの意味」）。このカルナップによる論理学的証明は、盲人にとって盲人であるが故に理解できない科学的原理は全くないことの証明です。盲人以外のものが感覚的な無駄に騙されて物事の科学的本質を掴み得ないでいるとき、盲人が却って「はじめに言葉あり」の精神史的特徴を利して物事の理性的把握（カルナップの言葉でいえば世界の論理的再構築）に成功する場合が教えられます。

南條源太さんの「杖」は、「盲人よ杖をとれ」という呼びかけに終る。晴眼者と盲人との間の協力の論理を主題としています。この協力の論理は、今後の世界でのマアマア大きな思想的課題となるでしょう。点字図書館のこととかラジオ番組の改良についてとか、いくつもの具体的なケースをおいて分析し、もっと追求してほしいです。

吉成稔さんの「自治会規約改正に思う」、重症者を中心に置き、軽症者、健康者が助け合う新しい組織の理念を打ち出すこと、それを戦前の家族的温情主義でない思想の戦場において成し遂げようという主張を正しいと思います。これまでの規約を引用し、そのどこが、どんな不満足な結果を生んだかと分析していただければもっと説得力を増すと思います。

（6）一九七六年九月の台風十七号により、長島愛生園の点字印刷所が全壊し、『点字愛生』はすべてのバックナンバーを喪失した。後日発見された端本を原本として復刻されたが、第三号 - 第十号、第十三号 - 第二十四号は現在も欠本のままである。以下、この中に含まれていた可能性のある鶴見俊輔による評論の選評は本書に収めることができなかった。

以上三篇、いずれも力作です。私は多くを教えられました。

一席「盲人の現在の位置」（駿河・上村真治）、二席「杖」（駿河・南條源太）、三席「自治会規約改正に思う」（愛生・吉成稔）

選評（『点字愛生』第十二号、一九五九年三月）

一つ一つの文章が、それぞれ、具体的な提案を含んでおり、有益な文章だとおもいました。そのなかでも、「盲人会活動の盲点」という文章は、いくつもの提案を含んでおり、それらは、自分たち以外の人々への要求でなく、自分たちですぐさまできることの提案なので、もっとも実用的な文章と思いました。外部の者にたいする要求ももちろん大切です。困難を全部だまって自分のかたにせおってしまうのはいけないことです。だが、自分たち以外の者にたいする要求が、自分たちの活動を設計しなおすことと無関係に提出されると、たんなる理想論になってしまいます。外の人にはたらきかけるためにも、もっともたよりになるのは自分たちなのですから、自分たちの活動を少しずつ有効にしてゆく工夫がもっとも必要なのではありませんか。

入選（一篇）「盲人会活動の盲点」（全生・滝ますみ）／選外佳作（四篇）「鳥の巣箱」（愛生・深田冽）、「五円をめぐって」（愛生・吉成稔）、「完全看護を妨げるもの」（愛生・鈴木啓次郎）、「民主主義と政治」（愛生・宮脇千代野）

選評（『点字愛生』第二十六号、一九六二年九月）

沢亮子氏や永広玉夫氏の文章は、不自由者に対する看ゴ《ママ》の再編をうったえた切実な文章でした。平良一洋氏の、沖縄の老令者および身体障害者への年金適用のうったえは、筆者個人のおかれている困なんな状況を一つのたいまつとしてもやして、遠くの別種の困なんをおっている人々に光をあてたもので、この方に、評論としての高か《ママ》があると思います。平良氏のなされた転位への努力に脱帽します。

佳作（二篇）「急いでほしい癩盲対策」（全生・沢亮子）、「声は高い」（恵楓・永広玉夫）

選評（『点字愛生』第三十五号、一九六四年十二月）

細木氏の「優越と生活への動機」は目がわるくなるという現実に、なるべく目をそむけようとした日々、杖を手にしないで夜道を歩いて海におちたその時から、自分のいまいる現実をまっすぐに見と《ママ》めようという勇気をもったことなどを見事にえがいています。ハンゼン氏病という病気をまったくはなれて、このエッセイはどこのどの人に対しても、人生の自覚をふかめるはたらきを持ちます。このエッセイが、ひろく読まれるような機会をつくるといいと思います。

森岡律子氏の「私の訴えたい事」は便所のくみとりに際してここでは普通の三倍もたまっていると聞いたことから、推理をすすめて、下水の構造が悪いことと、この建物の構造の批判におよんでいる。がっちりした構成をもっています。目のよく見える者には書くことのできない独自の推理小説のつくられる条件がここにあると思いました。

入選（二篇）「優越と生活への動機」（愛生・細木武友）、「私の訴えたい事――改築された寮に住んで」（愛生・森岡律子）／佳作（一篇）「医師充足と医療行政」（愛生・堀川武）

選評（『点字愛生』第三十八号、一九六五年九月）

峯崎氏の「段々畑」と檞肇氏の「東京オリンピック」とが、なだらかな文章で、おもしろく書けていました。「東京オリンピック」は、東京でひらかれたオリンピックが、遠い地方の療養所内の患者にどれほどのはげましを与えたかを記録する、めずらしい文章です。しかし、評論のほうには佳作なしときめられていたので、とれないのが残念でした。このくらいの文章なら、一般の雑誌に投稿されてものると思います。

評論と主張の両部門の入選作は、ともに人間のコミュニケーションの歴史の最先端の問題をとらえています。上村氏の文章は、マス・コミュニケーションに慣らされて人間が受動的になるということのひとつの特殊例の分析です。

堀川氏の文章は、テープ・レコーダーが巨人の七つ道具のひとつに加えられることによって、その精神の自衛力がたかまるという提案です。上村氏の文章は、人間のコミュニケーションの歴史の暗い面を指摘し、堀川氏の文章はその明るい面を指摘して、お互におぎないあうものとなっています。

両方から私は多く教えられました。

今年は例年よりも収穫が多かったように思います。

入選（評論）（一篇）「療養所内でペンを握る者の使命」（駿河・上村真治）／入選（主張）（一篇）「録音機を補装具に」（愛生・堀川武）／佳作（主張）（一篇）「段々畑」（愛生・峯崎忍）／佳作（評論）（一篇）「東京オリンピック」（駿河・榊肇）

選評（『点字愛生』第四十三号、一九六六年九月）

墨字版ができるようになってから、みなさんの文書もふだんも読むことがきて、うれしいです。テープ・ライブラリーについて一般の人が考えることのできないほどの利用価値をもっていることを、峯崎氏の文章でしらされました。昨年奈良女子大にいって、この人たちに会うことができたので、彼女たちの仕事が役にたっているということを知って、勇気づけられました。もっと、もっと、ひろくテープ・ライブラリーへの奉仕がされるように、知識をひろめたいのです。

高杉氏の文章で、ヴェトナムのことと療養所のことが、見事にむすびつけられていることに注目しました。社会への空がひらかれている感じです。

鈴木氏の文章で、全盲連の歴史と現状について教えられました。知らないことを教えていただくということの度合で、入選、佳作をきめたのです。

（7）鶴見は「佳作なしときめられていた」と述べているが、実際にはこの評論を佳作に選び、作品は誌上に掲載されている。

入選（盲人の主張）（一篇）「録音テープと私たち」（愛生・峯崎忍）／佳作（盲人の主張）（一篇）「はじめての入室」（愛生・高杉美智子）／入選（評論）（一篇）「全盲連の再起に寄せて」（駿河・鈴木歳雄）／佳作（評論）（一篇）「再編成と盲人の立場」（愛生・細木武友）

選評（『点字愛生』第四十七号、一九六七年九月）

「陳情時代」は、筆者のおかれている状況から、この時代の社会全体をとらえる一つの雄大な展望をもつドラマになっています。

評論では他に「看護助手の職場にも職階と資格を」（全生園、滝澄人）が、考えさせるものを含んでいます。

＊

主張の中では、「盲導施設を完備してほしい」が、実際的な提案として重要なことをのべていますし、それだけでなく、筆者の体験をいきいきとした描写で示しています。

「割引券について」は、これも厚生省の役人や国会議員によんでもらいたい提案です。一日も早くこの提案にそう改革が実現するように望みます。

「手をつないでいこう」には、患者と補導員の人間関係について、印象にのこる描写があります。これはむしろ、評論のほうに投書されるべきだったと思います。

今度の投書は力作ぞろいでした。読んでむくいられたという感じをもっています。お元気で。

入選（評論）（一篇）「陳情時代」（駿河・鈴木歳雄）／入選（主張）（一篇）「盲導施設を完備してほしい」（愛生・細木武友）／佳作（主張）（二篇）「割引券について」（敬愛・東一平）、「手をつないでいこう」（光明・木下秀）

選評（『点字愛生』第五十一号、一九六八年九月）

入選とか、佳作とかをきめるのは、うしろめたい感じのする仕事です。入選作二つをきめる規準を明らかにしておきましょう。録音機のことも、郷土訪問のことも、文明批評の角度をもっているので、えらびました。この文章をよむと、文明について新しい角度から考えるというところがあります。佳作は「贅沢でない看護センター」にする。「たとえ三畳でも、たった一人でのんびり生活してから死にたい」という言葉は、心にのこります。

入選（二篇）「録音機への欲望」（愛生・河西豊）、「郷土訪問のこと」（愛生・森岡律子）／佳作（一篇）「贅沢でない看護センター」（愛生・浜口志賀夫）

評（『点字愛生』第五十五号、一九六九年九月）

先進国と後進国とは、ある人たちが勝手につくった分類方法で、機械的にあらゆることに適用しようとすると、妙なことがおこります。「新しい時代とは」は、ライについてフィリッピンが必らずしも後進国ではないことを分析しており、ここから私は多くを教えられました。日本の今日の文明にたいする鋭い批判をふくんでいます。

「文明の利器とは」は、おなじように文明と非文明の区別が必ずしも現実にそぐわないことを分析して、説得力があります。

「偏見と私の体験」は、一つの体験を書きのこして、感動をあたえます。

他に、これまでこの評論欄に何度も投稿された森田竹次さんの「帰郷記」をこの頃読んで、感心したことを付記します。

お元気で。

入選（評論）（一篇）「新しい時代とは」（松丘・北島青葉）／佳作（評論）（二篇）「文明の利器とは」（愛生・津久美三平）、「偏見と私の体験」（愛生・細木武友）／入選（盲人の主張）（一篇）「準病棟の必要性について」（愛生・平田久米造）／佳作（盲人の主張）（二篇）「システムの改善を要望」（愛生・浜口志賀夫）、「治療バスについて」（楽泉・武内慎之助）

評（『点字愛生』第六十号、一九七〇年十二月）

評論の部、浜口志賀夫氏の「盲人の悲願」によれば三十五年前の入園のころには、園長が道を歩いてゆくのに会ったり、直接に園長と言葉をかわす事ができたのに、今では園長に会うために一々書類を出さなくてはならず盲人にはそういう書類は作りにくいということです。役所の事務が間接的になり官僚的になって〔い〕くという一般社会のなげきがここではさらに切実な形でのべられています。唐崎思考氏の「命の源泉」は断水という切実な問題をのびのびとした筆でえがいて、説得力があります。

盲人の主張、堀川武氏の「盲人の直接陳情」は先にあげた浜口志賀夫氏の場合と表裏一体になるもので、厚生省に自分で出かけて現場責任者に一言直接に抗議した体験を描いてその体験を読者に分ちあたえています。この文章に私は感動しました。山野信一氏の「理解と協力を求めよう」は抽象的な反省をのべた文章とちがって問題の背景からはなれていないので迫力があると思いました。私は自分の問題の前にたたされているように感じました。

入選（評論）（一篇）「盲人の悲願」（愛生・浜口志賀夫）／佳作（評論）（一篇）「命の源泉」（愛生・唐崎思考）／入選（盲人の主張）（一篇）「盲人の直接陳情」（愛生・堀川武）／佳作（盲人の主張）（一篇）「理解と協力を求めよう」（松丘・山野信一）

選評（『点字愛生』第六十三号、一九七一年十月）

年によって、五つか六つくらいしか原稿があつまらない年がありましたが、今年は、評論と主張をあわせて十八編の作品があつまりました。

こんな時に、機械的に、例年のように、入選一篇、佳作一篇とすることはどうかと思ってしばらく考えました。

雑誌に出すもの以外も、読む機会をつくってほしいと思う。

原田道雄氏の「盲人の主張」は、日本の戦後史の全体をここに集約した文章として、日本人全体の読むべき文章と思います。

峯崎忍氏の「愛生焼」は、ゆとりをもってえがかれた一つの素描で、どぎつい色彩をまったく使わぬままに、やはり戦中戦後の患者の苦しみ、悲しみを表現することに成功しています。

高杉美智子氏の「安らかに」は、愛生園の患者の問題をこえて、日本のかかえている老人問題について考えさせる力をもっています。こういう文章が、園内だけでなく、もっと広く読まれるようでありたいと思うのですが、そういう機会をつくりだせないでいます。

一柳鈴吉氏の「ハ氏病療養文芸」は、文学論として一つの新しい争点を出しているように思います。この問題提起にそうて議論がさらにおこること、創作の新しい試みがおこることを望みます。

入選（評論）（一篇）「愛生焼」（愛生・峯崎忍）／佳作（評論）（一篇）「安らかに」（愛生・高杉美智子）／佳作（評論）（一篇）「ハ氏病療養文芸」（駿河・一柳鈴吉）／入選（盲人の主張）（一篇）「私たちの願い」（愛楽・原田道雄）／佳作（盲人の主張）（一篇）「盲人の書記について」（楽泉・武内慎之助）

選評（『点字愛生』第六十七号、一九七二年十月）

評論には、のびやかな視野のひろがりが必要だと思います。それにくらべると、主張のほうは、日常生活上の一つの特別の問題についての具体的な提案が実行可能な仕方でのべられていることが必要と思われます。順序を逆にして言えば、評論の方には、今すぐに実行可能でない提案もまたなされていいのではないでしょうか。

こんな区別を勝手ながら心において、作品を読む時、今回の評論と主張とは、たがいに似かよっているように思われてなりません。もっと主張は主張らしく、評論は評論らしくていいのではありませんか。

近藤宏一氏の「長島架橋に思う」は、日本社会全体の歴史が太い単純な線でえがかれており愛生園の事情を知らない人が読んでもよくわかりますし、そういう第三者にうったえる力をもっています。

平田久米造氏の「失いたくない姿勢」は、近くにいたひとりの友人とのむすびつきを軸として書かれたエッセイで、これは、評論として出されてもよかったように思います。

高杉美智子氏の「歩ける道を」と峯崎忍氏の「盲人にも里帰りを」は、いずれもひろい視野をもち、のびのびとした文体でえがかれており、評論のほうにふさわしいです。むしろ、深田冽氏の「医療の改善を望む」が冷静な事実把握の上にたつ提案として、主張にふさわしいと思いました。

入選（評論）（一篇）「長島架橋に思う」（愛生・近藤宏一）／佳作（評論）（一篇）「医療の改善を望む」（愛生・深田冽）／入選（盲人の主張）（一篇）「失いたくない姿勢」（愛生・平田久米造）／佳作（盲人の主張）（一篇）「盲人にも里帰りを」（愛生・峯崎忍）／佳作（盲人の主張）（一篇）「歩ける道を」（愛生・高杉美智子）

評（『菊池野』第二十巻第八号、一九七〇年十二月）(8)

評論を書く時には、専門用語を使わないように注意することが必要です。学者の書く評論が評論としての力をあまりもたないのは、学問の専門用語をまぜてしまうからということもあります。専門用語は、学者にだけあるものではありません。それぞれの生活領域が、専門用語をつくり出します。自分のくらしの中に入って来ている専門用語から、なるべく自由になって、ひろく人びとのわかるような言葉で、しかも自分の言葉で書くというところに評論の工夫があると思います。

山里武夫氏の「自衛ということ」は、自分の生活の領域から書きながら、日本人みんなの問題をとりあげて、ゆったりと論じ来り論じ去るというその堂々とした文体がいいと思います。都会でサラリーマンをしているとか、法務省の官吏をしているとかいう人は、自分の生活領域にある専門用語に足をとられてしまって、このように単純な太い線でこの問題を論じることができないのではないでしょうか。

今西康子氏の「所内人口の老令化とその対策について」は、人生の問題と四つに組んだ評論だと思います。療養所の問題について語りながら、療養所を離れて今の日本社会全体の切実な問題に対しても語りかけておられるように感じました。ただ難をいえば、題のつけかたが「所内人口の老令化とその対策について」では、あまりにも療養所運営の専門用語になっていて、官僚的な印象をあたえます。

しまだひとし氏の「わたしのトロチェフ」は、トロチェフの詩へのゆきとどいた理解を示す批評と思います。しかし、おなじように行きとどいた理解をマヤコフスキーの詩にたいして示して

（8）「九州三園合同全国文芸特集号」として『始良野』第十二巻第三号、『和光』秋季号にも同時掲載された。

おられるだろうか。この点になると、うたがいなしとせず。したがって、トロチェフ、マヤコフスキー両者に共通のロシア民族特有の擬人法があると言われるが、その推論をそのまま批判なしにうけいれることができません。自然に対するロシア民族特有の擬人法があるということは、たとえば日本民族特有の自然への擬人法と比較し、いくらかの区別をみとめるというような仕方で、もっとはっきりとさせることができるのではないでしょうか。

以上、三作はぜひ印刷して、ひろく読まれる機会をつくって下さい。療養所外の人にも読んでほしい文章だと思います。

入選（一篇）「自衛ということ」（楽泉・山里武夫）／佳作（二篇）「所内人口の老令化とその対策について」（愛生・今西康子）、「わたしのトロチェフ――詩法におけるナショナルなもの」（愛生・しまだひとし）

Ⅵ　講演

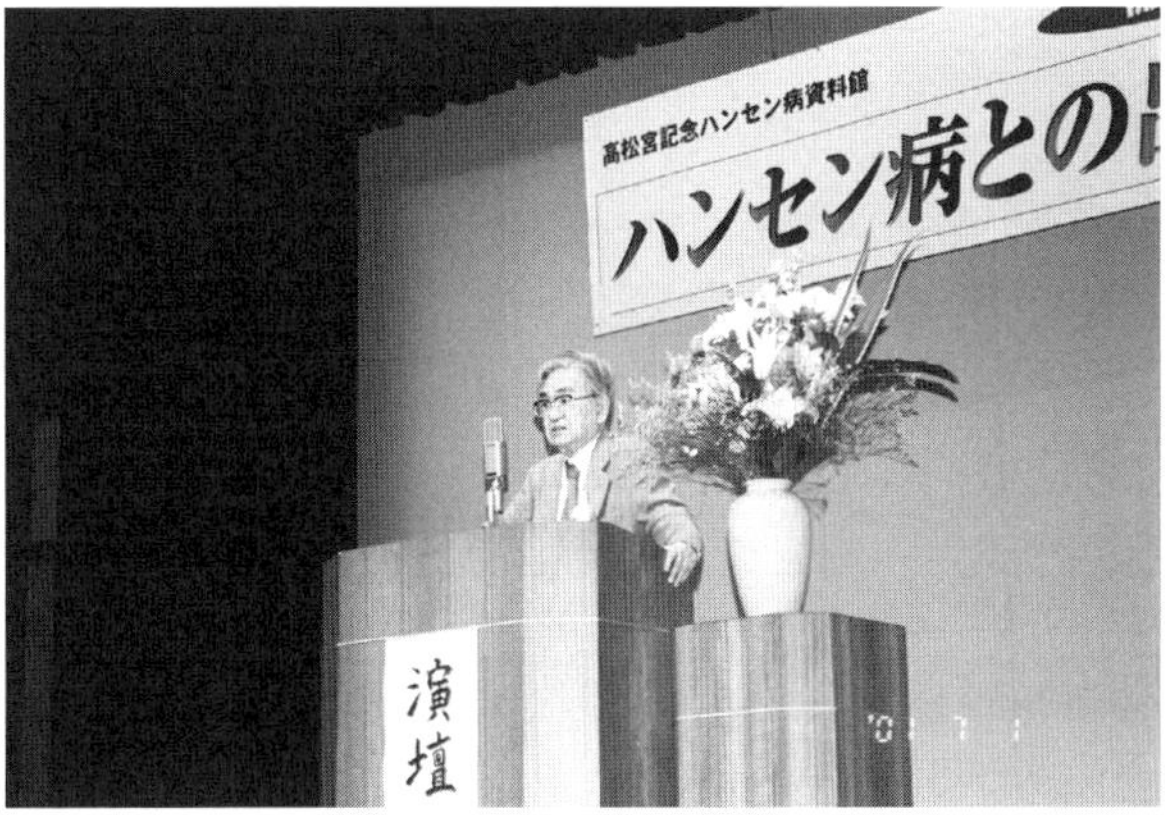

2001 年 7 月 1 日、多磨全生園コミュニティセンターにて講演。高松宮記念ハンセン病資料館開館 8 周年記念講演「ハンセン病との出逢いから」と題して行われた（国立ハンセン病資料館所蔵）。

らいにおける差別と偏見

わたくし的なつきあいを持つことから

今日は、青い鳥楽団[1]の演奏を聴きに来てくださって、どうもありがとうございます。話の題は「らいにおける差別と偏見」というものですが、あまり堅苦しい話をするという気持ちはありません。

私にとって、らいはどういうものだったかということを思い出すままにお話ししたいと思います。

（1）四十一頁の注（5）を参照。

らいに目を向けるようになったのは、とても偶然のことからなんです。

私はこのパンフレット(2)にも書いている大江満雄さんという人と知り合いになりました。その人は詩人なんですが、大江さんのところに、私の編集している雑誌の原稿を頼みに行ったんです。そしたら、大江さんがいっぱいいこう原稿の束を持ってましてね。そしてその選評をしているわけですね。いろんな面白い原稿を見せてくれたんです。それはあとで『いのちの芽』(三一書房、一九五三年)という本になった、らいの人たちの詩集なんですけれども。

その元になった原稿の束を見ているうちに、とても面白いと私に思われたいくつかの詩があって、その詩の作者は、志樹逸馬という人だったんです。

私はその志樹逸馬という人に原稿を頼みまして、いくらか書いてもらったりしました。それから原稿を書いてもらってから、長島まで会いに行ったんです。それは話を頼まれたからとかいうのでも何でもなくて、ただ原稿をずっと繰り返し出したり、その原稿をこういうふうに書いたほうがいいとかいうふうにコーチしたりしてたもんですから、会いに行ったんです。その時が、初めてらいの人と親しく付き合った時だったんですね。わたくし的な付き合いを持つということが、その時に初めてできたんです。

らいに対する差別をどういうふうに越えるかというのは、いろいろな理論はあると思うんです。つまり、実際にもう大人になってからはうつらないとかね。結核と同じようにほとんど治癒したと認めていいんだ。そういうふうな理論はあると思うんですけども。

らいの後遺症で手が曲がったりすると、その後遺症に対する偏見というのがいろいろありますね。それをどういうふうに越えるかという問題なんですが、相手と付き合うっていうのかな。わたくし的な付き合いを持つっていうことから、自然に越えてしまう、それがもっとも自然なんじゃないでしょうか。

ベトナム戦争の脱走兵の逸話から

話は飛ぶんですけども、我々が関わりを持った人で、ベトナムから脱走した兵隊がいるんです。黒人でテリー・ホイットモアっていう人です。その人は、ジョンソン大統領から勇士だというので勲章をもらったばっかりなんですね。負傷をして、日本で療養している。それからもう一度、ベトナムに帰れといわれた時に脱走したんです。勲章をもらった自分が脱走することによって、卑怯な人間だけが脱走するんじゃないっていうことを証明したいということを言って離れていったんですが、その人が脱走する理由っていうのは似たようなことなんですね。

ベトナムで戦争をしているときに、敵に囲まれたというんです。もうダメだと思ってとにかく自分は逃げようと思ったら、隊長が自分の名前を呼んだ。隊長のところへ行って、隊長を背負っ

（2）パンフレット『「交流の家」開所記念行事・「らい」を聴く夕べ　青い鳥楽団演奏と講演』フレンズ国際労働キャンプ関西委員会、一九六八年。大江満雄のほか、高島重孝、西占貢、住谷悦治、山田無文、江谷林蔵、神谷美恵子、朝比奈隆、しまだひとし、和公梵字、谷本金治、近藤宏一、滝沢英夫らが寄稿している。

たというんですね。そしたら向こうから北ベトナムの兵隊が出てきて自分を見た。向こうは自分を撃てた。ところが自分を殺さなかった。なぜかというと、自分が黒人だからだ。そして、自分が背負っている隊長の脚を撃ったっていうんです。この勇敢な行動をしたという理由で、彼は勲章を受けたわけです。

今もう一度ベトナムに帰れと言われて、自分が帰ったとしたらどうか。あの時に、戦争のルールによってもう自分は死んでるんだ。ところが相手が自分を見知って殺さなかった。これに対して、情けをかけてくれた者に対して感謝を感じないで、ベトナムに行ってもう一度戦うというんだったら、戦争のルール、戦士としてのルールを犯すことになる、と言うんですね。

私はこの話をとても面白いと思ったんです。戦争っていうのは相手が鬼のようなやつだからとか、集団だと思って見てるから出来るんで、そうでなくて一人ひとりずつ見知ってたら、原子爆弾なんか広島や長崎のうえに落とせるわけなかったと思うんですよね。

だから、単純に人と人とがお互いに見知って付き合うということの中には、あらゆる偏見を越える何かの芽があるんじゃないでしょうか。

療養所のなかの教育

私はその志樹さんっていう人との付き合いを持って、大変よかったと思います。

この人からいろんなことを聞いたんですが、小学校の頃に発病したんですね。その頃は遺伝だっていうふうに言われるし、きょうだいがみな結婚できなくなるっていうふうな危険を家族に与えるわけなので、お姉さんか何かに付き添われて〔療養所に〕行って、残されてしまったんだそうですけどね。

そのあと、隠し名前を使って、ずっと生きてきて、その志樹逸馬という名前も隠し名前なんです。らい園の中で自分を教育した人なんですね。この人は、詩を書くようになったし非常に面白い文章を書く人なんですけれども、どういうふうにして自分が教育を受けたかというと、何人かの先輩がいたっていうんです。文学が好きな人は、その頃の患者の中には非常に少ないわけだから、その先輩は、自分の身をもって、こう支えるような仕方で、この小学生を教育していったわけなんです。それはいま、我々が大学で教えてるようないい加減な教育じゃ全然ないわけなんです。そういう先輩たちは、昭和のはじめですから、病気が進行して死んでしまったわけです。

彼らの持っていた賭ける姿勢というのが、少年の志樹氏の中に残って、生きて、そのことによって、志樹さんは全然学校もない、らい園の中で、らいの療養所の中で自分を教育してゆくことができた。

彼の読んでいた本というのは、そのころの同時代の日本人が一般社会で読んでいた本と非常に違うんですね。

例えば、タゴールの『サダナ』って本を読んでいました。『サダナ――あるいは人生の自覚』ってタイトルが付いてるんです。みなさん、ここには大学生がいっぱいおられるけども、『サダナ』なんて読んだことありますか？　おそらくないと思うんですけどね。私は読んだことあるんです。

とっても面白い本だと思って、戦争中なんですが、ずっと書き込みを作っていて、愛読書のひとつなんです。偶然ここに、戦前戦中、らい園の中に閉じ込められた人がいて、この人がタゴールの『サダナ』って本を愛読書にしてきて、ほとんど全部筆写したそうですけどね。そういうふうな仕方で本を読むということに、とても感動したんです。

タゴールというのは、もうその時、つまり昭和十年代では完全に流行遅れなんですよ。昭和二十年代でもそうでしょう。今もまた、さらに流行遅れです。タゴールが流行った時期っていうのは、まあせいぜい明治末から大正の初めですね。

ところが、そのらいの療養所ってところは、思想界の流行、ファッションから遅れていますからね。非常に後になって、そういうことがポコッとあったりして、これはいい本だっていうことを、前の先輩から遅れて伝え聞くわけですね。

だけどいい本というのは、流行から離れたってやっぱりいい本なんですよ。ここに一人の人がいて、その先輩から、大学にも何も行ってないわけですから、この本がいい本だよ、ということを聞いて、一生懸命読んで、筆写していく。そういう仕方で彼の精神が育っていったわけですね。だから彼の書く詩の風格っていうのは、全然その同時代の詩壇のやり方と違うわけですよ。非常に静かな、タゴール譲りのものですね。

こういうのは、戦後の民主主義の激動期、それから左翼運動の激動期には、またこれは調子に合わないわけです。

志樹さんは、前の園長の光田〔健輔〕先生に非常に可愛がられた人なんだけども、光田園長の排斥運動があった時に、孤立して、非常に苦しい立場に立ったらしいですね。そういう状況を書いたいくつもの詩がありますね。

私はこういう精神の成長過程っていうのは、日本の中に置かれた時に非常に珍しいものだと思って、それで感心したんです。

他にいくつもいくつもケースがあると思うんですよ。今度、詩集を出したロシア人のトロチェフなんかの場合も、世界的な規模で流行遅れになっていますね。つまり、ロシア革命に遅れた人なので。だいたいロシア革命のケレンスキーがよくない。ケレンスキーに力を得させたトルストイがもともとよくない、というふうな考え方なんです。だいたいプーシキンとかゴンチャロフとか、そのへんぐらいしか認めないという仕方で、別の文化を持っているんですね。

そういう人たちは、らいの療養所の中で繰り返し出ているし、そういう人たちの持っている精神っていうのは非常に強いもの、自分の中に根を持っているものだと思うんです。

社会の側の変化のきざし

志樹さんはずいぶんいろんな話をしてくれたんですが、文通しているあいだに、とても面白いことがあると手紙で書いてくれるんです。〔ある時〕とてもいいことがあったっていうんです。自分ときょうだいとはずっと文通していなかったわけですよ。そうしたらば、自分のきょうだいが中国から引き揚げてきた。そうしてある時、自分の姉さんが、自分の弟が一人らいの療養所にいるんだけれども、いろいろな事情があって付き合ってないってことを言ったらば、その子どもが、それはじつによくないことだ、そういうことをしておいてはいけないっていうことを言ったっていうんです。その子どもは中国育ちであるわけですね。中国共産党の中で教育された人なんですけど。その子どもの言葉に動かされて、姉さんが初めて自分に手紙を寄越したというんです。そしてやがてそのうちに会うに違いないっていうんですね。この話は私にはとっても面白いことに思えたんです。

小学校の時に、らい園の中に置かれて、それから全然その外には出ていないわけですね。ところが、世界が変わっていって、世界の舞台の方から逆に回ってきて、彼のところに届いたんです。彼は、その世界の動きがあるゆえに、自分のきょうだい、それから姪や甥とも会うことができるわけですね。

こういう世界史と彼との関係っていうのは、普通の一般社会では見られないような独自のものだというふうに感じられたんです。

園内誌の言論の質

その後、志樹さんとの縁、それから大江満雄氏との縁なんかで、私は、らいの人たちの評論の選をしていまして、もう十四、五年になりますね。らいの人たちの評論の選と、らいの盲者、目が見えなくなった人たちの評論の選と二つしているんです。

こういう人たちの文章を読んでみますと、それは『世界』とか『中央公論』とか『文藝春秋』やなんかと比べて、文章は決してそれよりも上手いというわけではないですよ。しかし、明らかに、そういう総合雑誌に出ている評論よりも真面目なんですね。何かこう、深くあるんです。それは、どういうものだろうか。

それは今日の青い鳥楽団の位置なんかとも非常に関係があると思うんですけどね。姿勢が違うんですよ。なるほど評論で飯を食ってる人はたくさんいます。それはある仕方でこうレベルは上がっていくでしょう。技術のレベルですね。例えば間違った字を書かないとか。それから前にどういう人が同じ問題について書いたかを知っているとかね。そういうふうなことはあると思うんです。だけども、人生、社会の問題に対する対し方が本格的だという一点においては、らいの方たちの評論の方が、『文藝春秋』『中央公論』『世界』に出ている専門家の評論よりずっと優れているっていうことを感じるんです。

人生の実質に出会うという実感

我々は、みんな、何かの人生を生きているんですけども、自分の人生を考えてみても、自分の人生の実質が、この時現れた！というふうな感じのある時っていうのは決して多くないと思うんですよ。私は自分について振り返ってみても、この時自分は生きた、自分の人生の実質が飾りなくこう現れた！っていう感じの時って多くはないですね。

ひとつは戦争中ですね。私は戦争っていうのが非常に嫌で、自殺を繰り返し考えて、阿片をポケットに持ってましたけども、そういうことを考える時にはやっぱり、実質ってものが飾りなしに現れてきた。人生と対面するって感じになりましたね。

それからもうひとつは、私は十五、六年前、精神病院に入ったことがあるんですけれども、この時に、だんだんだんだん、こう薬の影響で立てなくなるし、頭が変になってくるわけですね。最後、尿瓶《しびん》を持ってこられるわけだけど、だいたい尿瓶で取るってことが非常に自分にとっては屈辱的なことに思えたんです。とにかく立って歩くわけですよ。ふらふらふらふら病院の廊下を歩いてくんですが、尿瓶を自分で持って歩いてくんでね。私はその時なんか「御名御璽」って感じがしたことを覚えてるんですが、そういう感じ、みなさんわからないだろうな（笑）。教育勅語を知ってる世代でないと、そのセンスってものはわからないと思うんです。とにかくその、尿瓶を大事に持って歩いていって、この尿瓶の中にいくらか取って部屋に帰らなければ、病院のその廊下で見てる人に対して顔向けできないような、つまらないプライドですけどね。そういうものを感じて、それから便所に入って尿瓶を手にするんだけども、その尿の量っていうのが取れないわけですね。俺は俺に許された最後の行為がもうできなくなったのか、という感じがして、その時冬でしたけどね、冬の便所の壁にほっぺたをあてて、非常に憂鬱な気がしたことを覚えてますね。その冷たさっていうのを今も覚えてます。

そういう時に、なんかこう、人生の根本的な問題の前に自分が立たされたという感じがあるんです。そういう時だけですね。普通の時はふわふわ生きてるんで。私は今、非常にふわふわ生きてますね。だいたいこんなに太ってるなんてのは本気で生きてない証拠なんですよ（笑）。本当に生きてる人ってのはもっとこう、やっぱり痩せさらばえてる感じがするだろうと思うんです。要するに自分の人生の実質っていうのは、なんとなくふやけてきた、という感じは、私は今自分に対して持ってます。

自分の中にこう、下がって行ってみると、今言ったように本当に人生そのものと対面したって時はあるわけですね。

そうではなくて、今生きてるとしても、自分がその人に会う、あるいはその人たちのものを読むことによって、もっと飾りのない人生の実質に会うっていう感じの人というのは、この同時代にいるわけです。

つまり我々は、この人生を、誰と共に生きているのかという問題があると思うんですね。

抽象的な理念として、そういう時に、神というものを考えることはありうるでしょう。だけども、私は神の実在を信じていないので、そうではなくて、何かそのきっかけになるような、本当に自然な、わたくし的なものかな。

そういうことを考えていくと、私にとっては、志樹さんのような人と付き合いを持っていたってことは大変に大きな役割だったし、今でもこれで十数年続けてらいの評論の選をずっとやってるんですけども、そのことは私にとって意味のあることなんです。この時代を、この人生を、らいの人たちと一緒に生きてるって感じはありますね。

つまり、自分にとって自分の人生に目を開かせてくれる人たちがいる。そういうきっかけを提供してくれる人たちがいる。そういう人たちと共に生きる。ということが、我々にとって重大なんだと思うんです。

このことを考えてみると、今日のテーマである、らいの偏見を越えてっていうところへ、もう来てると思うのです。

「救らい」思想への疑問

私は「救らい」という言葉があまり好きではないんです。自分たちが救われていて、そして、らいの人たちを救おうっていう考え方は、私は自分の人生の生き方としては好みませんね。また人についても賛成しません。

むしろ、自分が自分としてちゃんと生きてないし、生きているために彼らと共に生きていると感じることが、自分らしさを回復するために役に立つ、という考え方なんです。

差別を越えて生きていく姿勢を持とうっていうところは、ここなんです。

「救らい」っていう考えの中には、なんかこう、差別が入り込んでいくような、精神のひ弱さがあるんじゃないか、という気がするんです。

青い鳥楽団の芸術的意義

青い鳥楽団の演奏を聴きたいと私が感じるのは、そういうことからなんです。もうひとつアマチュアの問題っていうのがありますね。アマチュアの領分っていうものがあると思うんです。

例えばその逆の話から始めますとね。私の友達で、木下順二という人がいます。劇を書く人です。彼は非常に神経質なんですね。日本語を近頃の役者は正しく喋らない、って言うんです。テレビなんか見ていても、「我々が」って「が」と発音するでしょう。そういう人いますね。そうすると気になってたまらないって言うんですよ。「我々が」とか「アメリカが」とか「ソビエトが」っていう言葉を聞くごとに、テレビに向かって、「んが！　んが！　んが！」って言ってるっていうんですよね（笑）。正しい発音は ng なんですよ。自分はそれを聞いてると気が違うかっていうぐらいだって言うわけですよ。

その気持ちはわかりますよ。近頃は確かにテレビに出ているような俳優とかアナウンサーも ng として「んが」とは発音してないでしょう。それはまずいでしょう。こういうのはダメでしょう。

だけども、そういうふうな技術的な仕方での細かいところを洗練させていくというところに、芸術の本格的な問題っていうのはあるだろうか。私は木下さんには悪いけれども、そう思わないんですよ。そう思いませんね。芸術としての最も重大な機能っていうのは、そういうことだと思わないんです。

やはり、自分の生命に対してどういうふうな態度で接するかってことが問題なんです。だから技術の巧みさっていうのはなるほど、子どもの時から音楽やってれば巧みになるし、それはソビエトに行ってオイストラフにつくとかなんとかすれば技術は上がるでしょう。

学問だってそうです。早くからそういう教育を受けて、オックスフォードとか、そういうところへ行きゃあ、上がるでしょう。そういう意味で学問の専門家の学問とか、政治の専門家の政治とか、芸術の専門家の芸術っていうのはあると思うんです。だけどそれらはそれらとしてやっぱり、堕ちていったんじゃないですかね。

だけど私は、政治の専門家に政治を任せろっていう考え方には反対なんで、だからデモとか座り込みに熱中してるわけなんです。そういうことにすごく時間を取られちゃってるんで、交流の家の仕事なんかにあんまり協力できてないんで申し訳ないんです。今日もあまり意気が上がらないんですよ（笑）。自分でやってれば昂然として話ができるのかもしれないんですけれども。やっぱりこの数年相当サボってるもんですからね。弁解がましくなっちゃいますけど、非常に悪いと思ってるんですよ。

とにかく政治の専門家に政治を任しておけないので、デモでも座り込みでもやろうって考え方に立ってるわけです。

学問の専門家の学問っていうのも、私はあんまり好きじゃないんです。だんだん自分は学問の専門家じゃなくなっちゃってるんですけども。学問の専門家としての腕はもう落ちてきても構わないと近頃は思ってますね。

だけど学問を学問たらしめるもの。そういう素人の学問の姿勢っていうのはあると思うんですよ。芸術についてもそういう領分っていうのがあると思うんです。テクニックは巧みであっても、つまり子どもの時から手に職がついてるからね。そういうものじゃなくて、芸術もやっぱり、人生に対する態度っていうものが基本だと思うんでね。

その限りにおいては、らいで盲《めくら》になった人たちが、自分たちの全存在をかけてここで弾こうっていうことの中には何かが現れてくるだろうと思うし、それをみんな一緒になって聴くってことには非常に大きな芸術的な意味があると思うんです。つまり人道主義の立場から見て意味があるんじゃなくて、そこには芸術の第一義としての意味が成立するという気がするんです。

音楽の専門家による素人の気組み

今日は専門家の人も一緒に来て演奏してくれるわけですね。高石友也さんがされる。高石さんっていうのは偶然のことなんですけども、私にとっては素人の政治の同志なんです。

この間、私は沖縄に行こうと思って、渡航申請をしたんですが、どうもあまり好ましからざる人物だと思われていると見えて、拒絶されちゃったんです。行けなかったんですけどね。座り込みをやりに行きたかったので、向こうはそれを悟ったのかもしれない。

そして、我々の仲間だけが行きまして、嘉手納の基地の前で座り込みをしたんですね。その時に高石さんは行ったんです。

嘉手納の基地の前で座り込みがあるってことは、沖縄の歴史の中で初めてのことだったんですって。リーダーは女の子なんですよ。カナイさん〔金井佳子か〕という、私の友達なんです。その時にデモ隊を前にして、アメリカの兵隊は、撃鉄を上げるんですってね。一挙にカチャンと上げるんじゃなくて、一人ひとりが、カチャン、カチャン、カチャンっていうふうに上げてくんだそうです。非常に不気味なものだそうです。

その前に高石さんは出て行って、「We Shall Overcome」っていう歌を歌ったんですね。これは黒人霊歌なんです。

その時に黒人〔兵士〕はなんとなくこう、気落ちがして肩を落としたような感じがしたということを目撃者は言ってます。やはり日本人に対してよりはアメリカ人に対して、言葉は英語ですから訴える力を持つわけですね。

普通の商業的な意味での音楽家だったらば、だいたい沖縄までわざわざ行って座り込みのところに出て行くってことはしないでしょうし、座り込みの人たちに対して鉄砲が向けられた時に、その前にまっすぐ出て行って「We Shall Overcome」を歌うってことはしないと思うんですよ。

だけど高石氏は、大学生の時からいろんなアルバイトをしていろんな職業を、皿洗いなんかしてきたわけですね。そのことで鍛えた力っていうのがここで生きた。非常にガタガタ震えたっていう話を私は人づてに聞いてるんですけども。それでもなお自分を支えるだけの気力ってものが、そこから出ているんですね。

それは、高石氏が、音楽の専門家として、レコードなんかを出して音楽によって食べられるような技術のレベルに達していながらも、しかし基本的には、フォークソングというのは、民衆のために歌うんだ、政治的な抗議の歌ならば、この嘉手納の基地でアメリカの兵隊の前で歌わなくて何かっていう、そういう素人としての気組みを持っているからだと思うんです。ですからこういう稀有な場合には、専門家であることにおいてさえも、素人の魂というのは、退廃しないで存在することがありうる。

私は今日は、専門家としてここへ来て歌ってもらう人が高石友也氏だってことを聞いて、非常にうれしく思ったんです。そうじゃない人で、なんとなくこう「救らい」的な意味で来た人だったら、今日の会合の意味というのは、やや水割りにされると思うんですけどね。しかし高石さんの参加を得て、我々の今日の会合っていうのは非常に意義のあるものになるとうれしく思っています。

＊一九六八年六月二十四日、大阪府厚生会館文化ホールにて開催された「「交流《むすび》の家」開所記念行事・「らい」を聴く夕べ」（主催・フレンズ国際労働キャンプ関西委員会）における講演。当日は鶴見の講演につづいて、フォークシンガーの高石友也によるコンサートがあり、長島愛生園園長・高島重孝の講演をはさんで、青い鳥楽

団が演奏した。国立ハンセン病資料館が所蔵する音声資料（資料ID：64899）を基に編者が構成した。

もう一つの根拠地から

志樹逸馬との出会い

私が「ライ」という主題にどういうふうに近付いていったか話したい。

小さい頃、ライはとても恐いもので、恐いという以外の何ものでもなかった。

戦争が終ってしばらくして、『芽』という三十二頁の雑誌を出していたが、それは今も続いていて、『思想の科学』という雑誌になっている。『芽』は二千部刷っていたが、七、八百部しか売れなかった。

この雑誌の原稿を頼みに大江満雄という詩人のところへ行った時、ライの患者が書いた詩の原稿がたくさん積み上げられていて、それを見せてもらった。それがとても面白かったので、いくつか借りて帰って、それを我々の雑誌に出してもらえないかと作者の人たちに手紙を書いた。そうした中で、志樹逸馬氏と文通するようになり、志樹さんは詩のみでなく散文も書くようになった。ところが、はじめて散文を書いてもらった時、いくらか長いとかいうことで注文をつけたいと思い、長島愛生園まで尋《ママ》ねていった。

そこではじめてライ園の内部に入り志樹さんと会ったのだが、これは私にとって非常に大きな体験だった。彼とは全く友人としての間柄だったわけで、彼から色んな話しを聞いた。

この人は小学生の時に親に連れられていって園に置いていかれた。縁を切らないと親戚でも結婚できないとか色いろ不都合なことが生ずるというので、小学生のままポカッと残されたわけだ。だから戦前のライ患者は、自分がいったん失われて、そしてここでもう一ぺん新しい人間として生まれるという体験をするわけで、志樹さんは小学生でそういう体験をしたことになる。

それから、どういうふうにして彼が詩を書くようになったかというと、彼に書くということを教える上で何人もの年上の青年達がいて、彼らが教えてくれた。その一人一人の顔と名前、これは普通の意味での「先生」なんていうものじゃない。その人達はみな、病気が進行して死んでいった。氏が小学生としてそこに入って詩を書くようになったのは、これらの人びとのおかげだった。

詩魂の目覚め

その当時の愛生園にどれだけ本があったかわからないけれど、彼が話してくれたことで大変に印象に残ったのは、タゴールの『サダナ』という本を全文写したということである。『サダナ』という本は、日本語では「生の実現」という題になっているが、タゴールの評論集で、非常に面白い本だ。

この本は私にとっても忘れがたいもので、戦争中に海軍にいた時にシンガポールで手に入れて、軍艦に乗っていた間に書き込みをいっぱいしてノートがわりに使っていた。軍艦にいる間に私を支えたといっていい本だ。

ところが、このタゴールの本は当時の日本で評判になったなどということは全然ない。日本の文学者とか思想家がタゴールの『サダナ』を読んで大変に影響を受けたなどという文章を私は読んだことがない。日本の文化人はタゴールを極めて穏やかで無害で大変遅れている詩人だと考えていた。

しかし、志樹逸馬はどういう訳か図書館の中で『サダナ』を見つけて自分で面白いと思った。だからこそ、不自由な麻痺のきている手で全部を筆写した。このようにして、彼の中に詩魂が目覚めていったのだ。

このように、日本の文化界、新聞とか総合雑誌などで全く問題にされていない一つの本を精魂こめて読み、そして、精魂こめて自分の生命をかけて教えてくれる少し年長の青年達がいた……。こういう条件こそ、文化が育つ条件なのだ。私は大学教師をずい分長いことしたが、私と学生との関係なんていうのはそんなものではなかった。

皆さんは「花神」というテレビドラマを観ていると思うが、あの中に出てくる緒方洪庵と村田蔵六との関係にみられるように、江戸時代の塾の先生というのは絶大な影響力を持っていた。それは吉田松陰と高杉晋作や久坂玄瑞との関係でもいいわけだが、そうしたものがライ園の中では大正、昭和とずっとあったのではないか。志樹逸馬が小学生のまま親戚社会から切り離されライ園に放りこまれて、その中で詩人として目ざめていくという過程は、まさに緒方塾とか松下村塾のようなものが日本のライ園の中にあったということの証明だと思う。

本格的な文化

そのような人として志樹逸馬は私の前にあった。彼と会い、文通するということは、私にとって非常に光栄だった。

いくらか自分は総合雑誌などに、ものを書くわけだが、そうした文化の流通機構と、志樹逸馬が自分より少し年配の人達に支えられて詩を書くという文化とは、一体どういう関係に立っているのだろうか。私は、志樹逸馬の中に詩が育ってゆくという「文化」の底には本気の戦いがあるわけだから、こちらの方に本格的なものがあると思う。大きな意味で、文化の流通機構というものは、どのような関係の上に立つべきものか、私にはよくわからない。だが、私の価値感覚としては、志樹逸馬が詩を書きはじめたそのところに本格的な文化の道があるというような感じがする。

彼は親類縁者から全部縁を切られてそこに暮らしていたわけだが、そのうちに敗戦ということがあって、世界が彼の方に動いてくるのを体験する。そのきっかけは非常に妙なことだったという。彼の姉さんが中国で捕虜になって、そして中国で生れた子供達を連れて日本へ帰ってきた。日本へ帰ってから、彼女は、ライになっていてもう名前を変えている人が自分の弟にいるということを子供達に知らせた。共産主義の中国で育った子供達は、「何故そんなにひどいことをするのか。すぐ手紙を出さなければ」といったという。

そして文通がはじまった。そこで志樹さんは、ライ園の中にいながら見たこともない甥と姪の手紙によって変わった世界というものを感じた。その時に、彼が書いた詩が一つあった。

「私の小さい手に世界の大きい手の添えられていることを感じる／世界をみれば私がどのようにつくり変えられていくかを感じる／私をみれば世界が、世界をみれば私がわかってくるように思う」

非常に単純な詩だが、ここにはタゴールの影響がある。こういう風な詩風を志樹逸馬氏はもっていた。

もちろん志樹逸馬の他にも沢山の人がライ園の中で本格的な戦いのもとに文化を築いていったと思う。私の知っている例で言えば、藤本としさんの『地面の底が抜けたんです』という本があるが、あれは一つの哲学の本だと思う。また、森田竹次氏の書いたさまざまな政治論文というのは、当時の敗戦後の日本にあったいわゆる「人民戦線」というものより、はるかに本格的な構想をもっていたと思う。

架空のアルバム

志樹逸馬氏との対面より早いのだが、全然別のことから知り合いになった人にトロチェフという人がいる。ある時に、知り合いだったリトアニア人の医者が突然に電話をしてきて来てくれという。彼は日本語がよくできないので、自分が診た患者がどうもライであるような気がするから、その日にやってくる県の医官にその病状を説明してほしいというのだ。

行ってみると極めて可愛い美しい少年で、トロチェフという白系ロシア人だった。彼は発病してヒザが不自由になってきていた。それがライらしいというので、県の担当官に来てもらったというんで、通訳して説明したわけだ。

それからかなり後になって、大江満雄氏や志樹逸馬氏などのつながりでライのことに引き込まれてしまい、いろんなライ園にも行った。栗生楽泉園に行った時に、あの少年はいるかなと思って聞いてみたら、おばあちゃんと一緒にそこに住んでいるという。

そのおばあさんは当時八十才をこえていたが、彼らが住んでいるところへ行ったら木の掘立小屋なのだが、その内部はロシアの世界だった。彼女は昔、伯爵夫人だった人なのだが、ロシアから何も持ってこられなかった。しかし、進駐軍の兵隊が置いていった新聞や雑誌とかの写真などを切り抜いてアルバムをつくったり、イコンをつくって壁にかけたりしていたのだ。

そのアルバムには、これは私の伯父さんである何々元帥、これは自分の伯母さんである何々伯爵夫人というふうに、全部似た人のを切り取ってあった。失われた帝政ロシアのその一つの世界というものが、ライフとかタイムなどの古雑誌の切抜きからつくり出されていたわけで、それは「架空のアルバム」だった。

私はびっくりしてしまった。

彼女がプーシキンの朗読をしてくれたのだが、プーシキンだけがいいという。トルストイとかドフトエフスキーなんていうのは実にけしからん、トルストイこそロシアを共産主義にした元凶であるという。自分の隣りにトルストイは住んでいたけれど、実にけしからん奴だったというような話しをしてくれるわけだ。

ここでは、ロシアが共産主義になろうと、日本に民主主義がこようと、一歩もゆずらずにロマノフ王朝の精神を堅持しているおばあさんと孫との二人の世界があったといえる。それを反動的だといって批判するのはやさしいが、ここにはとにかく一個の世界があったのだ。

これには私も非常にびっくりしたわけだ。

宿泊の拒否

その後、おばあさんは亡くなって、トロチェフ一人になった。もうその頃にはプロミン（ライ病の特効薬）ができていて伝染しない無菌状態になっていたので、国が出してくれた無菌証明を持って東京に出てきた。その時に偶然に私が京都から出てきていて神田の美土代町のＹＭＣＡで彼に会った。

彼がYMCAの人と宿泊の交渉をしてみると、YMCAはいやがって泊めないという。泊めるという約束があって部屋もとってあるにもかかわらず泊めないというのだ。私はその時に通訳をしていて大変に腹を立てた。YMCAのCというのはキリスト教という意味だから、CをとってYMAにしたらいいだろうと言ったのだけれど、そんな皮肉なんか通じなかった。

で、しまいに横浜の方にあるオランダ人の簡易〔海員か〕宿舎の牧師が引き受けてくれたので、とにかく泊れる場所が見つかったのだが、私はすごく腹が立った。それで、京都へ帰って、その頃まだ大学の教師をしていたので、学生にこういうひどいことがあったという話しをした。その時の学生は黙って聞いていたのだが、それから数日たってからその学生がやってきてそういう人達のための家をつくりましょうと言う。で、私はびっくり仰天して、どこへつくるのかと聞いたら、いや話しはつけてきましたと言う。土地を提供する人がいると言うのだ。どこかって言ったら、奈良の大倭というところで古神道の流儀を引いている宗教があって、そこの教主が自分のとこの土地を使っていいと言ったと言うのだ。

そこで、クェーカーのワークキャンプ〔労働奉仕団〕が、自分達だけで家をつくるから、そこを今無菌になった人達が泊れるような場所にしようということになった。こうして事が動きはじめて、実際に家ができてしまったわけだ。

反対運動に対して

このワークキャンプはＦＩＷＣで、Ｆというのはフレンズで、つまりキリスト教の一派なわけだが、それが大倭という神道の場所に平気で別の建物をつくってしまって何の矛盾も感じさせない。この不思議さというのが大倭教の教祖の偉大さだろう。

私は「教祖」というのはいるもんだなと思って、本当にびっくりした。つまりある種の弾力性があって、何をするかわからない存在なのだ。ふつうの既成宗教だったら、ここは神道なんだからフレンズの名前を変えてくれ、キリスト教じゃなくて神道になってくれというだろう。ところが、大倭ではそんなこと言わなくて、フレンズのまま受け入れてしまった。

もっとも、フレンズのこの奉仕団なるものが、その中にどれだけのクリスチャンがいたか極めて疑わしいのだが、一人いたことは確かだ。それに名前もフレンズだった。そういうものを全部のみこんでしまう神道が日本に生きて動いていて、平気で場所を提供してくれた。

ところが、その家が建つ過程でむつかしい問題が起きて、ライ快復者がくるとそのへんの土地の値が下がるということで、その値下りが困るのが原因で反対運動が起った。ライは移らないといっているが、実は移るであろうとか、そういうふうな理論をつくるわけだ。そういう理論をもって押し寄せてきて、ワークキャンプの人達をとり囲んだりしたこともあった。

そうした時にワークキャンプの人達がとった行動は、全くフレンズの教理にのっとったもので、一種のガンジー主義ともいえた。それに、その当時の参謀になったのが谷川雁なので、ガンジー主義というよりガン主義といえるかも知れない。彼はいっぺん引いてしまえという助言をしたわけだ。ワークキャンプの人達は、ブロックがかなり積まれているのをどんどん崩して、「このように崩しました。皆さんが納得するまでは、これは建てません」と約束したわけだ。

それから、ワークキャンプの人達は休みのたびに村の中に入って行って、ライは移らない、京大の医学部教授がこういうことを言っているという医学的データーを持って歩いた。すると、それは戸別訪問だから、医学的なデーターに対して「いや、自分の方はもっとはっきりしたデーターがある」とはいえないわけだ。もともとは土地の値下りが困るというようなことからきたものので、ライは移るであろうというのはつくった理論なわけだから弱いわけだ。

非暴力の見事さ

戦争中に共産党が引っくりかえる時に、やはり同じような理論をつくるわけで、日本の国体はやはり金甌無欠《きんおうむけつ》であったとか、満州事変というのは侵略でなくて実は満州人を解放するための戦いであったとかいう理論をつくって、頭を下げてファシズムに行くわけだ。本当は自分はもう牢屋にいるのはいやだし、拷問されるのはごめんだといえば、このようにファシズムに行くことはないのだが、理論というものをうまくつくってしまう。

しかし、この反対運動の場合は、理論をオーバーにつくったということが逆に一つの弱みになって、学生達が二、三人でいってくりかえし説得にまわった時に、自分達の理論が不確かであるということが少しずつはっきりしてくるわけだ。学生達がもっていたほどの熱情をもってライ快復者の宿舎建設を阻止しようという気持はないわけで、だんだんにくずれてきた。そのうちにワークキャンプは、もういっぺんブロックを積んで家をつくりはじめたのだが、その時には働いている学生達を上回る屈強な青年達を集めて対抗するということは、もうできなくなっていた。

この中には非暴力精神の非常に見事な運用形態がある。戦後の政治的なかけひきの中でも大変にすぐれたものだと私は思う。高杉晋作が馬関攻撃で代官所を乗っ取った時に発揮されたような政治的な決断力とかけひきが、奈良の大倭でライ快復者の家をつくる時に発揮されたのだと思う。例えば社会党などの運動の中には、これだけの技術はないし人材もいない。もしそれがあれば、日本はもっと変っているはずだ。

こうしたことで、私は自分の学生達から大変に教えられた。この話しは私が持ってきた話しに違いないけれど、その人達に引っぱってきてもらったというのが事実だ。

今日、ライの快復者をめぐる状況は大分変ってきている。快復者の中でも鈴木重雄さんのように『すばらしき復活』という伝記の中に書いてあるが、四十年ぶりで故郷に帰ってきて町長選挙にうって出て、ごくわずかの差で負けるというような実績まであげる人が出てきた。こういう時代が来たので、ライ快復者の家をつくるというのは、この大倭教にとっては、少し小さすぎる場面になっているわけだ。もっと別の弾力性のある活動形態をこれから考えていかなければならないという段階にきているという気がする。

未来への根拠地

とにかく、ここには欲のない人間がいる。欲に満ち満ちているこの世界では信じられないことのように感じるかも知れないが、いることは確かなのだ。

大体、石油ショックが四年前にあって、それ以来、日本の高度成長なるものは止ってしまったわけだ。いろんなとこで、大臣から局長、会社の専務までみんなびっくりしているわけだ。これからは、大学を出て会社に入っても、十年たっても係長になれないし二十五年たっても課長になれない世界が来た、と。これは非常に不気味でイヤな感じなわけだ。どうしたらいいかとあわてているのだ。

しかし、大倭に住んでいる人達やライ快復者の家をつくった人達の集団をみれば、そこには二十五年たっても課長になれないなんて驚く人は一人もいない。十年で係長で二十五年で課長だなどと期待するような人間などいないのだから。

我々はゼロ成長に直面しているわけで、これをはっきり日本人に言うと、みなあわてふためいて希望がなくなると困るというんで、政治家は本当のことは言わないで何とか逃げ切りたいと思っている。だが、真実は向こうの方からやってくるわけだ。

しかし、大倭にはそんなことにはちっとも驚ろかないで、ゼロ成長の中でも生き生きと暮してゆける心構えをもってずっと暮している人間がいると思う。つまり未来の日本を先取りした人間がいるのではないか。その意味で、大倭紫陽花邑というのは日本の根拠地だという気がする。根拠地というのは中国共産党が大遠征というのをやって延安に根拠地をつくって、そこから新しい中国をつくってゆく——いっぺん負けたように見えて、そこで一つの未来社会をつくって、そこから出撃してまた帰ってくるという運動を続けて、ついに中国全体を新しくしたというそのもとの場所のことだ。いいかえれば血液を新しくする場所といえる。

日本の中に延安のような場所があるかどうかは疑わしい。地形からいっても延安のような奥地を形成することはむつかしい。赤軍の赤城〔浅間〕山荘とかいろいろあるが、地形として孤立したものの中に何人かで閉じこもるというのはむつかしい。

そうではなくて、紫陽花邑のようなところでは、文化の血液は新しくなっている。その元にあるのは「友人」ということで、一人の人がもう一人の人と友達になるということは恐るべきことなのだ。その中には一つの重要な種があるのだ。

文化などというものは文化人なるものが支えているものではない。例えば、志樹逸馬の中に詩魂が目覚めるのと同時に、私が名も知らない青年達が彼の中に生命をかけてつぎこんでくれたわけだ。このようにして文化を伝えていった伝統がライ園の中にはあったわけだ。そこには友人と友人の関係があり、そこに文化というものがあったわけだ。これは同時に、日本の文化に対する根拠地でもあったわけだ。

文化の底には、必ず知られない個人、個人というものがある。結局、人間の文化というのは全部亡びてしまうわけだが、人間が文化をもち、その文化の底には知られざる個があったということとは、何かの意味がある。そして、そこではくりかえし血が新しくされなければいけない。そういうふうに血を新しくする場所として根拠地がある。

日本の文化というのは退廃していて、ゼロ成長ということひとつ真すぐ説明できないのだ。こういう状態は続くことだろう。しかし、そういうことにも驚ろかずに未来を準備している人間がいるということを私は証言したいと思う。

（『おおやまと』第一二七号、一九七七年七月）

＊一九七七年六月二十三日に行われた交流の家建設十周年記念講演（東京・九段会館）の録音テープを基に『おおやまと』編集部が構成したもの。

内にある声と遠い声

引き足のある学生運動

「内にある声と遠い声」ということについてお話ししたいと思います。その両方をどう結びつけるかということですね。

さっきの話にあったように、私は京都の同志社大学で教えてたんですが、夜行で東京から京都に帰ってくることがあったんです。その前に、わずかな時間しかなかったんですが、ＹＭＣＡのロビーで約束をつくってた。相手は栗生楽泉園からオートバイで来た白系ロシア人なんですけども、そこに宿泊の約束をしていて、約束が承知されてて部屋もとってあるのに宿泊を拒絶されてたんですね。私も加勢して交渉したんだけど、ついにうまくいかなくって、結局その人は、横浜の方のアメリカ人がやっている会員〔海員か〕宿舎で泊めてくれるというので泊まったんです。

私はすごく腹が立って、夜行列車で帰ってきてから授業があったんで、そこでその話をしました。そしたら数日たったらその学生の一人がやって来て、それは大学三年生なんですけど、「そういう人たちの泊まれる家をつくりましょう、もう土地を借りることができた」と言ったんですよ。大学三年生ですから二十一歳と思いますね。

そういう人がどうして土地を借りることができたのか、私はすごくびっくりしたんです。私は憤慨してその話をしただけなんですから。それは進歩的知識人が普通にやることでしょう。だが、その学生がやったことはそれと違うんです。自分が通っている所で、そんな信頼を得ている。その信頼を得ている人というのは、古神道の宗教活動をやっている人だったんですね。二十一歳の学生をどうしてそんなに信頼するのか、それが不思議でしょうがないんですが、その学生はそれだけの信頼を受けるだけの資質を持っていた人なんですね。教師として学生に対していると、その学生の方が偉いということがわかることがあります。

その学生は明らかに偉い人だったんです。四十七歳で死んでしまいましたが、驚くべきことをやった。その古神道の教祖のもとで幾つもの事業をつくって、初めは半ズボンをはいてブロック積みみたいな労働をしてたんですが、病院があり、印刷会社があり、薬局があり、実にさまざまなものが一緒になるような、宮沢賢治のポランの広場みたいなものをつくったんですね。

彼が死んだとき教祖は非常にがっかりしてて、新聞学の学生だった人をこんなところへ連れてきて仕事させて死なせてしまって、これでよかったんでしょうかと私に聞くんです。私は、いや大学教授になるよりこっちの方がいいじゃないですかと言ったんだけども、それは本当です。彼は調べてみると成績もよかったんですよ。だから大学教授になって当たり前なんですが、もっと有意義な生涯を過ごしたと思いますね。ただ、心筋梗塞で死んだんですが、もうちょっと体を大切にしてもらいたかったな。柴地則之という学生ですが、そんなに大きくない旅館の息子だった。彼は人間として存在感があるので、運動をどんどんどんどん動かして、年配の古神道の教祖が信頼するぐらいですから、仲間の信望もあった。

こうして、らいの回復者のホームをつくるという運動が出てくるわけですが、その当時、女性の学生で私の部屋で整理を手伝ってくれて、私がいないときいつもそこにいる人がいたんですね。ある時厳密に言えばらいの元患者です。もう菌は排出しないんですから、無菌証明を持っているんです。ただ後遺症があるから不自由というだけなんですが、その人が来て、私を長い間、待っていたんだそうです。私は割合に遅れて部屋に行ったら「待っておられましたけども、大変みたいなんで、私がうちに連れて行きました。今晩泊まってもらいます」とその学生が言ったんです。このときもびっくりしましたね。私はぶたれたような感じがしたんです。というのは「らいはうつらないんでしょう?」と言ったんですよ。それは私が教えたことじゃないの。それをオウム返しに言うというのは、それを信じてすぐに行って自分の両親にそのように信頼されているというんですよ、人間的に。しかもその人がうちに行って言う方が重いんです、はるかに重いんでことが大変なことだと思いましたね。私はそのことを忘れません。

そのホームは学生たちの労働で建っていくんですね。ところが教祖は承知して場所を提供しても——ああそうだ、その教祖について少し言わなければなりませんね。その教祖は古神道の信奉者で、剣道の達人だったそうです。度胸のある人でしたね。だけど周り一円に、そこにらいの回復者のホームをつくっているといううわさがいくと、もう好景気の時分ですから、土地の値段なんか下がるでしょう。そういうことをやってもらっては困るというので、仕事をしている学生が村の人たちに囲まれたことがあったんです。学生たちよりはるかに大きな人数の村人だったんですね。そしたら指導者だった柴地は「皆さんの同意を得ないうちはこの家は建てません」と言って、目の前で半分まで積んであるブロックを崩したんですよ。この話にも感心しましたね。私が戦後知っている学生運動の中で全くそれは新しい形なんです。

つまり引き足のある学生運動というものは、それまで私は見たことがないんですよ。だいたい引き足がない方が結局は楽なんです。がっーといって大学に警察を導入するようにもっていって、権力が馬脚をあらわしたと引き上げていくのは一番楽ですよ。学園封鎖をしても大学がながく警察を呼ばないと、立てこもる人間も少なくなって、二、三人しか建物にいなくなって、便所掃除や何か大変なんですよ。日常生活が入りますからね。そりゃ引き足なくて真っすぐやって、権力が馬脚をあらわしたとさっさと去って、またそれをスローガンとして学生の自治会費全部をとるような仕方をやる方が能率的です。その方法は率直に言って自民党の方が非常に似てますよ、同じなんです。だけどそうじゃなくて、引き足のある運動というものを私は伝え聞いて、この柴地の持っている資質にもう一度驚かされたんです。驚くべき人間だったんです。ただ偶然、私のゼミにいたというだけのことなんですが、全くびっくりしましたね。私の生涯で忘れることのできない一人の人間なんです。

これはね、説明するのは非常に難しいんですが、皆さん「息子」という映画見たことありますか。山田洋次のつくった映画で、三國連太郎主演で――すばらしい俳優なんですが――三國連太郎が親父で、息子は永瀬正敏、それから女性は初めて出てきたんだと思うけど、和久井映見なんですよ。それが口の利けない女性で、アルバイトに行っている先で書類をそろえて判こついてくれるんですが、それに永瀬正敏である息子はすっかり心を奪われてしまって、そこに通うのが楽しみなんですね。女性は「ハッハッ」といって判こつく。それがすごく初々しい、すばらしい場面なんです。ところが彼を現場までいろいろ連れていく中年の男がいて、これが田中邦衛なんですよ。これうまいんだ。あるときに永瀬正敏が相手の人間が口が利けない少女だということを発見するんですね。そのことを確かめに田中邦衛が自宅で酒を飲んでいるところに訪ねてくるんですよ。そうするとその田中邦衛は、ニタニタ笑って、お前がいつ気がつくかと思って楽しみにしてたんだよと言うんです。そうすると永瀬正敏というのは不良がかったぐうたらな青年なんですが、ものすごく怒ってグゥッグゥッグゥッと田中邦衛に迫っていくんです。いいじゃないか、口が利けなくたっていいじゃないかとグゥッグゥッと迫っていくと、田中邦衛はこういうふうにオッォオッォとなっていく。あの場面に私は感激しましたね。つまり本気になって自分の信条を言ったときに一人の個人というものは世の中の常識を押し詰めてしまうんです。

まさにこのことが奈良の大倭でも起こったんです。というのはそれから後、あきらめるんじゃなくて、休みごとに男女ペアで村に戸別訪問していったんですね。そのときに京都大学の医学部の西占貢という教授が、らいの回復者は無菌の証明を持っている人たちだから、うつらないということをいろいろ書いてくれた。それを持って学生たちが歩いた。そうするともともと確信があって反対しているわけじゃないので、地価が安くなったって別にそれを今売るということじゃないんですから、だんだんに反対の態度が緩くなってきたんですね。日本人は若い人に弱いですよ。若い人が二、三人繰り返し、繰り返しやってきたその誠意に今の田中邦衛みたいに、うっうっーとなって押されてきたんですね。そしたらそれを見はからって指導者はぱっと家を建てちゃったんです。

もう数百人の村人を集めることはできませんよ。この呼吸というのは驚くべきものです。政治運動として戦後五十年の中で、恐らく大正時代の東大新人会があらわれてからの百年の中でも、政治的な知恵として屈指のものでしょうね。学生自身の手でその会館は建ったんです。

古神道のおおらかさ

自分の持つ地面の中でこれを建てさせた矢追日聖というのは、古神道の教祖なんですけども、この人の動きも大変におもしろいものなんですよ。

学生たちが「家」を建てたこの運動はフレンズ・インターナショナル・ワークキャンプ（FIWC）というんです。古神道から見れば唇をかみそうな変なものでしょう。フレンズというのはクェーカーでキリスト教の系統です。そこで、この教祖は、ここは日本の古神道の宗教の場所なんだからキリスト教は困りますね、せめてフレンズぐらいとってくれませんかということを言える。しかし、これは田中邦衛的な常識。田中邦衛がって言っているんじゃないんですよ。その役柄が日本の常識なんです。この教祖はそういうこと一切言わないんですよ。だからフレンズ・インターナショナル・ワークキャンプのままその活動を矢追日聖は受け入れて、そこに運動を許した。やっぱりそういうことに対して感応するので、柴地はそこに居ついてしまって、四十七で死ぬまで働いたんです。非常に大きな立派なものにしていくんです。これも日本の伝統の働き方として大変に珍しいものですね。ここは古神道なんですからフレンズぐらいとってくれませんかね、この中にキリスト教を入れるのは困りますよ、と言わないんですよ。これは、実は日本の古神道の流れとして文化史から見れば正当なんですよ。

やはり古神道の流れをくむ右翼の葦津耕次郎という人がいたんですが、一人の息子は九州の宗像神社の宮司で、もう一人が神宮新報社の社主で右翼の理論家だったんだけれども、この親父さんの方ですね。朝鮮併合の後、これもけしからんことですが、朝鮮神社を朝鮮に建てるという計画があったのを聞いて、「そういうことをしてはならない。その土地、土地の神を尊重するのが古神道の流れなんだ」と言った。これ正論でしょう。だけど政府はその建白書を踏みにじってしまったんですよ、無視したんです。

だが時代を五十年越えて矢追日聖はそのもとに返ったんですね。ここには日本の歴史の未来を指さす重大な方向があるんです。その方向に沿うて日本が動くかどうかわかりせんよ。しかし大正の初めに葦津耕次郎は神道家としてその方向を示した。そして、昭和敗戦後に矢追日聖は同じようにその道をもう一度示して自分の敷地内にそれを実践することを許した。今もそれは続いているんです。ＦＩＷＣ関西委員会が今も残って活動しているという一つの力は矢追日聖と古神道から得ているんですね。

矢嶋園長の手心

ここでもう一つ別のことがあります。私と東京で約束をつくっていた、その相手の白系ロシア人は私が出会った最初のらいの患者なんです。敗戦直後ですが、突然に私はリトアニア人の医者に呼び出されて「らいの患者だと思う人を発見したんだけども、自分は日本語はよくできないから通訳してくれないか」と言うんですよ。県の医者に引き会わせたいと言うんです。私が行ったら、彼はそのとき驚くべき美少年だったんですね。足がきかなくなっていたんです。県の医者は、これはらいだろうと。

彼がその後どうなったか知らなかった。けれど偶然私はもう一人の全然別の人間、大江満雄という詩人にもう一度らいの運動の中に引き込まれるんですが、彼に引っ張られて草津の楽泉園というところへ行ったらば、ふっと思い出したんです。「随分前にここに白系ロシア人の少年が入るきっかけになったことがあるんだけども、その後どうしましたか」と言ったら、「いる」と言うんですよ。私が行ったらばほったて小屋なんですが、そこに一歩入るとその中は帝政ロシアなんです。イコン（注〔『おおやまと』編集部による注〕：ギリシア正教でまつるキリスト教や聖人の画像）やなにかがずっと置いてあるんです。おばあさんがいて、おばあさんとその孫と二人で暮らしていて、そのおばあさんが孫にロシア語とフランス語とを教え込んでいるんですね。おばあさんは、英語も教えてますね。第四の言葉が日本語だったんです。ロマノフ王朝を信じ、ギリシア正教を信じてずっとそこで二人っきりで暮らしているんです。それを許した園長というのにびっくりしました。その園長は矢嶋良一さんという人でした。その晩園長が教えてくれたのは「そのおばあさんはらいの保菌者じゃないんだ、関係ないんだ。だけどその少年だけ日本語もよくできないのに一人だけこの園に入れるというのはかわいそうなんで、おばあさんはついて来るというから保菌者ということでうそをついて入れたんだ」と言うんです。びっくりしましたね。

つまりそのときは光田健輔先生の時代なんです。光田さんという人は非常に偉い人なんだけど、かたくなで専制を敷いた人ですね。私はよく怒られましたよ。患者の家に入ってお茶なんか飲んだらいけないと怒るんですよ。私はその白系ロシア人の小屋まで行って、そこへ上がって、一緒にいた大江さんなんて酒をもらって喜んで、そのおばあさんと抱擁してたんだから、もうめちゃくちゃなんだ。その園長、矢嶋さんは、無菌ということを知って入れたんですね。患者の家に訪ねていくとか、お茶を飲むなんて平気なんです。つまりらいは非常に低い感染力しか持ってないということを医学的に知っているからなんですよ。それはかなり前から知られていることだったんです。京都大学の中では小笠原登という人が光田さんの時代にも少数の意見をずっと持って万年苦労していたんです。その後を継いだのが西占貢という人で、この人がいろんな証明書を書いてくれて、この運動を助けてくれたんですね。私の後で話す徳永進さんという人はその人の薫陶を受けた人です。

栗生楽泉園園長のしたことというのは何となく弁慶と義経をかばった富樫という感じがするんですね。つまり光田園長が絶対的な頼朝のような力を持っていたときです。光田さんは偉い人ですよ。らいを広げないための大運動をした人なんです。それに対して逆らわないで、しかしこれが間違っているという面をきちんと知っていて、知っていて黙ってればただの進歩派なんですが、ちゃんと自分の力の及ぶ範囲では手心加えて別の手を打ってるんですね。私は楽泉園で——温泉のあるとこなんですけど——一晩話をしたときもやっぱり驚きましたね。そういう人がいるんです。

らいはアジアを結ぶ

ここへ連れて来てくれた大江満雄という人は『亜細亜詩人』という雑誌をつくったんです。なぜ彼がらいのことに興味を持ったかというと、各地のらい園の詩の選をしていたんです。彼のところにらい園からいろんな詩の作品が来て、私が訪ねたときこのぐらい積み上げられていたんですね。その中でおもしろいものを幾らか私は譲ってもらって自分の関係のある雑誌に出したんですが、そこから私にはらいの患者個人とのつき合いが出てくるわけ。大江さんがなぜそういうことをやったかというと、「らいはアジアを結ぶ」という考え方なんですよ。つまり積極的な一つの思想があって、タゴールの思想とか、ガンジーの思想とか、魯迅の思想がアジアをつなげるとかそういうことではなく、負の状況ですね、それがアジアをつなげる。日本にらいの患者がいる、韓国にいる、インドにいる、そのことに対して取り組もうというその関心が、アジアを結ぶ。それは詩人の直感として非常に立派だと思いますね。そういう直感から彼は『亜細亜詩人』という雑誌を出し、『いのちの芽』というらい園の中の詩人たちの詩集を出し、そしてこの「交流《むすび》の家」というらい回復者のホームに対しても援助をしてくれましたね。非常に優れた人なんです。

この人は戦争中何をしたかと言うと、詩人が戦争に協力する詩集『辻詩集』にも一編の詩を出しているんです。「四方海」という詩なんですよ。その結びはね「今日敵艦を葬るといえども、明日は我が艦が沈むことを思え。茫々たる大洋の彼方、機械と機械との戦い」というのがあるんですよ。鬼畜米英とか、敵が悪いなんて全然書いていないんですよ。こういう静かな詩を一編おくというのは、『辻詩集』って、これ大政翼賛会〔日本文学報国会〕のつくったものですよ、それにこういう一編をおくというのは大変なもんですね。平常な心を持っていたんですよ。彼のらいに対する関心、らいがアジアを結ぶという直感もまた非常に優れたものですね。

私は大江さんに引き込まれていろんならい園に行ったりなんかしてきたんですが、やっぱりこの中に何かあると思うんですよ。それは貧困なアジアの心を自分のものとしてなんていうことを決して言わないんです。大江さんは晩年、死ぬことに近いころに「エゴの木」というのを書いてましたね。「エゴの木が茂っている。七色の花がぱっと咲いていいてきれいだ」というんだけども、今エゴイズムの時代でエゴが花咲かしているでしょう。それをけしからん、滅私奉公にきりかえろなんて言わないんですよ。「エゴが咲いている。美しいじゃないか」。この可能性をきわめようということなんです。つまり沖縄の心を自分の心として、貧しいアジアの心を自分の心として、そういうことを言わないんですよ。自分の内なる声を聞く。

しかし、内なる声が全然聞こえないと言う場合があるんですよ。そのときどうするかという問題。

内なる声が聞こえない時、一緒に待ちましょう

これはやはりこの運動のメンバーで亡くなった白石芳弘、つい最近亡くなったんですが、彼は私のところへ訪ねてきたことがあるんです。FIWC関西委員会の委員長だったんですが、古神道にみんな集まってやっていると霊動っていうのが起こって、体が動き出すんですね。それはそうでしょう。こころの統制がとれると動き出すというのはあり得ることなんです。ところが「自分の場合には動かない」と、「少数派になってしまった。どうしたらいいか」、相談に来たんですよ。私は「自分が動かないんならば、動かないでいいじゃないか。運動から離れないで、じっと座ってたらいい。ほかの人はいろいろ動いて自分は動かないからさみしいと思わないで、じっと座っていれば、動かない少数派というのができるだろ。それでいいじゃないか」。彼はそのようにして、つまり霊動で動くことだけの多数派一辺倒にならないでこの運動を保ってきた。やっぱりこれも矢追日聖がフレンズだけはやめてくださいなんて言わないのと呼応することがありますね。やはり日本の文化の可能性のおもしろいところなんですよ。

村八分というのは村がおくれていてけしからんなんて言うけど、ヨーロッパじゃ魔女狩りなん

かで焼き殺しちゃうんですよ。なぜ焼き殺したかというと、セイラムの魔女なんか、近ごろ医学的に見て、あれはハンティントン氏（舞踏）病だという説があるんですよ。そうするとこれは万世一系で何万年も前からずっと遺伝でくるんです。ふるえてくるんです。するとこれは魔女だという噂になって、それで焼き殺されるんです。それは反キリストだから殺されちゃうんです。

だけど日本の村の伝統は村八分って二分は断たないんですよ。食物、労働は断たないし、葬式のときはちゃんと野辺送りに協力する。それは優れた習慣なんですね。日本の村というものは大変重大な伝統を数千年にわたって、もちろん明治国家の成立する前、いや大和王朝が成立する前から伝えていると言えますね。それが大切なんです。

戦後、何だか知らないけど頭に血が上っちゃって日本のこれまでのデモクラシーは銭湯デモクラシーにすぎないなんて言っているでしょう。何を言うかと私は思うんですよ。銭湯で知らない人間が一緒に裸になって、殴り合いも殺し合いも起こらないというのは実に洗練された偉大な伝統でしょう。これはデモクラシーの重大な礎でなくて何なんですか。どこか狂ってますね。大学で教えるいろんな議論というのはどっかおかしいですよ。私は大学なんてやめちゃったから平気で悪口言えるんですけども、どこかおかしいです。そういう問題を抱えているんですね。

自分を大切にして、自分の内なる声が聞こえないときは、聞こえないままじっと黙って、じっと座ってればいいんです。かすかに聞こえるときもあるでしょう。

もう一人例を言いますが、やっぱり柴地の前のクラス、ゼミに那須正尚という人物がいました。今八十歳を超えて、高血圧で今日こられなかったんですが、大倭に移り住んだ飯河梨貴さんと協力して、藤本としさんという患者の『地面の底が抜けたんです』（思想の科学社刊）という聞き書きをつくったんですね。これは三十年続けてロングセラーになっている妙な本なんですよ。今年また再版を出すくらいなんですから、不思議な力を持っている本なんです。那須正尚はいろんなことをやったんですが、この本を出したことが最大の業績だったでしょうね。

彼は二年ほど前に亡くなったんですが、きょう司会をする木村聖哉が終わりを看取ったんです。ホスピスに私が見舞いに行った時、彼が最初に言ったのは、「信じていただけないかもしれませんが、私は金に困っていません」ということだったんですよ。それはびっくりしたね。長い間彼は労働して暮らしてたんですが、骨董に目がきくんで少しずつ買い集めたんですね、目がきくということは大変なことなんで。ついに不治のがんであるということを知ってホスピスに入るときに全部売り払っちゃったんです。そしたら自分が死ぬまで以上の金があった。それを私に知らせたかったんですね。いや、そういう人がいるんですよ。那須さんについてはつい一か月ほど前に、加藤登紀子さんが「朝日新聞」に写真入りで書いてましたね。(1) 終わりに那須正尚のことで、「さよなら私の賢治よ」というのが書いてあった。加藤登紀子さんに脱帽しましたね。しかしだいたい、有名になっても腐らない人もわずかにいる。金ができても腐らない人もあり得る。しかしだいたい、国会議員になっても一億円もらうだけで頭が変になっちゃうんですからね。すさまじい世の中なんですよ。しかしそうでない人もあり得る。さすが私の嫌いな東大出であっても、私は加藤登紀子がこの文章を書いたことで脱帽しますね。同志社の学生を伴侶として選ぶだけのことがあった。

飽食の時代にも何か自分の中の声は聞くことができる。声が聞こえないときには、そのときに空元気を出して、貧しいアジアの心を自分の心としてとか、一体になってとか、言いそうになる。戦争中はこれ。滅私奉公。戦後も左翼の運動は大体がこれでしょう。大体アメリカの運動というのは具合が悪いのは、何かやると自分が正義だと思っちゃうんですよ。キリスト教は相当具合が悪いと私は思っているんです。しかしキリスト教の歴史を見ると、中世で既にパラセルサスみたいな人が出てて、ちゃんと言葉を残しているんですよ。「本当に信じている人間がいたら、その人は善をなすことはできない」。なぜかというと、天国に行けば報酬があると思っているわけでしょう。善のために善をなすという、資格を剝奪されているんですよ。「善のための善をなし得る人間は無神論者に限る」とキリスト教神学者のパラセルサスが言ってるんです。そういうパラドックス(=逆説)がキリスト教の中心にあるということを知っている人は見込みがあるんですよ。真理は既にわかった、ローマ法王でもいいし何でもいいんですが、コミンテルンの方が正しいとなるとほかのやつをみんなぶっ殺しちゃうような、これはだめですね。

そうじゃない。矢追日聖のやり方がいい。白石のやり方がいい。内なる声が聞こえないとき、やっぱりそのときには待つほかない、待つことはできる、一緒に待ちましょう。

(1) 三十五頁の注(4)参照。

（『おおやまと』第三三一号、一九九八年三月。同、第三三二号、一九九八年四月）

＊一九九六年十一月三十日に行われたらい予防法廃止記念フォーラム〝排除から共生への架け橋〟（大阪・御堂会館）での講演を基に『おおやまと』編集部が構成したもの。

ハンセン病との出逢いから

あるハンセン病患者との出会い

いま、成田〔稔〕運営委員長からご紹介がありまして、大谷〔藤郎〕先生のご挨拶がありました。お二人はハンセン病についての専門家なんですが、私はまったく素人としてこの中に導かれてきたので、私があったことからお話ししていきたいと思います。

一九四五年に、戦争は負けて終わったんですけれども、それから間もない頃に、リトアニア人の医者から私のところに電話がかかってきたんです。

「今日、県の役人が自分のところに来るんだけれども、自分は日本語がよくできないからうちまで来て通訳してくれないか」と言うんです。

そこに行くと、少年が座ってるんです。私はびっくりしたんですけれども、「あっ」と思うほどの美少年なんですよ。県の医者が来て、それに、リトアニア人の医者が、英語を使って言ってるんですが、「この少年を診ているんだけれども、膝が曲がらなくなって、自分はハンセン病だと思う」。県から来た役人も医者なんです。見て、「そうだと思う。県で引き取ろう」と言ったんです。

そこまでなんですよ。私が出会ったのは。戦争が終わってすぐなんです。

山荘に生きる帝政ロシア

それから十年経って、私は群馬県の草津の療養所〔国立療養所栗生楽泉園〕に、大江満雄っていう詩を書く人に連れられて行ったんです。その時、『近代文学』を始めた山室静も同行していました。

草津に行ったから、ふと思いついて私は、「ここにロシア人はいませんか?」って言ったんですよ。そしたら「いる」っていうんですね。彼の名は、コンスタンチン・トロチェフ。

私は大江さんといっしょに、そのロシア人の家を訪問したんです。寒いところなんですが、掘っ立て小屋みたいなところで。一歩入ったらそこは、帝政ロシアなんですよ。これには驚いた。どうして帝政ロシアかっていうとね、ロシア〔正しくはギリシア〕正教のイコンが置いてあるのと、もうひとつは、占領下ですよね、占領軍の兵隊が『LIFE』やなんかのグラフ雑誌をとるでしょ。その頃、トルストイの『戦争と平和』っていう長編小説を、英語の映画にしたんですね。

そういうものの断片が、切り抜いてこうやって、壁に貼ってあるんですよ。本なんか置いてあるんですが、ロシア語の本は、ポタペンコ全集が置いてあるんです。みなさん、ロシア文学に通じておられる方、あると思いますが、ポタペンコに通じておられる方はおられないでしょう。

少年は、青年になっていますが、その祖母、おばあさんといっしょに住んでいたんです。ですから一歩入った家では、プーシキン全集とポタペンコ全集が置いてありました。ロシア文学は、ゴンチャロフまでしか認めないんですよ。

ゴンチャロフは私も読んだことがあります。面白いもんです。日本にも来たことがあるんです。『フリゲート・パルラダ』っていう旅行記を書いています。日本で川路聖謨と交渉した外交官ですね。川路聖謨とゴンチャロフは、通訳を介してお互いに認め合ってるんですよ。川路の日記にも出てきますし、ゴンチャロフの記録にも出てます。

おばあさんは、あとは認めないんですよ。「トルストイ？　あんな人が出たからロシアはアカになったんだ」って言うんですよ。ロシア〔正しくはギリシア〕正教をないがしろにした最初の文学者だって言うわけ。おばあさんは、トルストイの隣に住んでいたことがあるから、あんなやつは大嫌いだ。偽善者だということがわかっているって言うんですよ。びっくりしましたね。

そのおばあさんの話を聞いてみると、そのおばあさんは八十歳を超えるまで生きていたんですが、八十超えて、身振りの美しい人で、声も朗々としてるんです。一冊とって、プーシキンの朗読をしてくれましたが、私はロシア語がわからないんですが、見事な朗読でしたね。

彼女の話を聞くと、彼女はロシアの侯爵の生まれで、娘の時に、劇団で舞台に立ったこともある。やがてポーランドの伯爵と結婚したんです。ですから、プリンセスでカウンテス〔伯爵夫人〕ってわけですね。ロシアは、プリンセスの子どもはみなプリンセスなわけですから。

結婚した人は、第一次世界大戦、一次ですよ、戦争に行って戦死してしまうんです。彼女は非常に気落ちをして、ロシアの外に旅行に出ることを思い立って、中国、そして中国東北部、その頃の満州まで来たんです。その頃にロシアで革命が起こって、彼女の持っているルーブル紙幣は値打ちのないものになった。文無しで満州に、三人の小さな娘といっしょに向かった。

ハルピンにはロシア人がたくさんいましたから、ロシア語の新聞がいくらか出ています。日本から、松旭斎天勝の手品が来ていることを知ったんです。手品のショーとして、自分を使ってくれないか、と言って、天勝に頼みに行くんです。ロシア人で大変美しい人ですから、天勝は、前座でちょっと出てもらうのはとてもいいでしょう、と雇ったんです。天勝一座と一緒に日本に入ってきたんです。日本で非常に貧乏な暮らしをしているんです。

そのうちに、ロシアでは赤露軍と白露軍が闘っていますね。白露軍のほうに勇敢な侯爵がいて、巡洋艦をひとつ乗っ取って、九州の長崎まで入ってくるんです。その当時、大変なニュースだったんですね。それと、娘の一人が結婚しまして、息子が生まれた。だから、ロマノフ王朝の系図で言えば、息子もプリンスですね。

非常に貧乏な暮らしをしているので、そこで、ハンセン病にかかるのです。潜伏期間が長いですから、美少年のままずっと育っていくのです。

娘〔少年の母〕は大変な美人なんですよ。大正時代の日本というのは、普通には洋食を食べないですね。洋服っていうのは出てくるのですが、洋服の下に下着をどういうふうにして着るのか知らないんですよ。洋服を着て、どういうふうに歩いて、どういうふうに座るのか、知らない。それを教える人が必要なので、芝居だったらなんとか誤魔化せるのですが、映画を撮るとなると誤魔化せないでしょ。食べるときとか。座るときとか、立って歩くとか。そういうことを教えるための学校をつくったのです。

松竹では、新しい西洋流の身だしなみを身に付けなければいけないというので、演技部長のもとで教えたんですね。その一期生の中には、鈴木傳明という、昭和の初めに大変名高い俳優もいました。

私は掘っ立て小屋の中で、その話を聞かされてびっくりしてね。私は、もともとその少年を連れていくきっかけをつくったけど、何にも知らなかったんですよ。うちへ帰ってすぐ、田中純一郎の『日本映画発達史』(中央公論社、一九五七年)という三巻もの(一九五四年当時。のち、五巻まで刊行)の本があるので、ひっくり返してみたら、名前がちゃんと出てるんです。そのおばあさんの言うことは、すべて真実だったんです。

そのおばあさんの娘は、日本の映画が始まった頃の主演女優なんですよ。二つ長編映画を撮っているんです。なぜ、今まで名前が知られていないかというと、関東大震災で二つともフィルムが焼けちゃったからなんです。残ってないんです。だが、正統的な映画発達史には名前が残っているんです。

おばあさんは、プリンセスでカウンテスですから、非常に誇りの高い人で、この話は外で言ってくれるなって私に釘を刺すんです。名前も出してくれるな。この家の父親は、自分の家の侯爵よりもっと身分が高いんです。ロマノフ王朝の皇帝に近いんですね。だから、さらに隠したいと言うんです。プライドがあるから、近所の人にも、自分はロマノフ王朝の侯爵家の生まれであるとか、この子は別の侯爵の息子であるとか、話をしないんですよ。

びっくりしましたね。いやあ、これには驚きました。

その夜、山室静と大江満雄と私を訪ねて、園長さんがやってきて、いっしょに飯を食べて夜遅くまで話をしたんです。そうしたら、〔鶴見は会場の壁を指さして〕そこに肖像画が出ています。矢嶋良一という人です。とてもざっくばらんな話をする人でね。この少年を引き取った過程について、話をしたんです。

検査をしたところ、おばあさんには、ハンセン病の菌は出ていなかったんです。だけど、少年一人を草津の療養所に放り込んだらどうなるかを考えて、自分〔矢嶋〕は母親も同病であるということにして、引き取って、ひとつの家を、その掘っ立て小屋なんですが、与えたというんです。私は、その矢嶋さんの話にも感心しましたね。役人でしょ。役人にもこういう人がいるのかと思って。あっ、という感じでしたね。

その少年は、おばあさんと少年、という関係だけなんですよ。おばあさんから、ほとんど口移しで、ロシア語、それからロシアの貴族はみんなフランス語をしゃべりますからね、フランス語。それから英語。すべておばあさんから教えてもらったんです。読み書きをちゃんとできます。

それからその少年自身が近所の人と付き合いがなきゃいけないでしょ。その少年は付き合いの中から日本語の日常語を覚えたんです。いろんなお知らせなんかが来ますから、いくらか読み書きをできなきゃいけないから、それを覚えたんです。

その少年にとっては、ロシア語、フランス語、英語、日本語の順で覚えたんですね。彼はその最後の日本語で、詩を書き溜めてたんです。

母語でない言語で書かれた世界文学

私を草津へ連れて行った大江満雄さんは、非常に感動してね、彼は酒飲みなんだね。その掘っ立て小屋に行ったらとっておきのウォトカかなにかを飲ましてくれたんですよ。私は酒は全然飲めない。その八十過ぎのばあさんは彼をものすごく歓迎して、抱擁してわあわあやってるんだ。

それは一時の感動じゃないので、東京に帰ってから、昭森社っていう彼の懇意な出版社と交渉して、その少年の詩集を出したんです。『ぼくのロシア』（昭森社、一九六七年）という詩集です。

それからさらに何十年も経って、第二詩集を出した。それは、『うたのあしあと』（土曜美術社出版販売、一九九八年）っていうんです。それから読んでみましょう。

雪だるま

くるしい

ながい
ふゆ
まだ　つづく

白い　しずかさと
うつくしさを
ダイヤ　の　ほし　みつめてる

だれか　つくった
かわいい
雪だるま
くろい　くちで　わらって
よろこんでる
まだ　つづく　ながい
ふゆに……

私は、ジョゼフ・コンラッドを思い出しました。
コンラッドはポーランド生まれなんです。両親が早く死んでしまったので、伯父さんに育てられたんですが、彼が生まれついた言葉は、ポーランド語、ロシア語。それから彼は、両親が死んでますから、自活しなくてはいけないので、船乗りになって、フランスの船に乗ったのです。そこで、フランス語を覚えたんです。やがてイギリスの船に乗り換えた。そこで英語を覚えたんです。最後の英語っていうのを、なんでか知らないけど気に入ったんですね。これで小説を書き始めた。四十歳くらいになって船長をやめて、イギリスに降りて、英語で書いた小説を発表して、イギリスで死んだんです。

ケンブリッジ大学の英文学の教授で、F・R・リーヴィスっていう人がいるんですが、リーヴィスはとても厳しいんですね。始まりから英語で小説を書いた人で、その英語が読むに堪える人は、五人しかいない。強いて言えば五人半だ。その半人分を入れてどういう人かというとですね、ジェイン・オースティン。これ、女ですから、大学を出てません。台所で書いてたんだから。ジョージ・エリオット。男の名前ですが、女です。大学を出てません。ヘンリー・ジェームス。これはアメリカ人で、これも大学出てません。イギリスに渡ってきて、イギリスの国籍を取った人です。それから、ディケンズ。これは貧しいところから出てきた人で、議会〔法廷〕の速記者をやってた人です。これも大学を出てません。まあ、大学の反対演説をやってるみたいだけれども（笑）。このディケンズは半分認めるって言ってるんですけれども。もう一人はD・H・ローレンスです。ローレンスは大学を出てることは出てるんですが、これは炭鉱夫の息子で、自分の教授の細君と駆け落ちしちゃったんですよ。まあ、駆け落ちしても大学出は大学出かな。

リーヴィスはケンブリッジ大学の教授なんですけれども、イギリスの大学で教える学術語っていうのは、暮らしの言葉、生活語から人を引き離す、と考えるんですね。日本ではそういう考えがないから、日本のノーベル賞作家は二人とも東大出てるんです。珍しいことです（笑）。

そして、コンラッド。四十歳になってから英語で小説を書き始めたので、コンラッドのもとの英語っていうのは、文法上の間違いがとても多いんですよ。それから、しゃべるのは相当下手だったんです。彼は、大作家になったから、アメリカのイェール大学の英文学〔の授業〕で自作の朗読をしたんですね。彼を呼んだ、ウィリアム・ライアン・フェルプスという英文学の教授が、こんなでっかい自叙伝を書いて、そこに一章費やして書いています。「こんなに素晴らしい英語が、こんなにひどく読まれたのを聞いたことがない」っていうんです。もの凄いひどい発音で、これは四十歳になってからでは直らないですよね。

グレタ・ガルボって知ってますか？　私の最も好きな女優の一人ですが、ガルボはスウェーデンのデパートの売り子だったんだ。それをスウェーデンの俳優がスカウトして、ハリウッドに来た。ハリウッドはサイレント映画でしょ。だから、ぐーっと世界のガルボになるんですけれども、途中、トーキーに代わるでしょ。トーキーになっても、ガルボは勉強家だから、ある程度聞いてわかる英語をしゃべれたんですよ。ほかの連中はだいたいたいつぶれちゃうんです。ポーラ・ネグリとかね。そういうのはみんなつぶれちゃう。世界を席巻したヴァレンティノだってつぶれちゃうでしょ。だけど、ガルボは残ったんです。だけど、英語はうまくないね。

「ニノチカ」（一九三九年）っていう映画があるんです。聞いてみると、「ニノチカ」は素晴らしいんですよ。「ニノチカ」は、監督〔エルンスト・ルビッチ〕もよかったんです。フランスから来たんですけれども。一九三六‐三七年当時のソビエト、ロシアがどういう国だったかをきちんととらえている珍しい映画なんです。ソビエトから派遣された先乗りが、どんどん堕落しちゃって、愉快な暮らしにおぼれちゃうんで、ソビエトは今度は女の偉い官僚を送るんです。それがガルボなんです。ガルボは英語がうまくないんです。だけど、うまくない英語がものすごく効果を発揮してる映画でね。あれは映画史に残るすばらしいものですね。

いま、コンラッドの話をしてるんだけれども。コンラッドの英語はその域に達しなかったんです。これは、イェール大学の英文学の教授が、自伝に書き残しているくらいまずかったんです。

交流《むすび》の家建設運動

大江満雄さんといっしょに訪問して以来、私は、この少年といくらかのつきあいが生じました。私は京都に住んでるんです。当時、新幹線はなくて、私は東京で仕事があると夜行で京都に帰って、講義をしてたんですよ。

あるとき、東京に出る用事があって、この少年に会う約束をしました。病気が進行して、もう片脚を失ってたんですよ。だけど、勇気のある人で、バーンとバイクで東京までやってくるんですね。電話で、神田美土代町のＹＭＣＡに予約してあるから、そこの玄関で会おうということになった。

私が行くと、彼はＹＭＣＡから宿泊の予約を取り消されて、宿泊を断られているところだったんですよ。私は口添えをして、もう予約を受け入れてるじゃないか。この人は、園長から伝染しないという証明をちゃんともらっているのに。園長さんはその矢嶋さんです。泊めるのは当たり前じゃないかと言って。

ここはＹＭＣＡじゃないか。Young Men's Christian Association。これはクリスチャンです。泊められないなんていうんだったら、ＹＭＣＡのＣだけ取っちゃって、ＹＭＡって看板を書き換えてくれって言ったんですよ。今日は、大学反対と、キリスト教反対みたいになっちゃうけどね（笑）。

なかなかそんなことじゃ説得に応じませんね。「ほかのお客が不愉快に思うからだめです」って言うんです。ほかのお客が不愉快に思うかどうかが基準になっている。

私は、夜行で京都に帰ることになっていて、こりゃ困ったことになったなと思った。東京に家を持ってないんだ。

しかし、この少年は機転の利く人なので、公衆電話から何度も電話をかけて、横浜にアメリカ人の経営している海員宿舎があって、そこに予約が取れたから大丈夫だと言ったので、そこで別れたんです。

夜行で京都に帰って、大学のゼミがあったので、そこでその話をしたんです。相当、憤慨が残っているのでね。こういうことがあったと。そこは同志社ですから、キリスト教の大学です。キリスト教も困るっていう話をしたんですよ。学生は二十人以下だったかな。そのうちの一人がいまここに来てます。木村聖哉。私といっしょに本〔『「むすびの家」物語――ワークキャンプに賭けた青春群像』岩波書店、一九九七年〕を書いた人です。

それから数日たったら一人、柴地則之っていう学生が、一人で訪ねてきて、「そういう人が泊まれる家をつくりましょう。もう土地は予約してきました」っていうんですよ。満二十歳ですよ。全然財閥の息子でもなんでもないんです。柘植というところの旅館の息子ですね。本当にびっくりした。

そういうことに憤慨することは、進歩的知識人は誰でもできるでしょう。だけど、自分が働いているところで信頼されて、よし、それじゃあ土地を提供しようって、言ってもらえる人がどれだけいるんですかね。本当にびっくりしました。忘れることができません。

それで、家をつくり始めたんです。それが交流の家なんです。つくっている途中で、もちろん受け入れた組織側、その人は偉い人ですよ。矢追日聖っていうんです。大倭っていう宗教施設です。

しかし、建設の途中で、近所の人たちが、学生を取り囲んじゃったんですよ。こういうのは困るって言うわけですね。その時に学生側は、「みなさんの同意を得ないで、ここにハンセン病回復者の宿舎を建てることはしません」と言って、みんなの見ている前で、途中まで積んだブロックを、自分で壊しちゃったんです。それにびっくりしたんですね、囲んでいるほうは囲みを解いて。

学生はあきらめません。それから、学生には夏ごとに大きな時間がありますからね、三々五々、その反対している人たちの家を訪ねて行って。京大の医学部に西占〔貢〕っていう教授がいたんです。それは、さっき大谷〔藤郎〕先生の紹介された小笠原登の流れを汲んでいる人なんですね。その西占という人が書いてくれた、プロミンが出来てからハンセン病は伝染しなくなったという内容の文章を持って、学生が三々五々、男女が組になって訪問するんですね。それを家で迎えた側も、学生の誠意っていうものを感じるんです。なんとなく軟化してきたという感触を得たときに、ババッと家を建てちゃったんですよ〔笑〕。建てちゃったら、近所の人たちも、壊してくれって、もういっぺん囲むことはしなかったんです。

ここには、理想主義だけではとらえられない、一種の知恵があります。これは、戦前はよく知りませんが、戦後の学生運動の中では珍しいやり方です。妨害があってこれは突破できないと知ったときに、じっとそこで座り込んで止まってしまう。あるいは後退もする。しかし目標からは目を離さない。これは実現できるという状況を見極めて、すっとそこまで達してしまうんです。驚くべき知恵ですよ。私が知恵をつけたんじゃありません。別に参謀はいたんです。とにかく素晴らしい学生たちですね。

その運動はけっこう知れ渡ってきたんですね。いま「〔筑紫哲也〕NEWS23」〔TBS系列〕に出てる筑紫〔哲也〕っていうのは同じ組織にいたんですよ。関東のほうの組織の一員だったんです。関東のほうはどうしても理論が中心になるんです。だから「ハンセン病の差別はするな」って理論はやるんだけれども、関西のほうは、バッとそれだけのものをつくっちゃう。だからどうも気後れをしてね、しかし彼は朝日新聞に入ってから、ずいぶんいろんなところにニュースを届けてくれたんです。

藤楓協会、ここ〔高松宮記念ハンセン病資料館〕もその傘下にありますが、理事長との話し合いとか、そういうものの斡旋にあたってくれたんですね。藤楓協会理事長と私は会ったんです。藤楓協会っていうのは皇族の支援を受けてるし、貞明皇后とかいろんな話があるでしょ。保守的な人だろうと思って、叱られるだろうと思って行ったんですよ。そしたら、「あなた方のやってくれてることは、とてもいい。いい学生たちだ」って言うんですよ。本当に裏表がないんです。喜色満面で好意的なんだ。びっくりしたね。

つまり、ハンセン病に長く関わってる人間は、当面はその時の国策と結びついた医学理論、これは間違った理論なんですが、それを受け入れているように見えても、当事者はわかってるんですよ。「ああ、藤楓協会ってそういうところなのか」とわかってびっくりしました。理事長はもう老人でしたがね。個人の思い出です。

移民が文化をつくる

交流の家が出来てから、トロチェフさんは何回も来ました。二つの詩集が出て、先ほどの「雪だるま」という詩があるわけですね。これは日本語としたら非常に傍系のものと思われますか？

それはね、百年経ち、二百年経ち、もうあと何年も経てば、日本語についての見方は変わってくると思いますよ。ハンセン病そのものについての偏見だって、九十年経って、ついに国が動いたでしょう。

もともとすべての人間の文化は、移民の文化なんです。移民の文化以外に何もありません。言語もそのようにして出来ているんです。

日本語について、これを純粋化する。純粋な日本文化、純粋な日本語なんて言っているけれどね、この純粋化っていうのは、ひとつの政治的手段として国家が使っているだけなんですよ。国家が国民を陥れるための罠です。

日本には、万葉集の頃には、長編の歌がありました。残っていますね。明治国家が出来てから、長編詩というものは書かれなくなったんです。どういうわけで書かれなくなったか。いろいろ考えられるんですが、ひとつは、長編詩を書くだけの持続した感情を、日本国民が詩人として持ち得なくなったからです。だから途中でやめちゃうんです。

非常にすぐれたもので、ひとつだけあるんですが、『昔の家』（木星社書院、一九二九年）っていう千家元麿が書いた詩ですが、これは古本屋でよく見ていたら、運がよければ出会うかもしれません。いい詩ですよ。彼は一冊分書いたんだけれども、未完成のまま終わってしまったんです。だって、こんなに国策がくるくる変わって、国民感情が変わる国では、長編詩なんて書けますか？　そこに問題があるんです。

その中で、感情が持続する人もいるんです。その人たちは、書いた。その人たちは日本生まれの日本語育ちではありません。在日朝鮮人です。その長編詩を書いたのは、金時鐘《キムシジョン》です。二つ書いてます。ひとつは『新潟』（構造社、一九七〇年）。もうひとつは『猪飼野詩集』（東京新聞出版局、一九七八年)。この二つです。

在日朝鮮人の数は、大きく見積もっても六十万人以下でしょう。その中から、唯一の長編詩人が生まれた。日本語で。このことに注目してほしいんです。あまり注目されていないんですよ。日本の文壇というのは国民の文壇ですからね。大学も出てるし、と、ぜいぜい皮肉を言いたい(笑)。

大江満雄と『いのちの芽』の詩人たち

大江満雄さんのことをお話ししましたね。

ここに電車で来る途中、西武池袋線に東長崎っていう駅がありました。あそこに大江さんは住んでたんです。あの駅で降りて、訪ねて行ったことがあるんです。大江さんの机の上に、山と原稿が置かれていた。「何ですか?」って言うと、「これは全国のハンセン氏病の療養所から集まった詩だ。これを集めて、選をして、本にしたいと思っている。本の題名は決まっている。『いのちの芽』。自分の肉体は蝕まれても、そこにはいのちの芽が萌え出でる。そういう姿勢でつくりたい」ってね。

これを読ませてもらったんです。その中で、今も記憶の中に残っているものがあります。谺雄二っていう人が書いた詩。存命です。「鬼瓦よ」っていう詩なんです。

鬼瓦よ
おまえをみていると僕は勇気がでる。

呪詛する勇気。

その中に微かな純血性がある。


これはすごい詩だと思いましたね。

呪いの「呪詛」。その中にこもっている「純血」。やわな理想主義じゃないでしょ？　やわなヒューマニズムではないでしょ？　ここには、闘う意思の持続っていうものがあるんです。

これが、ハンセン病療養所の中に、九十年、あきらめることなく、ずーっと保たれていた感情のかたちですね。

もうひとつ、山と積まれた原稿のなかに、島比呂志の詩がありました。この人も現存。

「ふるさとの家を思う」っていう詩です。

ふるさとの家を思う日
わたしの心は暗い

わたしが癩になった日から

ふるさとの家は灯が消えた
暗い空洞のような家の中で
父は
いつまでも顔をあげず
母は
愚痴にあけくれ
妹は
嫁にゆけぬ青春をのろい
弟は
みんなの不安にうちしおれ
ふるさとの家は
笑いを忘れてしまった
死のような十年が過ぎ
わたしは新薬プロミンのことを知らせた

ふるさとの家は
十年ぶりに灯がついたようだと
父より便りが来た

しかし　その後一年
曲がった指が伸びたか
脱落した眉毛が生えたか
わたしは　なんと便りを書こうか
いま　やっと明るんだ
ふるさとの家の灯が
また　不安におののくのを感じる
うそを書こうか
真実を書こうか

ふるさとの家を思う日
わたしの心は暗い

一九五〇、七、二七

ここには日付があります。一九五〇年七月二十七日。これは五十一年前に書かれた詩ですが、現在の状況をしっかりとらえているじゃないですか。いま我々の前にある状況って、こういうものなんですよ。

後遺症が残っている。言葉の発音なども含めて。それをどういうふうに迎えるか、そのような場所が、この日本にあるのか。そのふるさとは、どこにあるのか。〔元〕患者そのものの家の中に用意しつづけるのか、ないのか。いまの問題なんですね。その時、詩の持つ射程って非常に広いでしょう。

その山のような原稿の中に、もうひとつ、志樹逸馬の詩があったんです。偶然、志樹逸馬と私とのあいだには、その後、文通が生じたので、私は長島愛生園まで、志樹さんに会いに行きました。志樹さんの家に上がって、お茶を供され、書いたものをいろいろ見せてもらったりした。そこに〔会場の壁に〕、肖像画がある光田〔健輔〕さんが生きておられて、患者の家に上がり込んでお茶を飲んだってものすごく叱られたのを覚えていますよ（笑）。光田さんは、伝染するという説によって療養所をつくった人で、それを訪問客によっておかされるのが相当に腹が立ったんだろうね（笑）。

志樹逸馬は小学校六年のときにここに、全生園〔当時は全生病院〕に入ってきたんです。光田さんはその時からの志樹逸馬を愛し、よく世話をし、彼を非常に愛していたことが、光田さんの言動からわかるんです。志樹逸馬も光田さんを敬愛していました。

そのことは、光田さんが誤った医学の理論をつくったということによって消されるものではありません。

志樹逸馬っていうのは、話してみると面白い人でしたね。小学校六年でここに入ってきたんですから。彼の全教養は、この療養所の中で得られたものなんですよ。それは日本の一般社会の中にいて、もっと高い学校に行って、彼の身についたものでしょうか。率直に言えば、身につかなかったと思いますね。知能の高い者ほど、国民の一部に溶け込み、国民の指導者になり、軍国主義の旗を振るものです。そうでない人は少ないです。

志樹逸馬の詩をひとつ読んでみましょう。「種子」[1]っていう詩です。

ひとにぎりの土さえあれば
生命はどこからでも芽を吹いた

——ここから、大江満雄は『いのちの芽』というタイトルをとってますね。大江満雄と志樹逸馬は、詩人として親縁関係にありますね。

悲しみの病床でも
よろこびの花畑でも
こぼれ落ちたところがふるさと

種子は
天地の約束されたことばの中に
ただ　みのる

汗や疲れをなつかしがらせるものよ
夢
黒土の汚れ
生きてさえおれば
花開く憧れをこそ持って来る

この詩風はどのように育ったか。

志樹さんによれば、小学校六年で入ってきて、勉強が好きだった。それから文学が好きだった。療養所の中に文学の先輩がいたっていうんですよ。それがいろいろ「こういう本を読め」って教えてくれた。その先輩は、自分の家族以上のものです。家族と縁を切っちゃったんですから。自分の学校の先生以上のものだった。そういう先輩と後輩のつながりというのは、非常に強いものとしてここに脈打っていた時代があるんですね。それが、大正昭和なんです。

志樹逸馬はそういう先輩の助言を得て、図書館に残っているタゴールの詩集を読んで魅せられたっていうんです。タゴールってインドの人ですが、大正時代に日本に来たことがあるんです。日本を訪れるまでは、雑誌や新聞なんかでも、前評判は非常に高かったんです。日本に来たあと、

(1) 原田憲雄・原田禹雄編『志樹逸馬詩集』方向社、一九六〇年、所収。

評判はがたっと落ちちゃったんですよ。なぜだと思いますか?

タゴールは日本に来て、大学で、これも大学だ(笑)、「日本は欧米に倣って帝国主義の道を歩んではならない」と演説をしたからです。大学は帝国主義の先兵として、大正昭和とずっと駆け抜けたでしょう。例外は一人や二人はいますよ。しかし例外について私は言いたくはない。文壇も、国民の一部として大政翼賛会の一部となり、文学報国会をつくる。

そこではタゴールがいいなんて言わなくなるのです。タゴールもガンジーもいけないんですよ。前評判は高かったけど、落ちちゃった。

だけど、そんなことは、ハンセン病療養所の中には、入ってこないんですよ。文壇がここへは入ってこないんですから。だから、図書館にある好きな本を、十二歳からこっちの志樹逸馬は読んだ。それで、十代の少年として、詩風の影響を受けているんです。ですから、志樹逸馬の詩というのは、明治以来の新体詩からの流れを引いたものではないんです。世界の中の潮流で、特に訳を通してなんですけれども、タゴールですね。タゴールのすぐそばに、隣にいる詩なんですよ。それが、文壇に対して占める、ハンセン病療養所の特別な位置なんです。文壇の一部ではないんです。

国家が国民に対して、政府が国民に対して仕掛けた罠に落ちない珍しい場所だったんです。

もうひとつ読んでみましょう。「闇」(2)っていう詩です。

闇の中にも目をひらいていたいと思う

人はたいてい
目をつむる
眠る

だが
このしずけさの中にこそある
闇の声に
わたしは耳をすましたい

むしろこういう詩から、大江満雄は、療養所の外にいて、影響を受けていますね。

転向研究への示唆

戦後、ことに終戦直後は、朝鮮戦争というものがあって、中国と北朝鮮とがアメリカに対抗したので、日本はアメリカに肩入れして、日本の経済の復興を呼び覚ましたんですね。これが戦後

（2）前掲『志樹逸馬詩集』所収。

の高度成長と、オリンピックと、そのあとにつづけて、大阪で万国博覧会。そのあと突っ走っていくバブルの時代になるんです。

この万国博覧会のときに、規模はその何万分の一に過ぎないのですが、大阪の公園で、反戦万博というのをやったことがあります。戦争反対というものを中心とする催しなんです。その頃はベトナム戦争というものがありますからね。そこに行きますと、いろんな反戦団体が展示を出してます。その中に、小さい展示で、山行きのテントがひとつ張ってあって、そのテントの外側に、よく見ると、葉書がべったり、ずーっと貼ってあるんです。

たくさん人がかたまっているわけじゃなくて、テントの前に、二十歳そこその青年が、ただ座ってるんですよ。きわめておだやかな顔をした二十歳くらいの青年で、「この葉書、なんですか?」と聞くと、「これは、ハンセン病の療養所で、閉じ込められていて、家族からも切り離され、名前も変えてそこにいる人たちが、それでもわずかな通路で、ふるさとへの思いをつづった葉書なんです。答えが返ってくると集めてきて、それをこのテントの外側にペタペタ貼ったんです」と言うんですよ。

この青年は、京大医学部の一年生。さっきの交流の家をつくる運動の末端にいる若い学生ですね。彼は、十代の頃に少年として培った三つのことを実現したんです。

一つは、少年の頃好きだった女性と結婚した。これ、なかなかできることじゃないですよ。大変なことです。女性はその後、看護婦になって、彼を助けた。

その少年は、ふるさとの遊び友達を大切にして、京大に行っても縁が切れないように非常に注意していた。その仲間とふるさとに戻って何かやりたいという考えを持っていて、共同体ですね。その家をつくりたい。交流の家を奈良につくったのと同じように。それで彼はつくった。

次に、彼の生まれ育った鳥取県について、何人がハンセン病で隔離されて園にいるかを調べた。それについての事情を聞いて、一冊本をつくった。それは『隔離』（ゆみる出版、一九八二年［岩波現代文庫、二〇〇一年（増補版、二〇一九年）］）っていう本です。

彼がつくった家は「こぶし館」っていうんですけれども、そこで講演会を開くときには、園からそこに人が来て、話を聞き、討論に参加し、泊まれるようにした。

そこで私が初めて会った人がいるんです。(3)私にとってはそんなに昔のことじゃないんですけれども。その人の詩をあとで読んだんです。

島田等「非転向」(4)っていう題なんです。転向しない。

望月を過ぎても
月は明るかった

（3）鶴見は島田等による根来育名義の評論を一九五〇年代の『愛生』ですでに取り上げているが（本書二二一頁などを参照）、直接対面したのは、こぶし館が開館した一九八九年以降であることをこの発言は示している。
（4）島田等『次の冬』論楽社、一九九四年、所収。

待つことの痛みが、こんなにも
汗をかかせる
感じさせる

愛する人から
愛されても理解されることのないかなしみは
私が選んだものだ

一人なら
孤独もない

生きつくし
生きつくしても
私を許さない私であり
私を貪りつづける私である

眠ろう
月は惜しいが

眠ってこそ夢を見る

私は、もはや七十九歳ですから、あと生きて、どれほどの自分の仕事があるかわからないんですが、いままでの七十九年を考えると、いちばん大きい仕事は、転向についての共同研究をしたことなんです。それは、国家が個人の思想を圧し潰す、そのプロセスの事例をずっと集めて、出したことがあるんです。ですから、転向の研究ですね。

それは、戦争中、一九四三年の二月にパッとひらめいたもので、だいたいそれが持続して、今日までやってきてるんです。

それと並行して、まったく違う、ことに好景気とバブルのなかで、日本の国民の理想はふやけてるでしょう。そのことについて、はっきり照準を定めて、この詩は書かれていますね。

ですから、私個人がした仕事に対して、非常に強い刺激を、まったく違うところから与えている。私を、研究者としての領域において叱咤鼓舞する仕事なんです。そういうものですね。

大江満雄の戦中・戦後を貫くもの

戦争の話を今までいくらかはしてきましたが、大江満雄という人は、戦争中いったい何をしたのか。彼は、昭和の初めのプロレタリア詩人です。

日本文学報国会の命令で、『辻詩集』（八紘社杉山書店、一九四三年）に書けって言われたときに、一篇書いてるんですよ。それは、街角のいろんなところに貼り出す短い詩なんです。大江さんは、日本文学報国会の、つまり国民の一員として、これを書いたんです。どういう詩かというと、「四方海」という詩なんです。四方《よも》の海ですね。

日本列島は不滅の巨艦
この巨艦を護る
艦船のあまた

――こう見るとなんとなく、戦争万歳みたいでしょ？

洋上にものを運ぶ　かの大小の船
きのふ海戦に勝てど
けふ我が方も撃沈されるとおもへ

かの渺渺たる海
おもひ見よ
機械と機械との戦ひ。

私はこれ、すごい詩だと思いますよ。「いざ来いニミッツ、マッカーサー」とか、「鬼畜米英撃滅」とか書いてないんです。「出てくりゃ地獄へ逆落とし」なんて言っておきながら、来たら、「おお！　マッカーサー様、ニミッツ様」とか、そういう詩を書くんだからなあ。国会人と、文壇人はあまり信用できませんな。大学人も。そうすると、日本のなかで信用できるのは、ほとんどないじゃないですか（笑）。それが問題なんです。

かの渺渺たる海
おもひ見よ
機械と機械との戦ひ。

このイメージの使い方ですね。

大江さんは、敗戦後に『亜細亜詩人』っていう雑誌をつくったんですよ。さっきの山室静もそこへ入っていたんです。

大江さんの考えは、大江さんのその時の言葉でいうと、「アジアを結ぶものはらいだ」というものです。

ハンセン病っていうものはネガティブなものとして考えられているでしょう。しかし、この絆がアジアを結ぶ。共同でこの問題を解こうとする姿勢を、大江さんは持っている。だから、大江さんは、ハンセン病の問題に突っ込んでいったんです。それが『亜細亜詩人』という雑誌の題名にもあらわれています。

交流の家の命名にも、大江さんは関わっています。

ですから、ネガティブな絆は重大なんです。同じ病気を持っているという絆が、我々を結ぶ。

戦争中に大江さんが『辻詩集』として出した「四方海」は、戦後に大江さんが出した『亜細亜詩人』の理念と、非常に響きあうところがありますね。

そして、高度成長からバブル、その自己中心的考えが、盛んになっていくなかで、大江さんは、自己中心はいけない、っていうことを決して言わないんです。

「エゴの木」[5]っていう詩を書きます。

ぼくは思った
心のうちにしているぼくのエゴの木が燃え
隣人のエゴの木が燃え
次々無数のエゴの木が燃えひろがる

これはエゴの山火事だ
エゴの木の自己革命か
強風が吹いて火勢はすさまじくなる

これ、「エゴの木」といって、大江さんが死ぬ直前に書いた詩ですね。エゴの木が燃えることで何かがあらわれることがあるっていうことです。

今からひと月ちょっと前、韓国から金芝河《キムジハ》という詩人が訪ねて来て、私をご馳走してくれたんですよ。京都の餅料理。京都にいて京都料理をご馳走してもらうなんて変なもんですがね。その時は、四月の十四日だったかな。

「いま韓国では、日本の教科書に対する批判が非常に高まっていて、なかなかこれは消えそうにない。だけど、ひとつこういうことが起こった。フィリピンでもシンガポールでも、もちろん中国でも、日本の教科書についての情報が伝わって、教科書批判の運動が起こって、お互いに情報を交換する動きが出てきた。これには未来がある」と、金芝河は言うんです。

この時私は、大東亜共栄圏というものを思い出したんですよ。大東亜共栄圏っていうのは、日本国の、日本政府が中心になって、アジアの国々を引っ張っていくという思想なんです。日本という国が台湾と朝鮮とを取っちゃって、植民地にして大東亜共栄圏をつくるって、この「共栄」っていう考えがもともとどうかしてますよね。そういうことを日本国は平気でやるんです。それを日本国民は平気で支持するんです。闇の中に目を開いてないからです。

---

(5) 大江満雄「夢の中で人間のエゴの木が燃える時」『木馬』第八号、四国学院大学、一九七九年七月五日。

この日本の教科書批判の連帯は、日本政府が引っ張っているんじゃないんです。まったく別の、大東亜共栄圏の芽を持っていると、私は思います。

この考え方は、大江さんが敗戦後に、『亜細亜詩人』という考え方を込め、学生がつくってる奈良の家に交流の家とchristenした〔命名した〕ということに、意味があるように思いますね。

今日は私が出会ったことをひとつひとつお話ししてきました。つまり私は、ハンセン病隔離はけしからんという大きな前提からずっと運動を始めた者ではないんですよ。なんとなく巻き込まれてきちゃったんだ。

ほぼ私の考え方はそこで終わりなんですが、もうひとつ。

自分の問題から解く

トロチェフの、その少年の家に入ると、そこは帝政ロシアだった。すでにニコライ皇帝が死んでから、四十年、五十年、六十年、七十年経っても、そこにロシアの文化があった。そこでは、ソビエトロシアがけしからん、トルストイまでさかのぼって叩くんですから。ずいぶん時代錯誤の考えだなと、日本の大学出の人たちは思うでしょう（笑）。

意外にそうではないんですよ。

私は、十四歳くらいの時に、ある日、新聞を開けてみたら、大学助教授がヨーロッパから帰ってきて、日本に上陸してすぐに捕まったって書いてあるんです。名前は、高橋正雄。人民戦線の系統ですね。山川菊栄の系統。「はあ」と思ったんです。その後、この人は戦中に、日本のアジア侵略万歳！ なんてことを全然書いてないんです。戦後生きてて、「あ、まだ生きてるのか」と思ったら、極めて穏健な社会主義を代表する経済学者として、社会党の隅に名を置き、社会党の運動のなかでも、割合軽んじられる論客として九十歳超えて生きていた。

その人に私は偶然、九州で会って、とても感心したんです。元気だった。階段なんか昇るのに、すたすた自分で昇るんですよ。ある時、私といっしょにエレベーターに乗ったから、「先生でもエレベーターに乗るんですね」って言ったら、「若い人と一緒の時には」って言ったんだ（笑）。まったくびっくりしたな。

彼の説は、「ロマノフ王朝が残って、ウィッテなんかの改革路線を活用していったら、そこからは必ず別の社会主義があらわれる。そして、ロシアにはもっと健全な時代が来ただろう」。それが彼の持説なんですよ。その話を聞いて、一緒に中国に行った丸山眞男がびっくりしてた。穏やかな改革路線。そういう道はあるんです。

つまり、ロシアの問題は深刻です。「レーニンだけがただひとつの世界史のとらえ方だ、これがまだわからんのか」と言ってポカポカと、大変な数の人間がぶっ殺されたでしょう。あれが駄目だとなると、今度は資本主義がいいだなんて。

ロシアの問題は深刻です。問題はあるんですよ、そこに。問題に背を向けない。そこから考えていく。

今までの転向史、非転向論というのは、ことに非転向の立場を貫けと言ってるのは、ソビエトロシアの政府の世界把握を、一条たりとも惑わずに呑めってことなんですよ。そうでないやつは、理由を付けて殺しちゃったりすることを、ソビエトの中でも外でもやってきたんだ。今も。

手本を、ある政府のテーゼに求めるのではなく、問題に求めたらどうですか。人間には深い問題があるのです。これに目を背けることなく、問題の解き方を考えていく。この一つの解き方だけが解き方だと言えるんでしょうか。そのような、問題に背を向けないという非転向の道は、まだありうる。

ハンセン病療養所のなかで、志樹逸馬が穏健な仕方で解き、島田等がもっと根本的な、ラディカルな仕方で解いたのは、そういう問題の解き方で、いずれの仮説の出し方も、問題に背を向けないということでは同じなんです。問題というのは、ハンセン病に、そこでとらえられている自分が問題なんですから。

ですから、転向・非転向の概念を、そのように変えていく、革命的な考え方の転回のきざしはここにありますね。そのことを私は教えられました。

日本の学界は、これだけたくさん大学があるんですが、目覚めていませんね。それが、私の話。終わります。

質疑応答

質問者1　どうしてもわからない点が一点あるんですね。それは何かというと、ほかの先進国に比べて、日本だけが特別遅れちゃったわけです。一九九六年になるまで、隔離をやめることができなかったわけですね。それがなぜかっていうことが、どうしてもわからないんですね。

先生のお話をうかがっていると、光田健輔も決して悪い人ではなかったと。藤楓協会の理事長も決して悪い人ではなかったと。そういう状況にありながら、なぜやめることができなかったのか。

一九五三年に、らい予防法を廃止しようじゃないかという動きがあったと覚えているのですけれども。ここ全生園からデモ隊が行って途中で止められちゃったということがあったと思うのですが、あの時に厚生省が、こともあろうに、なぜ廃止しないかというと、いま〔入所者が療養所の外へ〕出されたらかわいそうじゃないかと。そんなことをするくらいだったら隔離するほうがましだということを言うわけですよね。それに対して日本人というのはそんなに奇異に思わないわけです。そのへんがどうしても不可解なんです。

例えば、中国残留孤児の問題でもそうなんですけれども、かわいそうだからほっとく、無視しちゃうわけなんですね。モダニスティックに解決しようという意思がどこからも出てこないんですね。それは世界において、日本が特殊な状況じゃないかと思うんですよ。

実際、鶴見先生も知識人として、一九五三年のらい予防法闘争のことはよくご存じだったはずです。しかし、何らかの運動が起きなかったということが、もうちょっとわからないことですし、先ほどの先生の言葉を使えば、どうして日本人の国民は、闇の中に目が開かないのか。どうしてもわからない。先生が言うように、国家が悪の主体であるとはぼくにはどうしても思えないんですね。共犯関係にあるような気がしてならないんです。どうして、特殊な精神状況を持ってしまったのかということをお聞きしたいです。

鶴見　「共犯関係」っていうのに、私は同感です。「共犯関係」なんです。それがいつ始まったかっていうと、私の考えでは、一九〇五年が起点だと思います。

黒船が来たのが一八五三年ですが、それから一九〇五年まで、じつによくやったと思うんですよ。政府の指導者も、一九〇五年で力尽きて倒れたんです。

戦争をやりたくないっていうのが伊藤博文なんかの考え方なんですが、やると決めても金がないでしょ。金を集めるのに国債を買ってくれって回るんだけれども、売れないんですよ。偶然、ユダヤ人のジェイコブ・シフっていう人物が日本の国債を買い始めて、ユダヤ人は非常に長い間の迫害の歴史を持ってますから。これが買いの運動の歴史を起こして、金がある程度できた。

だから、満州派遣軍の総司令官の大山巌は、うちに戻ってから、「シフさんの恩義を我々は忘れまい」って言ったんです。

その後、大正から昭和に入ると、四王天延孝陸軍中将がさかんに「ユダヤ人が世界の陰謀だ」と言って、軍国主義へ持っていくでしょ。

ユダヤ人によってかろうじて、日露戦争は負けないで済んだんですよ。あれ、負けないで済んだだけなんです。その歴史的事実を、あのへんで歪曲するんです。負けないで済んだっていうことを嘘をつくから、嘘のつき始めは、一九〇五年なんです。だから、国民運動が起こるんだ。最初の国民運動が。日比谷で起こって、交番やなんか焼いちゃうんです。その多くは、「もっと戦争をつづけろ！」「賠償金の金をもっととれ！」。

もっとつづけたらどうなると思いますか？　日本は負けます。日本を取られちゃうかもしれません。

あの時から現実認識を失うということは、それは無理はないでしょう。長い犠牲を強いられた国民ということを考えたら。そこから起こって、政府指導者が、それに迎合したんです。ですから、日本はもはや世界の先進国になったという嘘は、そこから起こった。

大正時代になると、私の子どものころは、世界の五大先進国。それから三大国になって、最後、昭和の半ばになりますと、アメリカと覇を争う。まったく現実離れしたじゃないですか。

アメリカからくず鉄買って軍艦つくってるんですよ。それで最後は「神風が吹く」。だから、国民と国家の共犯です。国家の指導者が、国民に迎合するんですよ。票が取れるから。今もつづいてるでしょう。

敗戦といえども、この共犯関係の絆を断ち切ることはできなかった。マッカーサー、マッカーサーって言いますけれども、マッカーサーは雇われマダムですよ。最後はクビになったじゃないですか。マッカーサーはそれをわかっています。

この占領の費用をなるべく安く上げないといけないと思った。当然でしょう。高くするとクビ切られるからです。そのためには、三つのアメリカにないものを活用しようと考えた。一つは天皇です。もう一つは文部省です。文部省ってアメリカにないんですよ。もう一つは東大です。東大っていうのはアメリカにはないんですよ。そのことが官僚にはわかってないんですよ。東大教授にもわかっていないんです。戦前は東大が一流大学だって、それも疑わしいと思うんだけど。戦後、負けたから今度はハーバードのほうが一流になったから、東大から留学してハーバードに行って、一年ぐらいいて帰ってくるんです。

官僚もそうですよ。大蔵省に入ってから、大蔵省の金でハーバードに一年留学してまた帰ってくるんです。ハーバードをアメリカの東大だと思ってるんです。ハーバードはアメリカの東大じゃありません。ハーバード出の大統領なんて、二十世紀に入ってからほとんどいませんよ。戦後はケネディ、二十世紀に入ってからだと、フランクリン・デラノ・ルーズベルトと、セオドア・ルーズベルト。

だいたいハーバード出の政治家っていうのは嫌われるんですよ。なぜかと言うと、言葉が違うからです。ちょっと言葉が違うんですよ。英語で言うと、例えばね、居抜きのそのへんの大学出た人間だと、「ボストン」って言わないんです。「ボーストン」って言うんです。「ボ」を長くするんですよ。それでわかっちゃうんです。「ボストン」というやつは、東部の居抜きの学生じゃないんですよ。ちょっと、三分聞いただけでわかるね。ですから、あんまり選挙に勝つ奴はいないんです。ケネディは偶然。カトリックであり、ハーバード出てるという二つのハンディキャップを克服した珍しい人です(笑)。

だけど、私は東大教授を前に、「東大教授はくだらない」「頭の中に脳みそじゃなくて豆腐が入っている」と言う。すると、その東大教授が、「どうしてそんなに東大教授を馬鹿にするんですか。あなたがそんなに馬鹿にするのは、あなたがハーバード出てるからじゃないんですか」って言うんだよ。そうじゃないんだ。アメリカの歴史っていうものを知らないからなんですよ。日本だと、東大出の総理大臣がいちばん多いです。その次が、陸軍大学校です。その次が海軍大学校です。いま、少しは変わってきましたが。

私は関係ないんだが、肩入れしている日本共産党は、日本に数ある政党のなかで、ただひとつ、東大を信仰してる政党なんですよ（笑）。あれ、東大出じゃないと認めませんよ。ああいうことになってるから、日本の進歩思想はあんまり期待できないね（笑）。

国民思想っていうのが、また、日露戦争以来ずーっとあって、マッカーサーもその絆を断つことができなかったんですから、どうなるんでしょうね。

もともと、らい予防法〔一九〇七年「癩予防ニ関スル件」〕をつくる背景にあったのは、先進国として、先進国じゃないんだけれども、かっこうが悪いから。外国人が来た時に、熊本の神社なんかにずーっと患者がいるっていうのは体面が悪いから、ひとところに閉じ込めたい。「先進国」という、この前提が間違っています。この前提を、外国に行ってきたような国家の高等官僚が考え、国民が支持した。ここに共犯関係があります。これが、敗戦によっても断たれなかったというのが問題なんです。

先進国っていうのは、金を持ってる持ってないじゃなくてね、まっとうなことをやってるかどうか。犯罪で考えたらどうですか。アメリカは犯罪の先進国ですよ。日本もだんだんアメリカに似てきて、犯罪先進国になってきたんですよ。戦前にはちょっと考えられないような犯罪が、次から次へと起こるでしょ。犯罪でアメリカを追っかけてるから、日本は二位、こういうふうに考えるならわかりますよ。

しかし、どうしたら、いい意味で、日本人の未来を見つけることができるでしょう。私は、大江満雄の『亜細亜詩人』。それから金芝河が言ったような、教科書批判の連帯。それに日本人が耳を傾ける。

日本人ですよ、国民じゃないですよ。日本国民がみんな耳を傾けるとは思えないね。この場にいる人たちは、日本国民の代表ですか？　私はそう思いません。日本国民だったら私は確実に袋叩きにあってるはずです。不敬なことばっかり言ってるんだから。文部省は殴るし、東大は馬鹿にするし。

みなさんは日本人なんですよ。日本に住んでる人間なんです。日本国民が、日本に住んでる人間になる道は遠いです。それを今まで引っ張ってきたのは、今も引っ張っているのは、ハンセン病療養所にいる人たちだと思います。私は、そう信じてるんです。だから、このことを五十五年やってるんです。誰に頼まれたのではありません。きっかけは、前に言った、リトアニア人の医者からかかってきたひとつの電話に過ぎません。

この、ロシア人の家族に会ってから、とんでもない理想を、五十年、六十年、七十年と、保って生きてるなと思ったけれども、高橋正雄という個人に立ってみると、それも、ロシアの問題に直面する仮説のひとつとして考える。これは、世界の法則から外れてるとして、考えないことにしちゃいけないんだというふうに、悟るようになったんです。

だから、この話は、ハンセン病者は、かわいそうだという話ではなくて、ハンセン病者から教えられたという、私個人の思い出なんです。それは、日本社会の歴史とまったく切り離された特別なところにある話ではありません。

みなさんはおそらく、日本国家のまったくの典型的なサンプルではないでしょう。だから、我慢して座って、私の話を最後まで聞いてくださったんです（笑）。

質問者２　今日は心に沁みる話をありがとうございました。私、東村山市内から参加しております。質問に入る前に、個人的なことを申し上げますと、三十年は経っていないかもわかりませんけれど、草津の楽泉園に行ったことがあるんですね。たまたま知り合いの看護婦が勤めていまして、そういう関わりがあって、楽泉園に行ったという経過があるんです。その時に、たまたまカトリックの方だったものですから、丘の上にある教会に入ったことがあるんです。その時に、看護婦さんが、「ハンセン病は感染しませんよ」と言われたことがあって、またそのあと、その看護婦さんの寮のほうに行ったことがあって、監獄〔重監房〕があった跡地も案内された、そういう経験があったんです。

ぼく自身、ハンセン病に対して認識がなかったということもあって、今回、政府が控訴しなかったということについて喜んでいるんですけれども。初めて商工祭りに参加して、全生園の中を自転車でぐるっと回ったんですけれど、お寺から郵便局から全部あって、ここは隔離されて一生を送る場所だとはっきり感じたんですね。そういう個人的なことをまず申し上げたいと思うんですけれども。

今回、控訴をしないということを政府が決定をしたということがありますけれども、その同時期に、外国人の選挙権の問題があったと思うんですね。これが与党の反対で見送られたということで、私は非常に複雑な思いがしたんですね。ハンセン病の問題と在日外国人の選挙権の問題とは関係あると思うのですけれど。

私は教育に関わっていて、教科書問題で、昨日、市民センターのほうで、在日韓国人の方から生活史を含めて、お話を聞いたっていう経過があります。このハンセン病の方のなかにも、在日朝鮮人の方がいらっしゃるということを聞いてるんですが、そのへんのことに関して、鶴見先生のお考えがありましたらぜひとも聞かせていただきたいと思います。

鶴見　最後のことからお答えしましょう。回復者のホームをつくる運動をやっていた学生のグループは、ＦＩＷＣっていうんですけれども、フレンズ。つまりクエーカーの運動から引っ張ってきたものなんですよ。

これは、韓国人の問題を非常に早くから取り上げて、今も、韓国に行って韓国のハンセン病者のための家を建てたりする仕事の手伝いをずっとつづけています。

また、このハンセン病療養所の中に韓国・朝鮮人もとても多いんですが、そういう問題は残っています。

もともと、日本人だからもっと親切に扱わなくてはいけないっていう考え方があって、九十年間隔離されたんですから。しかも自分の子どもであっても父親であっても関係を切っちゃうんですから。日本人だから、っていうのは、このハンセン病に対する差別に対して強い力を働いてきたとは思えないんですが、もともとこの日本の土地に生まれて住んでいる人間は、誰でもいっしょにっていうのが、当然の法であるべきでしょう。そういう法をつくろうっていう考え方は、一九四五年の敗戦の時にあったんですよ。その時、憲法の元型《もとかた》を書いた、制定委員会の最年少のメンバー、ベアテ・シロタですが、私より一つ若い二十二歳だったんです。「All natural persons は、差別されるべきではない」。人間として生まれたすべてのものは。この日本の土地でですよ。ところが、委員長だったケーディスがその条項を変えたんです。ベアテ・シロタもケーディスも二人ともユダヤ人です。ユダヤ人の迫害というものを身に染みて感じて、憲法の条文をつくってるんですが、ケーディスは、Law school、法律学校を出ている秀才なので、日本の世間というものに遠慮して、同じユダヤ人のシロタのつくった条項を消したんです。シロタはその証言をずっとしてます。ケーディスは死にましたが、シロタはまだ生きてますから。

私は、もし憲法を直すとすれば、「All natural persons」に変えるべきだと思いますね。

今は、護憲か改悪かだから、私は護憲のほうに一票を投じますよ。だけど、直すべきところはそこにあるんです。

つまり、どうしたら日本の国民が人間になるかっていう問題なんですよ。結局、九十年に及ぶハンセン病に対する差別もそこに根差してるんです。日本の国民が人間になる道は遠いです。そんなことは、国会議員の念頭にも浮かびません。大学出てるから、大学で習ったことは覚えてますよ。「人権は大切だ」。そのくらいのことは国会議員は知ってるでしょう。二世三世で裕福に育ってる人が大部分なんですから。しかし、「All natural persons」っていうグッという力は出てこないですね。思想がないからです。

私は自分の偏見をはっきり言うとすれば、国会議員だけ、海外渡航をやめたらどうかと思ってるんですよ。税金の無駄だから。だって、何にも学ぶ心構えがないもの。やめたほうがいいですよ。外交官にもやめてくれ、っていうのは、これ、いろんな仕事があるから仕方がないけれどもね。国会議員についてはやめる。金たくさん持ってるんだから、自分で行けばいいじゃないですか。

私はそういう偏見によって生きてるんです（笑）。よく殺されないで生きてるなと思いますよ。感謝してます。

私の友人は、このハンセン病療養所の中にいるんです。それはこの五十五年の私の感じです。私の友人の中には、大江満雄があり、トロチェフがあり、志樹逸馬あり、島田等あり。私のゼミの優れた学生の柴地則之、そういう人が、この五十年、私を引っ張って啓発してくれた人なんです。

だから、みなさんはその友人なんだから、国民とは一味違った人たちであろうと、私は期待してるんです。

質問者3　先生、今日はありがとうございます。さっきの「共犯関係」を断ち切るということについてお聞きしたいのですが、今のお話を聞きまして、それでいいんだろうと思うんですが、理解が間違っていたらいけないので確認のために質問させていただきます。

私は、母と父から生まれてきまして、息子がいるのですが、その母を母と思い、父を父と思い、子を子と思うところからものを発想するっていうか、ものの根源を考える。そういうことを我々が反省しながら見直すということでよろしいんでしょうか。

先ほどの、アジアのグループの方々とか、反教科書運動の今までと違う流れについて、先生が感じておられる内容なんですが。

鶴見　「全人類が」、っていうところから考えたり話をしたりするのは、私は好きじゃないんですよ。だから、自分の父親との関係、母親との関係、そういうことから考えたいですね。

私の母親っていうのは、ものすごい厳しい人だったので、二つ三つの時に、私がこっそりお菓子を盗む。母親から見れば、それは犯罪行為ですね。「あなたは悪い子だから、あなたを殺して私も死にます」って言うんですよ（笑）。そういう強迫にあって、ゼロ歳のときからずーっと生きてるっていうのはつらいですよ。だから、私の原哲学はね、「正義っていうのはハタ迷惑だな」（笑）。だから、自分が正義の人になりたくないんですよ。

だから今の話も、どうして私が、トロチェフというハンセン病の人と巡り会ったか、どうして大江満雄に草津に連れて行かれてトロチェフと再会したか、という話なので、私は「正義はこうだ」っていうのはゼロ歳の時からもう懲りてるんだよね。だから私は「女なんか」なんて言葉は腹の中から出てこないんだよ。「女は怖い」と思ってるから（笑）。

国会議員に対しては非常な偏見を持ってますが、それは私の親父が国会議員で大臣だったからなんです。だから、そういうものに対して強い強い偏見を持ってるんです。しかも東大で一番だったんですよ。これも嫌いなんです。あらゆる一番は嫌いだ（笑）。学校の成績のいいやつも嫌いだ。そういう基本の考えがあるんですね。学校に入ると、「ニセ問題」を解くことが上手になるんですよ。自分の問題を前に置くことができなくなっちゃうんです。だから日本のように学校が発達すると困るんですよ。

志樹逸馬みたいに偉大な人間は、学校と離れたところで、ここで育ってきたでしょう。このハンセン病療養所の歴史っていうのは、いろんな仕方で考え直していくと、教育制度としても文学としても政治としても、重要な場所だったことがわかります。だいたい外の日本の社会で平和主義っていうものが衰えていくなかで、長島愛生園では社共共闘政権があったんですよ。そういうところを見ていくと、療養所内部のいろんな伝承というのは、語りつくせない、重大な国民批判の原点なんですよ。

日本が一等国に引き上げられたっていうのは、国民が金を持ってきたから言うんであって、金持ちが偉いということと同じじゃないですか。アメリカが金持ってるから偉いっていう、その程度の考え方が、重大な思想でしょうか。私は自分の偏見を以って対抗したい。

苦しいことだと思います。

質問者4　確認ですが、お話の中に出た、金時鐘という人の詩集は、『新潟』と『猪飼野』ですか？　金時鐘という人の詩集は、今も手に入るのでしょうか。ということと、トロチェフという人の詩集は、昭森社でしょうか？

それと、日本国民が人間になる道は遠いと思いますが、遠いからとっても毎日苦しんでいると思います。それは日本国内にいる別の在日韓国人の方がどうの、っていうことじゃなくて、私たち自身が人間になれないわけですから、表現の自由があると言いながら、表現が豊かにできない。苦しいことだと思います。

だから長い大きな詩がつくれないんですけれども、生きていること自体が、長い大きな詩を書こうとしてるんじゃないかと思うんですが、最近の詩の中に、まったくそういう芽生えはないのでしょうか。

いま、ハンセン病の療養所のなかから希望と、闇に開いている目から学ぶ、それが先生に力を与えているということだったんですけれども、私はハンセン病の療養所にいないんですが、毎日の暮らしから力を得たいんですけれども、どうしたらいいだろうか。

先生は、私の母と同じ歳なんですけれども（鶴見「ハハハ！」）、ハハハと笑われると、私は元気になったんですけれども、どうして先生は、先生も日本国民ですし、けっこう暗い中に暮らしていらっしゃるんですけれども、先生のそのハハハと笑う力はどこから来たのか教えてください。

鶴見　いろんなことを言われましたね（笑）。

金時鐘の全詩集は、立風書房から出ているものがありますし、大きな図書館に行けばあります。その中の『新潟』と『猪飼野詩集』。猪飼野っていうのは大阪に昔あった地名なんです。いま地名はなくなってるんです。在日朝鮮・韓国人がそこへ集まって住んでいる地域です。

この金時鐘っていう人は、散文も非常に見事なんです。今の日本で、文章を書く人のトップの人ですね。でも、自分で読んだら下手なんですよ。つまりコンラッドみたいなものだ。「ぼくの日本語は元手がかかってるから」って言うんだけどね。重さのある日本語なんですよ。軽くないんです。散文も素晴らしいものですよ。

そうですね、ひとつだけ例を挙げれば、金時鐘の『クレメンタインの歌』〔文和書房、一九八〇年〕っていうのがあるんです。これはいいです。私がもっとも敬意を持っている友人です。日本に住んでる日本国民外の人です。

トロチェフは、前の詩集を出した昭森社ってつぶれちゃったんですよ。あんまりこういう本を出すものだから（笑）。バルザックって呼ばれている人〔森谷均〕が中心だったんだけれども。バルザックみたいな顔をしている人だから。新しい詩集は手に入るかもしれないです。

じつは、いまつくっている本があるんですよ〔『ハンセン病文学全集』全十巻、皓星社、二〇〇二－二〇一〇年〕。その中にはおそらく全部入るんじゃないかと思いますけれども、私の一存で言うわけにはいかないです。その部分の選者は私ではなくて、大岡信なんです。ですから大岡信がいいと思えば、そこで読める。(6)

さっき読んだ詩は、特別面白い詩なんですよ。草津に雪が降るでしょ。ロシアにも雪が降るでしょ。想像するわけ。彼はロシアに行ったことがないんだ。〔雪だるまの〕唇が黒い。愉快に笑っている。非常に複雑な詩ですね。

なぜ陽気でいられるかというと（笑）、医学的に言えば、長生きしてぼけてきたからでしょう（笑）。ゼロ歳から十五歳までは本当につらかった。だってね、人間として生まれて来て最初に目を合わせるのは母親でしょ。自分より先に母親を人間として見るわけですから。彼女が私の中に良心を植え付けるわけだ。自分の中の自分なんだ。自分の中の自分によって、常に責められているわけですよ。

「the hound of heaven」という言葉がありますが、なんて訳すんでしょうね。天から犬が降ってきて、自分を追っかけまわすっていうんです。ああいうものが、私の中に植え付けられているんだな。おふくろによって。自殺して終わって当たり前です。十五歳の時に親父に追放されて日本を出たんで、自分を取り直して生き延びたわけですね。今は生き延びてるから、毎日割合に愉快なんですよ。毎日が日曜日ですね。ハハハ！

だから飯なんて子どものとき、うまいと思ったことないんです。叱られながら飯食うってうまくないですよ。今は飯がうまいですね。七十九歳になると未来が少なくなって、まずくなるはず

（6）トロチェフの詩集『ぼくのロシア』（昭森社、一九六七年）、『うたのあしあと』（土曜美術社出版販売、一九九八年）は『ハンセン病文学全集7　詩二』（皓星社、二〇〇四年）に抄録されている。

なんです、医学的に。しかし医学者っていうのは、自然科学としての医学だけで判断できるものじゃないんですよ。未来は物理的に少なくなってるでしょう。しかし私が七十九歳の現在、二歳三歳のときより同じ一椀の飯がうまいんです。叱られながら食ってないからです。当たり前のことなんだ。

おふくろがものすごく怒って言ってたことは、七十九歳になると、いくらか背景なんかをいっしょにしてリバウンドするっていうかな、とらえるわけ。生き残ってみると。つまり、おふくろは自分を責める人だったんです。

ちょうど志樹逸馬が自分の先輩から文学の趣味をわーっと植え付けられたのは、中世の瀉瓶《しゃびょう》に似た関係だったでしょうね。そういう濃密な関係は、ハンセン病療養所の外にはなかったと思う。本当に、父子相伝という感じでね。

みなさんは昔の人ではないからわかんないだろうけど、新羅三郎、笙《しょう》を伝うなんて、箱根の山奥で笙を吹いて、新羅三郎が弟子に笙の吹き方を伝えてるのがあるのですが、そういう師弟関係は、中世にはあったでしょう。ほとんどそれに近いものが、ハンセン病療養所にはあったんですよ。だから、これだけの文学が出てきたんです。

私のおふくろの私に対する関係っていうのは、つらいものなんだ。DVっていう言葉がいまはやってるでしょ。ドメスティック・バイオレンス。あの言葉を見ると私はおふくろを思い出すんですよ（笑）。おふくろは、私をぶったり叩いたり縛り付けたり、声涙倶に下る説教をするんですよ。「あなたは悪い人だから、あなたを殺して私は死にます」って。だから、たいへん。

それはね、七十九年のパースペクティブでゆっくり見ると、おふくろの内部の自己嫌悪っていうものが、よくわかるんですよ。ああ、おふくろも一生懸命だったんだなって。早く死んだの。そういうことがわかってくると、結局おふくろに対しても寛容になってくるし、大変に私を愛したことは事実なんですよ。愛するということがぶったり叩いたりすることなんだから（笑）。きょうだい四人の中で、私が愛されたことは確かなんですよ。いつも私をぶったり怒ったりしているから、ほかの三人は土俵の外ですからね。だからかえって愛情の疎外があるわけだな。

いま生きてみると、私が書いていることは、すべておふくろに対する手紙なんです。そんなこと言っても、私の言い分も出てきますからね。それが、私の著作の源泉でもあるんです。だから、どういうふうに人間になってくるか。これ、むずかしい問題なんですよ。人間一人一人が突き付けられてる問題なんです。

だけど、内閣にいる人たちは、先進国として、国民としての誇りを持つ。明治国家に返るっていう話でしょ。大東亜戦争まで誤魔化して、あれまで誇りにするところまで行くんだから。無茶な話ですよね。人間としての道を閉ざして、日本国民への道を、どんどん鞭をあてて攻め込んでいくんだ。どうしたもんでしょうね。

私は、今日は自分の偏見をぶちまけているようなところがあるんだけれども（笑）。人間になるというのは、偏見のない人間になるというのは、学校制度が植え付けている誤解なんですよ。ふだんは私も自分の持っている偏見を、いくらか行き過ぎを抑えるようにして、表に出さないように抑えてるんですよ。だけど、私を生かし動かしているものは、人間への方向に行かせているものは、私の持っている偏見なんです。

日本国民はどういうふうにして人間になれるのか。じつはそれこそが最大の問題なんです。私は、ハンセン病の文学が、人間になるその道しるべをつくっていると思いますね。

（『国立ハンセン病資料館研究紀要』第十号、二〇二三年三月）

＊二〇〇一年七月一日、多磨全生園コミュニティセンターで行われた高松宮記念ハンセン病資料館開館八周年記念講演。国立ハンセン病資料館が所蔵する音声資料（資料 ID：74547, 74548）を基に編者が構成した。なお、本書収録にあたって初出時に付されていた注などを整理した。

解説　未来への根拠地

木村哲也

はじめに

社会問題の苦難のさなかにいる人たちが声を上げているとき、私たちはその声をどのように聞き、応じているのだろうか。そんな思考に誘われるテキスト群である。私たちの周囲にはいまもさまざまな困難に晒されている人たちがいる。その声を聞きながら、次の一歩をなかなか踏み出せないことがある。そんなとき、多くのことを教えてくれるのが鶴見俊輔（一九二二‐二〇一五）である。

鶴見は、戦後日本を代表する哲学者・思想家の一人である。米国ハーバード大学で学んだのち、プラグマティズムなどのアメリカ哲学を日本に紹介。雑誌『思想の科学』を創刊。転向研究に代表されるような共同研究を組織した。また日本の大衆文化の研究へと関心を広げる一方で、安保反対・ベトナム戦争反対の反戦運動を担い、晩年は九条の会呼びかけ人となるなど、九十三歳で生涯を閉じるまで幅広い活動をつづけた。

鶴見の仕事の中で、ハンセン病問題への関与もけっして無視できない一角を占めている。

ハンセン病は、「らい菌」という細菌による慢性の感染症である。かつては「癩（らい）」と呼ばれていたが、差別的であるとの理由で、いまでは菌の発見者の名前を取って、ハンセン病と呼ばれている。現在では有効な治療薬によって、早期発見・早期治療により完治する。

しかし、有効な治療薬の登場以前は、皮膚や神経に障害があらわれ、顔や手足など目につくところに後遺症が残るため、外見を理由に差別されてきた。また、国も「恐ろしい伝染病」という誤った宣伝で国民の恐怖をあおり、正しい知識の普及啓発を怠ってきた。そのため、患者だけでなく、その家族にも差別が及んだ。

日本では、国によるハンセン病政策が、一九〇七年「癩予防ニ関スル件」によって始まる。当初は路上生活の患者が隔離の対象であったが、一九三一年「癩予防法」に改正されて以降は、自宅療養を含むすべての患者が隔離の対象とされた。戦後、日本国憲法で人権の保障がなされ、プロミンという治療薬が登場し、患者側からは新たな時代にふさわしい法改正を求める動きが起きたが、国は隔離政策を変えず、一九五三年には「らい予防法」が成立し、一九九六年に廃止されるまで存続した。

鶴見とハンセン病問題との関係については、当事者の証言をはじめ、[1] 新たな研究もあらわれているが、[2] このように関連のテキストが一書にまとめられるのは初めてとなる。本書は、テーマごとに六つの章で構成した。

Iは、木村聖哉との共著『「むすびの家」物語――ワークキャンプに賭けた青春群像』（岩波書店、一九九七年）の鶴見執筆分である。ハンセン病回復者の宿泊施設「交流《むすび》の家」建設運動を中心として、それまで断片的に書かれてきた自身のハンセン病との関わりを、鶴見自身がひとつのまとまりある読み物として書き下ろした決定版といえるテキストである。

Ⅱ「病いと社会とのかかわり」は、ハンセン病を社会問題として論じた一連のエッセイからなっている。国による隔離政策や社会におけるハンセン病への差別・偏見などを、鶴見がどのようにとらえていたかを知ることができる。

Ⅲ「深い場所から届くことば」は、ハンセン病文学への批評を収めた。ハンセン病を患いながら詩や小説、随筆などの文学作品を書き続けた患者・元患者は多い。鶴見はそれらの作品から、さまざまな思索を展開している。

Ⅳ「回想のなかのひと」は、鶴見がハンセン病問題と取り組むなかで直接出会った人びとにつ

（1）木村聖哉・鶴見俊輔『「むすびの家」物語――ワークキャンプに賭けた青春群像』岩波書店、一九九七年。木村聖哉・湯浅進・黒川創『ハンセン病に向きあって――鶴見俊輔さんの仕事①』編集グループSURE、二〇一六年。

（2）宮下祥子「鶴見俊輔のハンセン病者との関わりにみる思想――1953～1964年を中心に」『同時代史研究』第十号、二〇一七年。谷川嘉浩『鶴見俊輔の言葉と倫理――想像力、大衆文化、プラグマティズム』人文書院、二〇二二年。特に第四章「鶴見俊輔は、どのようにプラグマティズムとアナキズムを統合したか」。高草木光一『鶴見俊輔　混沌の哲学――アカデミズムを越えて』岩波書店、二〇二三年。特に第二章「大東亜共栄圏とハンセン病」。

いての回想である。ハンセン病療養所の入所者にとどまらず、多くの人びととの出会いにうながされてこの問題に打ち込んでいったことがわかる。

Ⅴ「評論選評」は、一九五五年から一九七二年までハンセン病療養所の機関誌の「評論」部門の選者として鶴見が手がけた選評を集成した。単行本に収録されるのは初めてである。

Ⅵ「講演」は、ハンセン病問題をテーマとした四つの講演記録である。特に一九六八年の「らいにおける差別と偏見」は、これまで一度も活字として発表された形跡がなく、今回、国立ハンセン病資料館所蔵の音源から文字起こしをして初公開されるものである。

鶴見によるハンセン病関係のテキストは、発表媒体がハンセン病療養所や宗教団体の機関誌であったり、学生運動のビラやパンフレットであったりしたため、一般読者の目には触れにくかったものの、その数はけっして少なくない。これまで鶴見はハンセン病問題に関わりながら、あまり発言を残していないとする向きもあるが、そうした見方は本書を通して改められるのではないか。

以下、鶴見がハンセン病問題とどのように関わりを持ったのかを記し、解説に代えたい。

一、ハンセン病との出会い

鶴見俊輔とハンセン病との出会いは、本書でもくり返し述べられているとおり、コンスタンチン・トロチェフ（一九二八‐二〇〇六）というロシア人少年がハンセン病の診断を受ける場面に立ち会ったことがきっかけである。鶴見は具体的な年を述べていないが、トロチェフの栗生楽泉園（群馬県）への入所は一九四六年五月であった。しかし、この時は、偶然隔離の現場に居合わせたに過ぎない。

鶴見が本格的にこの問題に引き込まれるのは、詩人・大江満雄（一九〇六‐一九九一）との出会いがきっかけであった。大江は、一九五〇年代から療養所の詩人たちと詩作を共にし、一九九一年に亡くなるまで、四十年余りにわたって療養所の詩人たちと親交をもった人物である。

鶴見が知り合った当時、大江は全国の療養所の詩人たちの合同詩集を計画中で、やがてそれは日本ライ・ニューエイジ詩集『いのちの芽』（三一書房、一九五三年［国立ハンセン病資料館、二〇二三年］）として出版された。鶴見は大江の自宅を訪ね、出版前の詩の原稿の束を目にする。そこで鶴見が注目した幾人かの療養所の詩人と、生涯にわたる親交を結ぶことになる。

以上のように、戦後まもなくロシア人少年と出会い、やがて大江満雄と出会って本格的にハンセン病問題に引き込まれてゆく……というのが、鶴見がこの問題を語るうえでのひとつの「型」となっている（その「型」があらわれるのは一九七七年の講演「もう一つの根拠地から」あたりからではなかろうか）。しかし、今回、鶴見のハンセン病関係の文献をひととおり眺めて気づくのは、その「型」で物語られる以前の出来事についても、断片的ながらさまざまな発言を残していることである。

例えば、「小さい頃、ライはとても恐いもので、恐いという以外の何ものでもなかった」と、子どもの時のハンセン病に対する認識を率直に語っている（「もう一つの根拠地から」）。

小学生のころ、のちに長島愛生園で再会することになる田中文雄（本名・鈴木重雄）とすでに知り合っていたことも明かされる（「五十年・九十年・五千年」）。

また、少年時代に『北條民雄全集』上・下巻（一九三八年刊の創元社版であろう）を読んでおり、「今まで読んだことのない作品の重さを感じた」との感想を記している（「個人的な思い出から」）。十五歳でアメリカに渡ったさいにも『北條民雄全集』を持参し、留学先のハーバード大学で、北條民雄の「間木老人」を英語で完訳したこともあるという（「もう一つの根拠地から」）。

アメリカ留学中には、世に知られる以前の神谷美恵子（旧姓前田の時代）と知り合っている（「神谷美恵子管見」）。この時、神谷はすでにハンセン病療養所の全生病院（のちの多磨全生園。東京都）を訪れており、将来医師となってハンセン病医療に取り組もうと決意したあとのことであった。神谷が鶴見青年に向かってハンセン病への関心を語ったかどうかは不明だが、鶴見はのちにハンセン病と本格的に関わりを持った時、アメリカ留学時代の神谷との出会いと彼女のその後のハンセン病への取り組みを思い起こしたことであろう。

そして、なんといっても重要なのが、太平洋戦争期に海軍軍属となり、日本占領下のジャカルタ在勤海軍武官府に勤務していた時代の回想である（「戦争のくれた字引き」）。鶴見は軍の命令で慰安所を設置する仕事を手伝うことへの罪悪感から、町なかで物乞いをしているハンセン病患者に金銭を与えて気持ちをまぎらすことをやめられなかったと回想している。

戦後、鶴見は大江満雄による「ライはアジア」というテーゼへの共感をくり返し述べることになるが、その理由も、このジャカルタ時代の経験に求めることができるのではないか。大江は、戦時に「大東亜共栄圏」の理想への共鳴から戦争に加担した過去を隠そうとせず、戦後は「ライはアジア」の言葉を掲げて、ハンセン病問題を共通項として、国境を越えたアジアの人びととの連帯を構想した。このことが、ジャカルタ時代の消し難い経験をもつ鶴見にとって、戦後にアジアの人びととどのように向き合うかを考えるうえで、思いがけない導きとなったと考えられる。(3)

今回、ハンセン病関係の文献を集成したことで、鶴見がハンセン病問題を語るうえでくり返し語っていることとそうでないこと、鶴見にとっての問題の枠組みの輪郭も新たに見えてくるのではないだろうか。(4)

二、詩人たちと共に

鶴見俊輔が生涯を通じて親交を持った療養所の人びとの多くは詩人であった。詩には、書き手個々人に即した多声的な世界がある。この点からも鶴見は、多くの療養所の詩人たちから刺激を受けている。本書にも登場するその幾人かについて紹介したい。

(3) 前掲、宮下祥子「鶴見俊輔のハンセン病者との関わりにみる思想」や、前掲、高草木光一『鶴見俊輔　混沌の哲学』にも、同様の指摘がある。
(4) 例えば、鶴見俊輔の父親の鶴見祐輔（一八八五‐一九七三）は、一九五四年から一九五五年にかけて厚生大臣を務めており、この時期は鶴見がハンセン病問題への取り組みを深めてゆく時期と重なるが、ハンセン病行政の主務官庁の大臣であった父親への直接的な言及は見られない。

の詩人である。

志樹逸馬《しきいつま》（一九一七‐一九五九）は、鶴見俊輔によってしばしば「友人」と紹介される療養所

志樹は、十三歳でハンセン病を発症し、一九二八年全生病院に入院。一九三三年長島愛生園（岡山県）に転園。『いのちの芽』に参加。生前、詩集はなかったが、死後、原田憲雄・原田禹雄編『志樹逸馬詩集』（方向社、一九六〇年）、『島の四季――志樹逸馬詩集』（編集工房ノア、一九八四年）、若松英輔編『新編・志樹逸馬詩集』（亜紀書房、二〇二〇年）が編まれた。

晩年の講演の中で、鶴見は志樹の詩「種子」と「闇」を朗読し、次のようにコメントしている。「ここから〔詩「種子」から〕[5]、大江満雄は『いのちの芽』というタイトルをとってますね。大江満雄と志樹逸馬は、詩人として親縁関係にありますね」。「こういう詩から、大江満雄は、療養所の外にいて、影響を受けていますね」（「ハンセン病との出逢いから」）。

ややもすると「大江満雄はハンセン病患者に詩の指導をした」というような、指導する者とされる者の役割を固定的にとらえる見方がなされがちだが、大江の側もまた影響を受けているという指摘は重要である。

鶴見は、一九五四年、一九五六年と志樹逸馬に会うため長島愛生園を訪れ、志樹没後の一九六〇年には志樹の墓参を兼ねて同園を訪問している。

その間、志樹は鶴見のすすめで、「庶民列伝　第八回　病人　西木延作の生活と思想」（『中央公論』第六十九巻第六号、一九五四年六月）、「現代を生きる女性研究（四）　癩者に捧げる未完の生涯　看護婦牧野ふみの記録」（『新女苑』第十八巻第十号、一九五四年十月）、「いかに生きるか」

（『思想の科学会報』第二十号、一九五八年一月二十日）などのエッセイを発表している。志樹没後には志樹逸馬夫人の志樹治代「私の夫の生涯」が『思想の科学』（第五次第三十九号、一九六五年六月）に掲載された。

一方、鶴見も「若い友の肖像」（『婦人公論』第四十巻第一号、一九五五年一月）を書いて、志樹逸馬の人となりを一般社会の読者に紹介している。

志樹の死によって両者の交友は早くに途絶えたが、その関係には大変密なものがあった。志樹没後には、詩集『島の四季――志樹逸馬詩集』の帯に推薦文を寄せた（「この詩集に」）。

鶴見は、志樹逸馬が少年時代から療養所に入所し、先輩から文学の手ほどきを受けて詩作を始め、インドの詩人・タゴールの作品から影響を受けるなど独自の学びの場があったことを指摘する。タゴールは、日本の覇権主義を批判したことを理由に日本の文壇からは冷遇されたが、ハンセン病療養所という閉鎖空間がかえって、文壇の流行に左右されない文学の伝承の場となり、志樹逸馬の文学を育む条件を備えていたとする見方を提示している。今後、療養所のサークル論を考えるうえで示唆に富む視点であろう。(6)

（5）正確には、『いのちの芽』に「種子」は掲載されていない。ただし、「芽」という作品や、「新しい生命よ芽生えないか」という詩句を含む「癩者」という作品など、鶴見の指摘に合致するような志樹の作品が『いのちの芽』には見られる。

谺《こだま》雄二（一九三二‐二〇一四）は、一九三九年全生病院入院。一九五一年栗生楽泉園に転園。『いのちの芽』に参加。『鬼の顔』（昭森社、一九六二年）、『ライは長い旅だから』（趙根在との共著、皓星社、一九八一年）の二冊の詩集のほか、評論集や児童向けの作品もある。らい予防法違憲国家賠償請求訴訟（以下、「国賠訴訟」と記す）の東日本原告団の代表、のち全国原告団の代表を務めた。晩年、姜信子編『死ぬふりだけでやめとけや——谺雄二詩文集』（みすず書房、二〇一四年）が編まれた。

鶴見は晩年の講演で、谺の詩「鬼瓦よ」のなかの「呪詛する勇気。／その中に微かな純血性がある。」という詩句に注目して、次のように述べている。

「これはすごい詩だと思いましたね。／呪いの「呪詛」。その中にこもっている「純血」。やわな理想主義じゃないでしょ？　やわなヒューマニズムではないでしょ？　ここには、闘う意思の持続っていうものがあるんです。／これが、ハンセン病療養所の中に、九十年、あきらめることなく、ずーっと保たれていた感情のかたちですね」（「ハンセン病との出逢いから」）。

鶴見が谺雄二との個人的な関係に言及したテキストは見いだせないが、実際にはけっして浅くはないつながりがあった。

大江満雄の発案で、栗生楽泉園に「教養大学講座」が開かれたとき、鶴見はその講師として同園を訪れている。一九五四年七月十五日「庶民の哲学」、同年九月二十四日「マス・コミュニケーションについて」と題する講義をし(7)、谺雄二ら栗生楽泉園の入所者たちと親交をもった。

大江は、インドの詩人・タゴールが、民族や宗教、階級の対立を超える学習の場として設立したタゴール国際大学にならい、入所者がさまざまな立場を超えて共に学ぶ場をつくろうと、栗生楽泉園に「教養大学講座」を設置することを構想し、実現した。

一九五三年三月二十六日に第一回講座が開講され、一九五八年十月二十八日の最後の講座まで、五年半にわたり、じつに八十回を超える息の長い活動が重ねられ、療養所で花開いた文化活動の中でも稀有な実践であった(8)。

鶴見は大江満雄と山室静と共に栗生楽泉園を訪問したことにしばしば言及するが、具体的にはこの「教養大学講座」への協力を指している。晩年に鶴見が谺雄二の詩を取り上げる背景には、一九五〇年代における谺とのこうした出会いがあったのである。

コンスタンチン・トロチェフは、鶴見がハンセン病問題と出会う最初のきっかけをつくった人

---

(6) この点について、療養所という隔離政策の被害の現場を肯定的に評価することなどできないとして、島田等は鶴見俊輔を批判している。島田等「隔離の生産性——鶴見俊輔氏への異論」『裸形』第十五号、一九六一年三月。また、鶴見・志樹の関係性についての批判的な考察として、前掲、宮下祥子「鶴見俊輔のハンセン病者との関わりにみる思想」も参照のこと。

(7) 宮下祥子「鶴見俊輔・ハンセン病関連年表」『同時代史研究』第十号、二〇一七年、三十五頁。

(8) 「教養大学講座」については、栗生楽泉園患者自治会編『風雪の紋——栗生楽泉園患者50年史』(栗生楽泉園患者自治会、一九八二年)三八五‐三八六頁に、開講年月日、講師名、テーマの一覧が掲載されている。

物である。

鶴見は、一九五四年に大江満雄と山室静と共に栗生楽泉園を初めて訪ねたおり、トロチェフと再会し、その時の模様を、エッセイ「山荘に生きる帝政ロシア――亡命貴族三代記」に綴っている。(9)

トロチェフは、ロシア語、フランス語、英語、日本語の四か国語を話し、日本語で詩を書いた。第一詩集『ぼくのロシア』(昭森社、一九六七年)は、大江の支援で出版され、解説も大江が書いている。

第二詩集『うたのあしあと』(土曜美術社出版販売、一九九八年)には、鶴見の解説が収められた。解説で鶴見は「これは、ひとりの世界詩人の詩集であり、ここにあるのは、未来の日本語だ」と、トロチェフの詩を評価する(「この時代の井戸の底に」)。

晩年の講演では、母語でない言語で世界文学と評価される作品を書いた先例としてジョゼフ・コンラッド(一八五七-一九二四)が引き合いに出され、トロチェフの文学もそれに比肩しうるものだとの評価がなされている(「ハンセン病との出逢いから」)。

日本のハンセン病文学を、狭い枠の中で理解するのではなく世界文学との架橋を試みようとするものであり、ハンセン病文学の評価に新たな視点を導くものと思われる。

島比呂志(一九一八-二〇〇三)も、ハンセン病文学と患者運動の双方に大きな足跡を残した人物である。

島は、一九四二年大島青松園（香川県）入所。一年で退所。一九四七年再入所。翌年星塚敬愛園（鹿児島県）に転園。『いのちの芽』に参加。文芸同人誌『火山地帯』主宰。小説・評論を中心に著書は十冊を超える。国賠訴訟の最初の原告十三人のうちの一人。一九九九年社会復帰。生前に詩集はなかったが、死後、立石富生編『凝視』（火山地帯社、二〇〇三年）、立石富生編『現代のヨブに』（火山地帯社、二〇一九年）が編まれた。

鶴見は講演の中で島の詩「ふるさとの家を思う」を朗読し、次のように述べている。「これは五十一年前に書かれた詩ですが、現在の状況をしっかりとらえているじゃないですか。いま我々の前にある状況って、こういうものなんですよ。／後遺症が残っている。言葉の発音なども含めて。それをどういうふうに迎えるか、そのような場所が、この日本にあるのか。そのふるさとは、どこにあるのか。〔元〕患者そのものの家の中に用意しつづけるのか、ないのか。いまの問題なんですね。その時、詩の持つ射程って非常に広いでしょう」（「ハンセン病との出逢いから」）。

講演が行われたのは、二〇〇一年にハンセン病回復者が原告となった国賠訴訟の原告勝訴判決確定直後の高揚感の中でのことであったが、ハンセン病回復者の家族が原告となったハンセン病

（9）山室静もこの時の模様を記録に残している。山室静「ライ院訪問記」『近代文学』第九巻第十一号、一九五四年十一月。

家族国家賠償請求訴訟（以下、「家族訴訟」と記す）の判決で国が敗訴し謝罪・賠償に応じるようになるのは、時代がくだって二〇一九年まで待たねばならなかった。鶴見がここで指摘しているのは、まさに家族訴訟で焦点化した問題そのものであり、患者・元患者ならびにその家族と、一般社会の関係を問う、島の詩が照らし出す射程の広さであった。

鶴見は、島の最初期の詩文集『生きてあれば』（大日本雄弁会講談社、一九五七年）に解説を寄せ、「ハンゼン病療養所もまた、日本の最も深い場所の一つであり、ここから送りとどけられたメッセージは、日本の文化と本格的にとりくもうと思う者にとって、ハンゼン病者固有の問題を越えて、普遍的な意味をもつ」と論じた（「島比呂志の世界」）。

島によれば、『生きてあれば』出版に対して予想をはるかに超える多くの読者からの反響が寄せられたことに驚き、それまでのように園内の機関誌に作品発表するにとどまらず、一般社会の読者に作品を届けようと、新たな文芸誌を一九五八年に創刊するに至った。島の代名詞ともいえる『火山地帯』がそれである。島は鶴見の誘いで、「『火山地帯』の歴史」（『思想の科学』第四次第十五号、一九六〇年三月）を発表している。

『火山地帯』を舞台に、島は小説や評論を書きつづけ、晩年に至ってらい予防法体制の見直しと、国の責任を明確にすべしとの主張を鮮明に打ち出してゆく。原告の一人として国賠訴訟を提起する直前に出された評論集『国の責任』（篠原睦治との共著、社会評論社、一九九八年）には、『生きてあれば』以来、四十年以上ぶりに鶴見が解説を寄せた。

晩年まで関係が継続した稀有な交流の軌跡を、ここに見ることができる。

三、評論の選者として

当時、全国のハンセン病療養所では、各園で機関誌が毎月発行され、年に一度大きな「文芸特集号」が組まれた。小説、詩、短歌、俳句、随筆、評論などジャンルごとに療養所の外部からの専門家が選者を務め、作品は全国の療養所から応募がなされた。

鶴見俊輔は、長島愛生園の機関誌『愛生』（一九五五年十一月‐一九六九年一月）と、長島愛生園盲人会の機関誌『点字愛生』（一九五六年五月‐一九七二年十月）の評論の選者を務めている。その間、一回だけ、九州三園（菊池恵楓園、星塚敬愛園、奄美和光園）の合同文芸特集号（一九七〇年十二月）の評論の選評を担当している。足掛け十七年に及んでおり、鶴見によるハンセン病をめぐる仕事のなかでも大きな位置を占めている。

本書ではその選評をすべて収録した。単行本に収録されるのは初めてであり、これまで知られることのなかった鶴見の仕事の一端に光が当たることとなろう。

評論の主題は多岐にわたっている。まず、隔離政策を主導した光田健輔への批判、予算削減の影響、医師の充足と医療行政といった国によるハンセン病行政への批判などが目立つ。加えて、療養所の性の問題、所内人口の老齢化、視覚障害者の訴えなど療養所生活の問題もくり返し取り上げられている。さらには、ハンセン病文学論、サークル論、患者運動史など、広く療養所入所者による運動に関わるものも、鶴見の関心の的となっていることがわかる。

「らいの方たちの評論の方が、『文藝春秋』『中央公論』『世界』に出ている専門家の評論よりずっと優れている」と鶴見は述べ（「らいにおける差別と偏見」）、中央論壇には見られない園内誌の言論の質に驚き、真剣であたたかな評を送っている。

鶴見は選の基準について、「入選の基準は、ひろく一般の人々に読んではしいと思われるものということです。物事のとらえかたが、療養所以外の人々にもすぐ理解できるような普遍性を、もつところまでたかめられていなくてはなりません」（「選評」『愛生』第十一巻第十一号、一九五七年十一月）と述べており、書き手自身の個別の問題から出発して、普遍性に達していること、ひいては園の内部だけでなく、園の外の人にも問題が伝わることに期待をかけていた。

鶴見が評論の選を通じて見いだした書き手は幾人もいるが、そのなかで抜きんでているのが島田等（一九二六―一九九五）である。

島田は、一九四七年長島愛生園入所。一九六四年「らい詩人集団」結成。詩集に『返礼』（私家版、一九九二年）、『次の冬』（論楽社、一九九四年）。評論集に『病棄て――思想としての隔離』（ゆみる出版、一九八五年）がある。

彼は、評論を書くようになった経緯を次のように述べている。

「私が文章を書くようになったのは、長島愛生園の文芸協会の中に評論部会ができた（一九五三年）あとからである。評論部会は発足当初から鶴見俊輔さんの指導を受けてきた。鶴見さんの選評に〝乗せられて〟書き続けた者も何人かいたと思うが、私もその一人である」（島田等「あとがき」前掲『病棄て』）。

文章家としての島田は、鶴見による選と選評によって見いだされたと言える(10)。

彼はまた、詩人としての顔も持っていた。一九六四年には「らい詩人集団」を結成して、全国のハンセン病療養所の詩人たちと共に、「らいとの対決」を主題に掲げた。それまで療養所で生み出された詩が、「らいとの対決において不十分であり、無力であった」という自覚に立つものであった[11]。「らいとの対決」というとき、その標的は国のハンセン病政策だけでなく、それを支える温情主義を無自覚に受け入れてきた患者の側のメンタリティをも含むものとされた。

鶴見は、島田の詩「非転向」をしばしば引用している。

「好景気とバブルのなかで、日本の国民の理想はふやけてるでしょう。そのことについて、はっきり照準を定めて、この詩は書かれていますね。／ですから、私個人がした仕事に対して、非常に強い刺激を、まったく違うところから与えている。私を、研究者としての領域において叱咤鼓舞する仕事なんです」(「ハンセン病との出逢いから」)。

ここで言う「私個人がした仕事」とは、思想の科学研究会を通してなされた共同研究「転向」を指している[12]。

(10) 鶴見によって見いだされた書き手として、もう一人、長島愛生園入所者の森田竹次(一九一〇‐一九七七)がいる。鶴見の選による森田の評論「特権意識と劣等意識」(『愛生』第九巻第十一号、一九五五年十一月)は、鶴見の誘いで、「世の果ての闘い――ハンセン氏病患者の問題について」と改題のうえ、加筆修正され『思想の科学』(第四次第三号、一九五九年三月)に掲載された。

(11) らい詩人集団「宣言」『らい』創刊号、一九六四年九月。

(12) 思想の科学研究会編『共同研究 転向』全三巻、平凡社、一九五九‐一九六二年。

「救済」の対象としてしか語られてこなかったハンセン病をめぐる日本人の心理的土壌と闘い、生涯にわたってハンセン病問題の解決を求めて論じつづけ、詩をつづった島田等の不屈の精神の発露を、鶴見は「非転向」という詩作品に見ていたのである。

四、「交流の家」建設運動

鶴見俊輔とトロチェフとの個人的な親交はつづき、やがてハンセン病回復者のための宿泊施設「交流の家」（以下、「　」を外して交流の家と記す）の建設運動へとつながる経緯は、本書でもしばしばふれられているとおりである。

交流の家は、一九六三年ハンセン病回復者のトロチェフが都内の宿泊施設の利用を拒否されたことを鶴見から大学の授業で聞かされた、フレンズ国際労働キャンプ（ＦＩＷＣ）関西委員会の学生メンバーが呼びかけ、奈良市にある宗教団体の大倭《おおやまと》紫陽花邑《あじさいむら》から土地の提供を受けて建設運動を進め、一九六七年に竣工した。現在も、特定非営利活動法人むすびの家として活動を続けている。

建設運動のさなか、地域住民の反対にあった時、学生たちが建設途中のブロックをすべて住民の見ている前で壊してしまい、いったん白紙に戻してから、一人ひとりが地域に入って住民への説得をつづけ、空気が変わる機会をとらえて一気呵成に竣工を実現した。この時の動きを指して鶴見は、「私の知っているかぎり、敗戦後の日本の学生運動は、ひきあしをいかす工夫がなかった。学生がこのときとった運動方針は、戦後何十年もの学生運動を背景にするとき、めざましいものに見える」と評価する（「五十年・九十年・五千年」）。党派や原理原則に拘泥して行き詰まり過激化することもしばしばだった旧来の学生運動と異なる柔軟な運動論がそこにあったと指摘している。

鶴見は、サークル論や運動論をさまざまなかたちで展開した思想家だが、それらを裏打ちしていたもののひとつは、交流の家建設運動から得られた経験であった。鶴見はそのような「いったん引いて形勢を整える」場所を「根拠地」と呼んで重視し、この時期にくり返し論じている（「根拠地を創ろう」「もうひとつの根拠地から」など）。これらのテキストはまた、わたしたちが立ち止まってものごとを考えるための、未来への根拠地となるであろう。

五、晩年の仕事

鶴見俊輔は、晩年に至ってもハンセン病問題への発言をつづけ、実際にいくつかの仕事を成し遂げている。

一つ目は、自らが関わった交流の家建設運動について、当時学生の一人であった木村聖哉との共著で、証言記録をのこしたことである（「五十年・九十年・五千年」）。これによって、ハンセン病問題に関心を持つコアな層だけでなく、一般の読者層にも、鶴見によるハンセン病問題との関わりが広く知られるようになったのである。

二つ目に、ハンセン病問題をテーマに二つの重要な講演をしている。ひとつは、一九九六年十一月三十日、らい予防法廃止記念フォーラムでの講演「内にある声と遠い声」。もうひとつが、二〇〇一年七月一日、高松宮記念ハンセン病資料館開館八周年記念の講演「ハンセン病との出逢いから」である。一九九六年のらい予防法の廃止と、二〇〇一年の国賠訴訟判決確定という、日本のハンセン病問題史における二つの節目に合わせて講演を行ったことになる。それらは、はからずも当時の状況を伝える貴重な記録ともなっている。

そして三つ目に『ハンセン病文学全集』全十巻（皓星社、二〇〇二-二〇一〇年）の編集委員の仕事を、詩人の大岡信、小説家の加賀乙彦、元厚生官僚の大谷藤郎らと共に引き受けたことである。このうち、記録・随筆と児童作品の巻に鶴見は解説を寄せている。国立国会図書館所蔵の書籍のうち、「ハンセン病文学」の語を冠したものは、この全集が最初であり、それ以前には見られない。戦前から「癩文学」という語は一般的に使用されていたが、現在では当たり前に使用されている「ハンセン病文学」の呼称は、この全集以降定着したのである。あまり知られることのなかったこの分野の主要な書き手たちの作品が、このようにして社会に広く示される基礎をつくったのも、鶴見晩年の大きな仕事の一つであった。

おわりに

以上、見てきたとおり、鶴見俊輔は、戦後まもなくから晩年まで長きにわたってハンセン病問題と取り組んできた。(13) 療養所の外部からハンセン病問題に接近した知識人は少なくなかったが、鶴見もまた、ハンセン病療養所入所者との出会いをきっかけに、多くの思索を重ねた一人であることが、本書から明らかになるであろう。

鶴見によるハンセン病問題への取り組みから、私たちが受け取ることができるのはどのようなことがらだろうか。

ハンセン病問題というとき、二つの側面がある。一つは、国による制度の問題で、治療法確立以後も隔離政策を継続し、ハンセン病患者・元患者およびその家族に重大な被害をもたらした側面である。もう一つは、私たちの心の中に潜む差別・偏見の問題である(両者は別々の問題ではなく相互に不可分である)。

国の制度の問題については、先に見たように療養所機関誌の評論のなかに、アクチュアルな政治的課題があらわれており、鶴見はそこで声を上げている人たちに対して、具体的な制度の改廃や政治的な解決の必要性を認め、書き手を鼓舞している。実際にそこから、島田等のように国の制度の問題点を明確に批判する書き手が育っている。

(13) 鶴見は、自身が発言するほか、編集に関与していた雑誌『思想の科学』誌上に、多くの関係者にハンセン病問題を主題に文章を発表するよう働きかけてもいる。ほんの一部を挙げれば、大江満雄「ハンゼン氏病者の詩」(『芽』第一巻第五号、一九五三年五月)、今村忠生「もうひとつの学生運動」(『思想の科学』第五次第二十八号、一九六四年七月)、飯河梨貴「強いられた定住」(『思想の科学』第六次第四号、一九七二年六月)、徳永進「拒絶を越える家」(『思想の科学』第六次第二十三号、一九七三年十月)、柴地則之「「妣が国」共同体を求めて」(『思想の科学』第六次第六十一号、一九七六年五月)、村松武司「ライ者の文学——草津・栗生楽生園の人々」(『思想の科学』第六次第九十六号、一九七八年十月)など。こうした編集の仕事にも目が向けられてよい。

島比呂志もまた、最初期の詩文集『生きてあれば』の解説を鶴見が手がけて以後、詩や小説を経て、国の責任を追及する評論の書き手となった。やがて国による隔離政策が憲法違反であるとの司法判断を引き出す国賠訴訟の最初の原告の一人となり、最晩年に評論集『国の責任』を上梓する。同書に鶴見は解説を寄せ、次のように述べている。

「官僚には、長年つづいた習慣の惰性がつきまとう。らい予防法廃止以前からつづいているこの惰性ととりくむには、くりかえし機会をとらえて、もと患者の側からの権利の主張がなされる必要がある。〔略。さらに〕医者と官僚よりもひろく、このことに関心をもつ多くの市民の力が必要であ〔る〕」（「解説『国の責任』」）。

国の責任を訴える被害当事者の声を受けとめ、多くの人の関心を喚起しようと努める鶴見の姿を見ることができる。

いっぽう、私たちの差別・偏見の問題についてはどうか。この点について鶴見は次のように述べている。

「偏見というのがいろいろありますね。それをどういうふうに越えるかという問題なんですが、相手と付き合うっていうのかな。わたくし的な付き合いを持つっていうことから、自然に越えてしまう、それがもっとも自然なんじゃないでしょうか」（「らいにおける差別と偏見」）。

鶴見の行動の基準は、つねに私個人である。個人的な付き合いのなかで自分が変われば、周囲も変わると考えて、一歩を踏み出す。たとえ一人となっても直接行動をやめないという鶴見流のアナキズムがその根底にはある。(14)

国の責任を問題にするときも、社会の偏見・差別の問題を語るときも、鶴見は「糾弾」の姿勢をとらない。[15]なぜか。手がかりとなるのは鶴見の次のような発言である。

「自分が自分としてちゃんと生きてないし、生きているために彼らと共に生きていると感じることが、自分らしさを回復するために役に立つ、という考え方なんです」(同前)。

鶴見には「欠陥」を持つ自己像というものが前提にある。そこから自分らしさを回復するために、療養所の人びとから生きるうえでの示唆を得る場に身を置きたいと述べているのだ。自己に根差す動機に支えられて、終生にわたるハンセン病問題への取り組みを鶴見はつづけたのであった。

本書のタイトルは、本書にも収めた講演のタイトル「内にある声と遠い声」からとった。「遠い声」というのは、社会問題の当事者が上げている声が遠くから聞こえてくることを指している。それに対し「内にある声」というのは、そうした呼びかけに応じる私たち一人ひとりの中にある声のことである。それらが結びついて初めて社会問題解決に向けての行動も起きる。「内なる声が聞こえないとき、やっぱりそのときには待つほかない、待つことはできる、一緒に待ちましょう」と鶴見は語りかけている。

---

(14) この点については、前掲、谷川嘉浩『鶴見俊輔の言葉と倫理』(特に第四章「鶴見俊輔は、どのようにプラグマティズムとアナキズムを統合したか」)にみごとな分析がある。

(15) この点については黒川創の指摘がある。黒川創・加藤典洋『考える人・鶴見俊輔』(弦書房、二〇一三年)。

本書を読み終えた読者には、どのような声が聞こえているであろうか。読み手の内にある声と響き合うことを願って、本書を送り出したい。

編者あとがき

私が、鶴見俊輔と知遇を得たのは、一九九一年、大江満雄の葬儀の席上であった。その後、大江満雄の著作集をつくることはできないか、という相談をお便りすると、「思想の科学社でよければ協力しましょう」という返事が届いた。当時私は大学生であった。無名の若者の手紙に、こうして即座に協力するところが、鶴見の本領だった。

『風嘯』という雑誌に発表された渋谷直人という人の、大江満雄論が素晴らしいから読むようにと、わざわざ送ってきたこともある。『風嘯』というのは神奈川県川崎市で出されていた同人誌である。こうした小さな雑誌、サークル誌への目配りもまた、鶴見ならではのものだった。

本書にも、ハンセン病療養所で発行されている機関誌に寄せた選評がある。一九五〇年代から、私が知る晩年まで、小さな雑誌から思想を汲み上げる姿勢を崩さなかった。『大江満雄集——詩と評論』全二巻は、鶴見俊輔、渋谷直人、森田進、私の共編で、それから五年の編集期間を経て、一九九六年に思想の科学社から刊行された。

「『思想の科学』に何か書いてください」。鶴見に誘われて、何度か書く機会を得た。最初に書いたのも大江満雄についてのエッセイで、これが、私が原稿料をもらって書いた最初の原稿となった。無名の書き手に場を提供する、書き手を育てる、ということを、鶴見は絶えず心がけていた。

本書に登場する、志樹逸馬、島比呂志、森田竹次といったハンセン病療養所入所者もまた、鶴見の誘いに応じて、『思想の科学』など鶴見と関係があった雑誌に作品を発表している。隔離の壁を越えて社会に彼らの言葉を届ける役割を、鶴見は果たしたことになる。

『大江満雄集』の編集会議は、鶴見の東京の定宿・お茶の水の山の上ホテルのカフェでおこなわれた。

「本の扉に大江さん手製の押し花が貼られた手紙を載せたらどうか」。「「四方海」の詩は必ず収録したい」「巻末に、索引を付けましょう」というように、いつもかなり具体的なことを提案された。

編集者として鶴見の名前だけいただければ、編集の雑務はこちらで引き受ける、というつもりだったので、こうした鶴見の編集へののめり込み方は意外でもあった。しかし、本を編集する、ということを、心底楽しむ人であったのだと今にして思う。

大江満雄が書いた戦争協力詩「四方海」への賛辞や、戦後、大江がアジアの視野でハンセン病問題に取り組む理想を抱いていたことも聞かされた。それらは、本書に収めたテキストでも繰り返し語られている。しかし、ひとつ忘れられないのは、それにつづけて「大江満雄が戦後になってライはアジアを結ぶと言うでしょう。あれは彼にとっての大東亜共栄圏なんだ。ハハハ！」と言い放ったことだ。論証抜きにあまりにも突飛なことを言うものだとその時は思ったのだが、現在では、新たな研究者が、実証のもとに同じ結論にたどり着いている。当時の鶴見の放言とみられる発言が、じつはある確かさをもってなされていたことに思い至って驚かされている。

いつだったか、「あなたはいくつ？」と聞かれたことがある。二十三歳だったか。「私が『思想の科学』をつくったのは二十四のときだった。編集の集まりでもいちばん若くてね。あなたはそれより若い。私より先んじている」。なんということを言う人なのかと恐縮しながら聞いたのをおぼえている。

多くの人をほめて育てたと思うが、励ましの仕方も桁外れであった。ある時、鶴見によるる志樹逸馬への賛辞が「ひいきの引き倒し」であるとの批判が、同じ園の入所者である島田等によってなされたが、そのような傾向が鶴見にはあることもまた、事実であった。

初めての単著をお送りすると、単なる礼状ではなく、何頁のどのエピソードが印象に残った、というように、全て読み通さないと書けない感想を書いて寄越した。何かの抜き刷りを送ったときも、毎回そうだった。おそらく、鶴見のもとには物凄い数の本が届いていたはずだ。すべてにそうしていたかと思うと、その誠意には頭が下がる。

鶴見は、ハンセン病療養所の詩人たちとの交流のツールのひとつに「文通」があったことを述べている。その内容までは、今回本書におさめたテキストからはうかがい知れないが、関係を深める重要な手段に手紙があったであろうことを記しておく。

銀座の喫茶店で会ったとき。

「あなたは自分のテーマについて書いたものはなにも言うことはない。これからは、他人から依頼されたテーマで書けるように準備しておくように」。

そんなアドバイスも忘れがたい。いまでも、人から頼まれてものを書くとき、思い出す言葉となっている。

鶴見が志樹逸馬に会いにわざわざ長島愛生園に足を運んだのも、文通だけでは飽き足らず、文章を書くアドバイスをすることが目的であった。鶴見は文章を書く心得を本気で人に伝えてまわる人であったことも、指摘しておきたい。

最後に会ったのは二〇〇八年十月、神田美土代町での小田実没後一年の集まりだった。ちなみに、その会場は、トロチェフが宿泊拒否にあったYMCAの跡地にある建物である。私が編集した『癩者の憲章――大江満雄ハンセン病論集』（大月書店）が出た直後で、帯への推薦文を書いてもらったお礼を一言伝えたくて楽屋を訪ねると、「鶴見詣で」でごったがえした楽屋の隅に、その姿が見えた。遠くから目が合うと、「これはどうも！」と椅子から即座に立ち上がって迎えてくれた。いかにも自然な所作だった。

無名の若者からの出版の申し出への協力。小さな雑誌への目配り。無名の書き手の発掘、書く場の提供。励ましと具体的なアドバイス。文通という手段。即座に立ち上がっての挨拶……。

「思想は態度ではかられる」というのが鶴見の哲学の核心となる言葉だ。いま思い出す鶴見の振る舞いの数々に、彼の思想を裏打ちする態度が見て取れるように思う。そのひとつひとつが、本書のなかの記述と二重写しに見える。

＊　＊　＊

本書は、国立ハンセン病資料館の企画展「ハンセン病文学の新生面『いのちの芽』

館の詩人たち」（二〇二三年二月四日‐五月七日開催）に来館され、『国立ハンセン病資料館研究紀要』第十号（二〇二三年三月）所載の鶴見俊輔講演記録「ハンセン病との出逢いから」をご覧になった青土社書籍編集部の山口岳大氏からのお声がけで刊行が実現した。

発刊にあたって、作品の転載にこころよく応じてくださった初出掲載時の関係機関の各位、企画を進めるにあたり多大なご理解とご協力を賜った新泉社と編集者のアサノタカオ氏に感謝申し上げます。また、本書の出版にご同意くださったばかりか、鶴見俊輔とハンセン病との関わりについて思い出も交えて貴重なお話を聞かせてくださった鶴見太郎氏に対し厚くお礼を申し上げます。

木村哲也

二〇二三年十一月二十七日

人名索引

・外国語の人名は、本文中の表記に従い、一般的な表記も併記した。
・「解説」「編者あとがき」「鶴見俊輔ハンセン病関連文献一覧」は範囲に含めていない。

あ行

か行

さ行

た行

な行

は行

ま行

や行

ら行

わ行

鶴見俊輔ハンセン病関連文献一覧

初出の年月順に掲載した。本書に収録したものはゴシック体で示した。


「若い友の肖像」『婦人公論』第40巻第1号、1955年1月。

「評論の選について」『愛生』第9巻第11号、1955年11月。

「選後評」『点字愛生』創刊号、1956年5月。

「戦争のくれた字引き」『文藝』第13巻第12号、1956年8月。のち、鶴見俊輔『不定形の思想』文藝春秋、1968年［河出文庫、2022年］。『鶴見俊輔集8　私の地平線の上に』筑摩書房、1991年。

「選評」『愛生』第10巻第11号、1956年11月。

「日本社会をはかる規準」『中央公論』第72巻第5号、1957年4月。思想の科学研究会による連載「サークル雑誌評　日本の地下水」として掲載。のち、前掲『不定形の思想』に「小さな雑誌」として収録［文庫版には未収録］。

「島比呂志の世界」島比呂志『生きてあれば』大日本雄弁会講談社、1957年。

「選評」『愛生』第11巻第11号、1957年11月。

「『生きてあれば』を読んで」『始良野』第12巻第3号、1958年6月。

「病者の眼」「東京新聞」1958年6月20日朝刊。

「選評」『愛生』第12巻第12号、1958年11月。

「選評」『点字愛生』第12号、1959年3月。のち、『愛生』第13巻第6号、1959年6月に転載。

「選評」『愛生』第13巻第11号、1959年11月。

「選評」『愛生』第14巻第10号、1960年10月。

「評論選評」『愛生』第15巻第11号、1961年11月。

「選評」『点字愛生』第26号、1962年9月。

「評論選評」『愛生』第17巻第3号、1963年4月。

「山荘に生きる帝政ロシア——亡命貴族三代記」『太陽』第1巻第3号、1963年9月。のち、鶴見俊輔『ちいさな理想』編集グループSURE、2010年収録にあたり「亡命貴族三代記」と改題。

「評論選評」『愛生』第17巻第10号、1963年11月。

「大東亜共栄圏の理念と現実」『思想の科学』第5次第21号、1963年12月。竹内好・橋川文三・山田宗睦との座談。のち、『近代とは何だろうか——鶴見俊輔座談』晶文社、1996年。

「根拠地を創ろう」『思想の科学』第5次第23号、1964年2月。

「病気の観念の変革」「毎日新聞」（大阪本社版）1964年3月2日夕刊。のち、交流の家運動50年史編集委員会編『交流の家運動50年史（資料編）』、特定非営利活動法人むすびの家・フレンズ国際労働キャンプ関西委員会、2014年。

「評論選評」『愛生』第18巻第9号、1964年11月。

「（無題）」『関西学生ジャズコンサート趣意・賛同』フレンズ国際労働キャンプ関西委員会、1964年11月。コンサート開催にあたってのコメント。のち、前掲『交流の家運動50年史（資料編）』。

「選評」『点字愛生』第35号、1964年12月。

「選評」『点字愛生』第38号、1965年9月。

「評論選評」『愛生』第19巻第9号、1965年11月。

「むすびの家のあした」『大倭新聞』第22号、1966年6月23日。矢追日聖との対談。のち、前掲『交流の家運動50年史（資料編）』。

「FIWCに何を期待するか」『夏季ロングキャンプのお知らせ』第2号、フレンズ国際労働キャンプ関西委員会、1966年7月。のち、前掲『交流の家運動50年史（資料編）』。

「選評」『点字愛生』第43号、1966年9月。

「選評」『愛生』第20巻第11号、1966年11月。

「選評」『点字愛生』第47号、1967年9月。

「評論選評」『愛生』第21巻第9号、1967年12月。

「選評」『点字愛生』第51号、1968年9月。

「選評」『愛生』第23巻第1号、1969年1月。

「評」『点字愛生』第55号、1969年9月。

「評」『菊池野』第20巻第8号、『姶良野』第23巻第5号、『和光』秋季号、1970年12月。九州三園合同全国文芸特集号として同時掲載。

「評」『点字愛生』第60号、1970年12月。

「選評」『点字愛生』第63号、1971年10月。

「戦後思想史に於る根拠地の思想」『しゃべる』第3号、フレンズ国際労働キャンプ関西委員会、1972年3月。1969年3月3日に行われた講演「日本に於ける根拠地形成運動」（東京・砂川青年の家）の記録。のち、前掲『交流の家運動50年史（資料編）』と『脈』第93号、2017年10月に「戦後思想史における根拠地の思想」と改題して収録。

「選評」『点字愛生』第67号、1972年10月。

「めだかの学校」『潮』第182号、1974年8月。のち、鶴見俊輔『私の地平線の上に』潮出版社、1975年。前掲『鶴見俊輔集8　私の地平線の上に』。

「この事実の重さ」田中一良『すばらしき復活——らい全快者奇蹟の社会復帰』

すばる書房、1977年。

「もうひとつの根拠地から――「交流の家」建設十周年記念講演から」『おおやまと』第127号、1977年7月。1977年6月23日に行われた交流の家建設10周年記念講演（東京・九段会館）の記録。

「『隔絶の里程』に寄せて」『愛生』第36巻第3号、1982年3月。

「（無題）」長島愛生園入園者自治会編『隔絶の里程――長島愛生園入園者五十年史』日本文教出版、1982年。帯文。

「この詩集に」小澤貞雄・長尾文雄編『島の四季――志樹逸馬詩集』編集工房ノア、1984年。帯文。のち、鶴見俊輔『象の消えた動物園――同時代批評』編集工房ノア、2011年。

「柴地則之氏を偲ぶ――大倭葬における御弔辞より」『おおやまと』第231号、1989年11月。

「故飯河四郎氏のむすびの家葬儀の御弔辞より」『おおやまと』第240号、1990年8月。

「ふたりをおくる」『声なき声のたより』第81号、1991年1月。のち、鶴見俊輔『悼詞』編集グループSURE、2008年収録にあたり「飯河四郎、樺光子――ふたりをおくる」と改題。

「編集後記」『思想の科学』第7次第147号、1991年12月。大江満雄の訃報に触れる。

「私の中の大江さん」『思想の科学会報』第129号、1992年3月。のち、前掲『悼詞』収録にあたり「大江満雄――貧しい母と日本語を」と改題。

「印象記」『文藝』第34巻第2号、1995年5月。のち、鶴見俊輔『隣人記』晶文社、1998年収録にあたり「印象記――谷川雁の文字」と改題。

「大倭にみた古神道の可能性」『おおやまと』第309号、1996年5月。のち、前掲『隣人記』。

「大江満雄の肖像」木村哲也・渋谷直人・鶴見俊輔・森田進編『大江満雄集――詩と評論』思想の科学社、1996年。のち、前掲『隣人記』。

「はじめに」木村聖哉・鶴見俊輔『「むすびの家」物語――ワークキャンプに賭けた青春群像』岩波書店、1997年。のち、黒川創編『鶴見俊輔コレクション2　身ぶりとしての抵抗』河出文庫、2012年。

「五十年・九十年・五千年」前掲『「むすびの家」物語――ワークキャンプに賭けた青春群像』。のち、前掲『鶴見俊輔コレクション2　身ぶりとしての抵抗』。

「注記」前掲『「むすびの家」物語――ワークキャンプに賭けた青春群像』。のち、前掲『鶴見俊輔コレクション2　身ぶりとしての抵抗』収録にあたり、「「むすびの家」の人びと」と改題。

「内にある声と遠い声（上）」『おおやまと』第 331 号、1998 年 3 月。1996 年 11 月 30 日に行われたらい予防法廃止記念フォーラム“排除から共生への架け橋”（大阪・御堂会館）での講演の記録。のち、『らい予防法廃止記念フォーラム報告集――排除から共生への架け橋』FIWC 関西委員会、1998 年。鶴見俊輔『敗北力――Later Works』編集グループ SURE、2016 年。

「内にある声と遠い声（下）」『おおやまと』第 332 号、1998 年 4 月。同前。

「この時代の井戸の底に」コンスタンチン・トロチェフ『詩集・うたのあしあと』土曜美術社出版販売、1998 年。のち、前掲『敗北力――Later Works』。

「解説」島比呂志・篠原睦治『国の責任――今なお、生きつづけるらい予防法』社会評論社、1998 年。

「まなびほぐす」鶴見俊輔『教育再定義への試み』岩波書店、1999 年［岩波現代文庫、2010 年］。

「言葉の歴史性と重さについて」『耳木菟《みみずく》通信』第 1 号、皓星社『ハンセン病文学全集』編集室、2001 年 8 月 15 日。Web 掲載、https://www.libro-koseisha.co.jp/top17/mimizuku01.html（最終閲覧日：2023 年 11 月 29 日）。大岡信、加賀乙彦、國本衛、冬敏之、山下道輔が出席した編集会議の記録。

「個人的な思い出から」『図書新聞』第 2560 号、2001 年 12 月 1 日。のち、『鶴見俊輔書評集成 3　1988-2007』みすず書房、2007 年収録にあたり「個人的な思い出から――『ハンセン病文学全集』刊行によせて」と改題。

「表現力の強いものは文学として」『耳木菟通信』第 2 号、皓星社『ハンセン病文学全集』編集室、2002 年 3 月 29 日。Web 掲載、https://www.libro-koseisha.co.jp/top17/mimizuku02.html（最終閲覧日：2023 年 11 月 29 日）。大岡信、加賀乙彦、國本衛、冬敏之、山下道輔が出席した編集会議の記録。

「日本の現代史に光をなげる」平野暉人『家族の肖像』皓星社、2002 年。帯文。

「解説」『ハンセン病文学全集 4　記録・随筆』皓星社、2003 年。

「日本人の努力のかたち」『おおやまと』第 392 号、2003 年 4 月。2002 年 11 月 10 日に行われた第 14 回大倭会文化講演会の記録。

「日本人の努力のかたち（第 2 回）」『おおやまと』第 393 号、2003 年 5 月。同前。

「日本人の努力のかたち（最終回）」『おおやまと』第 394 号、2003 年 6 月。同前。

「さかさ屏風」『図書』第 651 号、2003 年 7 月。のち、前掲『悼詞』収録にあたり、「芝地則之、那須正尚――さかさ屏風」と改題。鶴見俊輔『思い出袋』岩波新書、2010 年。

「解説」『ハンセン病文学全集 10　児童作品』皓星社、2003 年。

「神谷美恵子管見」みすず書房編集部編『神谷美恵子の世界』みすず書房、2004 年。のち、前掲『鶴見俊輔書評集成 3　1988-2007』。前掲『悼詞』収録にあたり「神谷美恵子――おなじ目の高さで」と改題。前掲『敗北力――Later

Works』では「神谷美恵子管見」のまま収録。

「伊藤赤人の作品」伊藤赤人『望郷の丘』市井社、2004年。

「地位の亡者」「しんぶん赤旗」2005年5月17日。のち、前掲『像の消えた動物園――同時代批評』。

「ひとり芝居を見て」『結純子ひとり芝居――地面の底がぬけたんです　あるハンセン病女性の不屈の生涯』東京音楽文化センター、奥付なし（2006年か）。

「畑谷史代『差別とハンセン病』」「朝日新聞」2006年3月19日朝刊。のち、前掲『鶴見俊輔書評集成3　1988-2007』収録にあたり「隔離の中に生きた人たち――畑谷史代『差別とハンセン病』」と改題。

「小さい集まりに希望がある」「朝日新聞」（大阪本社版）2006年11月28日朝刊。

「臨床で末期医療見つめ直す」「朝日新聞」2006年12月27日朝刊。

「（無題）」木村哲也編『癩者の憲章――大江満雄ハンセン病論集』大月書店、2008年。帯文。

「ハンセン病に向き合って」『不逞老人』河出書房新社、2009年。聞き手・黒川創。

「言葉を生きる杖として――木村聖哉『我は何の木』」前掲『象の消えた動物園――同時代批評』。

「島田等について」前掲『象の消えた動物園――同時代批評』。

「能登恵美子さん」『射こまれた矢――能登恵美子遺稿集』皓星社、2012年［増補版、2021年］。黒川創編『鶴見俊輔コレクション1　思想をつむぐ人たち』河出文庫、2012年。

「ハンセン病との出逢いから」『国立ハンセン病資料館研究紀要』第10号、2023年3月。2001年7月1日に行われた高松宮記念ハンセン病資料館開館8周年記念講演「ハンセン病との出逢いから」（東京・多磨全生園コミュニティセンター）の記録。

［著者］鶴見俊輔（つるみ・しゅんすけ）

1922-2015年。戦後日本を代表する哲学者・思想家。1942年、ハーバード大学哲学科卒。日米交換船で帰国したのち、海軍通訳としてジャカルタで従軍。1946年、『思想の科学』を創刊。1960年に市民グループ「声なき声の会」、1965年に「ベ平連」を結成。2004年、大江健三郎らと「九条の会」呼びかけ人となる。著書に『アメリカ哲学』『転向研究』『限界芸術論』『戦時期日本の精神史』『夢野久作』『アメノウズメ伝』など多数。

［編者］木村哲也（きむら・てつや）

1971年生まれ。神奈川大学大学院歴史民俗資料学研究科博士後期課程修了。博士（歴史民俗資料学）。専門は歴史学、民俗学。現在、国立ハンセン病資料館学芸員。鶴見俊輔らとともに『大江満雄集——詩と評論』（思想の科学社）の編にあたる。著書に『宮本常一を旅する』（河出書房新社）、『来者の群像——大江満雄とハンセン病療養所の詩人たち』（編集室水平線）など。

内にある声と遠い声
——鶴見俊輔ハンセン病論集

2024年2月 5 日　第1刷印刷
2024年2月20日　第1刷発行

著　者　　鶴見俊輔
編　者　　木村哲也
発行者　　清水一人
発行所　　青土社
東京都千代田区神田神保町1-29　市瀬ビル　〒101-0051
電話　03-3291-9831（編集）　03-3294-7829（営業）
振替　00190-7-192955
装　幀　　重実生哉
装　画　　竹﨑和征《Board/Table（丸亀）》2020年　高知県立美術館所蔵
Courtesy of the artist and MISAKO & ROSEN
印刷・製本　双文社印刷
組　版　　フレックスアート

ISBN978-4-7917-7613-9　Printed in Japan